U0145215

營養叢書 ❶

保健營養學

臺北醫學大學公共衛生暨營養學院保健營養學系

謝明哲 著

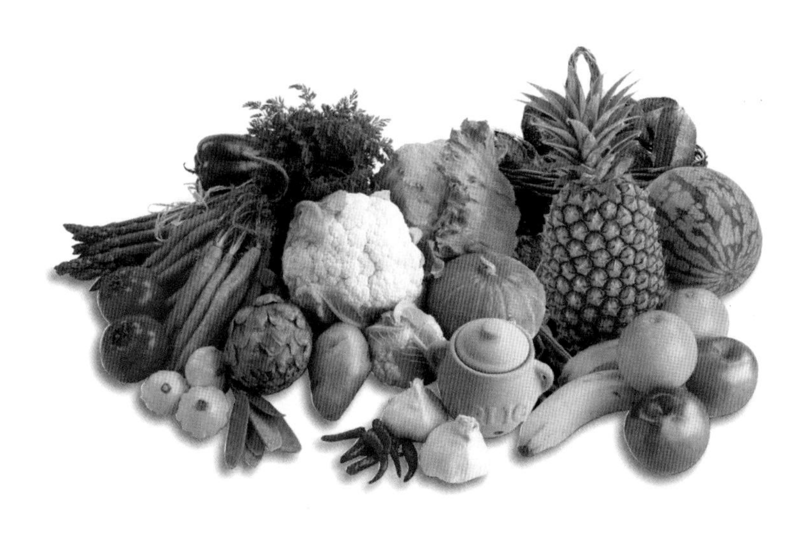

臺北醫學大學公共衛生暨營養學院 印行

出版序

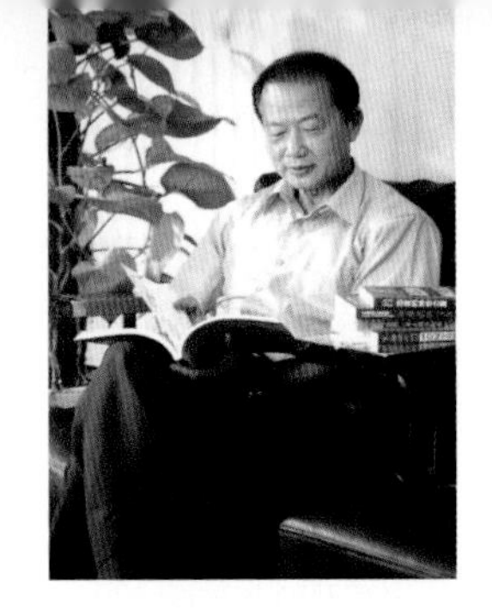

【新訂版出版序】

吃是人類與生俱來的原始本能，不用經過教導與學習，就知道吃，但是捫心自問，我們未必吃得對、吃得健康。

營養學是一門自然科學，同時也是一門生活應用科學，營養學的知識必須應用在每一個人日常的飲食生活上，以避免不當的飲食行為、錯誤飲食習慣及態度，導致營養不均衡引發對身體的傷害。

【保健營養學】重視的是營養的應用，而非探究營養生化理論，因此本書的闡述均是以深入淺出方式進行，並利用圖、表的易懂方式表達艱澀的邏輯，幸而自出版以來，深受各界人士的推崇及喜愛，認為這是一本非常實用的教科書，但責任與壓力相對地沉重，因為初版印製之時，未能專注文字精準、版面設計及印刷要求，相較目前出版物印刷的精美，時常引以為憾，促使再版修訂的意願甚高。

如今心願已償，除再集結近年來研究的保健營養新知，如減肥三原則及核酸、胜肽新產品概念等，並委請專業編輯就文字、版面設計及印刷予以嶄新的面貌，重新增訂及修訂為新訂版，冀望新訂版的出版，一方面能夠給予國人正確的飲食觀念，一方面則能藉由精美印刷擴大讀者群，而且善用保健營養學的知識，維護身體的健康。

謝明哲

新訂版序於臺北醫學大學公共衛生暨營養學院保健營養學系

民國97年2月8日

目錄 Contents

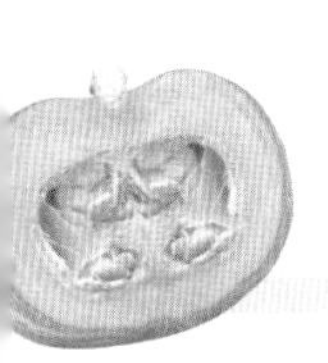

壹・基礎理論篇

第一章 營養學導論

目錄 Contents

第三章 食物的營養價值

第四章 生命期的營養

貳・營養應用篇

第五章 營養和口腔保健

目錄 Contents

第八章 營養與免疫

第九章 運動與營養

第十章 體重控制

目錄 Contents

第十四章 脂肪肝的飲食對策

◆脂肪肝的形成

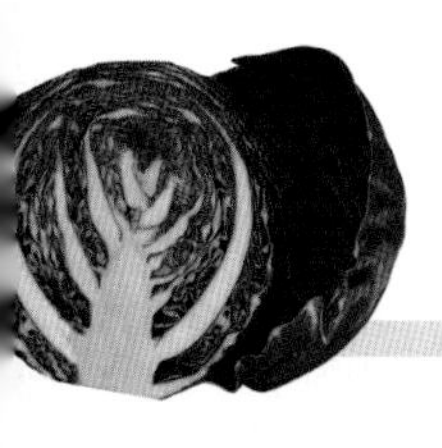

叁・論述保健食品及範例探討篇

第十五章 保健食品

◆保健食品功能

◆保健食品定義及相關事項

目錄 Contents

第十六章保健食品範例探討解答

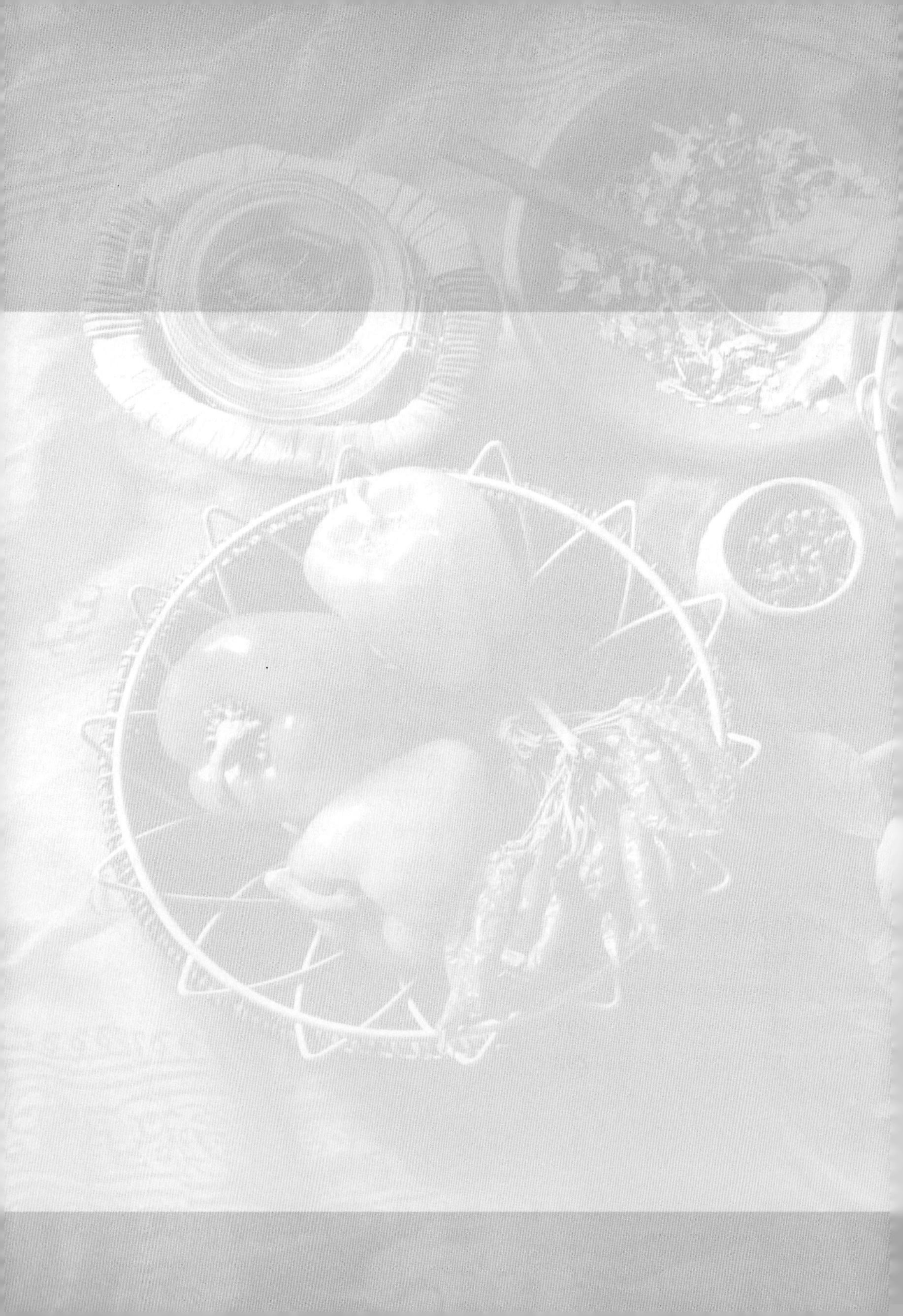

保健營養學

壹・基礎理論篇

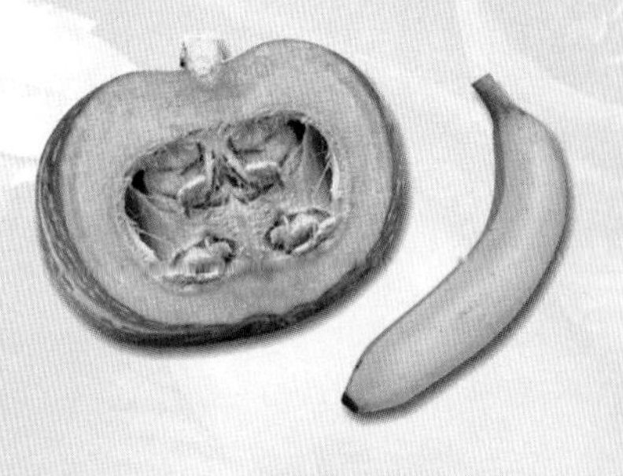

第一章

營養學導論

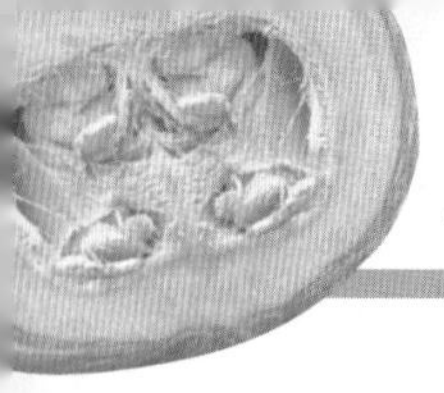

營養學相關名詞及健康概念

1-1.營養（Nutrition）

營而養之，人體從外界攝取[1]________以繼續[2]________之謂。營養的繼續就是[3]________，亦即生物體內複雜的[4]________變化之綜合結果。

1-2.營養素（Nutrients）

人體由外界攝取之適當物質稱為[5]________，其為食物的[6]________，亦為人體內物質變化的[7]________，此類營養素包括：[8]________

[9]________

[10]________

[11]________

[12]________

[13]________

1-3.必需營養素（Essential nutrients）

凡人體自身不能[14]________或合成量不足，為了滿足身體需要而必須攝取自[15]________者稱之。比如，醣類中的[16]________、脂質中的兩種必需脂肪酸（Essential fatty acids）：

1.[17]________、

2.[18]________

1-4.食物（Food）

凡含一種以上的[19]________可直接食用或經[20]________成可食用者，統稱為食物。食物通常可依其所含[21]________可分為[22]________大類：

1.[23]________

2.[24]________

3.[25]________

4.[26]______________________

5.[27]______________________

6.[28]______________________

1-5.飲食（Diet）

食物的[29]______________型態

飲食雖有不同的料理方式，但均由食物組成。均衡的飲食(Balance diet)，應包括由[30]__________大類食物適量組合而成的飲食型態。

將均衡食物的[31]__________、[32]__________或其中所包含的[33]__________種類或[34]__________加以修飾衍變，以配合特殊目的需要的飲食型態，稱為[35]______________，例如用於減肥之限制熱量飲食(Calorie restricted diet)即是一種衍變飲食。

1-6.代謝（Metabolism）

食物被人體攝取後，其所含之[36]__________在人體內進行複雜的化學變化，稱為[37]__________。代謝變化包括[38]______________與[39]______________。

分解—將較複雜或[40]______________較大的物質（如澱粉）變成較簡單或[41]______________較小的物質(如葡萄糖)之變化，稱為分解。

合成—將較簡單或分子量較小的物質(如葡萄糖)變成較複雜或分子量較大的物質(如[42]______________)之變化，稱為合成。

分解與合成在人體內分別稱為[43]______________與[44]______________，二者合稱為代謝。

1-7.基礎代謝（Basal Metabolism）

維持一個人生命力活動之[45]________________需要，亦即維持呼吸、[46]__________、血液循環、[47]____________、腎臟濾尿等[48]______________之生理活動所需的熱量需要量。基礎代謝通常以去除食物[49]________________及[50]______________活動所需之熱量需要量計算之。

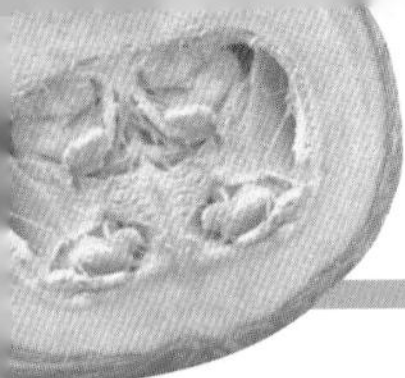

成年男性與女性的基礎代謝

成年男性：[51]____________大卡/公斤體重/小時(約)

成年女性：[52]____________大卡/公斤體重/小時(約)

範例

以一位60公斤體重之成年男子為例，其基礎代謝為：

1×60×[53]______________=1440大卡。

1-8.熱量（Energy）

Energy又稱為[54]__________或熱能，是驅使細胞作工的力量(The Power to do work)。熱量衍生食物中的三大營養素[55]__________、[56]__________、[57]__________。[58]____________雖不是一般食物之組成分，亦非營養素，但仍然可以提供熱量。熱量的單位換算是[59]_________(Calorie,Cal)或[60]___________(Kilocalorie,Kcal)。

1-9.營養學（Nutrition, Nutritional Sciences）

研究食物中的[61]______________在人體內的變化，以闡明[62]______________機轉，而得到合乎科學的飲食生活，消除營養不均衡所引起的[63]______________和[64]______________，以達到[65]__________________目的學問就是營養學。

1-10.健康（Health）

人生的路，你需要有很好的身體

「有健康，才有奮鬥的本錢」

「有健康，才有希望」

「健康雖不是一切，

但沒有健康就沒有一切」

1-11.健康勝過一切

1	0	0	0	0	0	0	0………
↑	↑	↑	↑	↑	↑		
健康	地位	財富	物質享受	精神享樂	家庭幸福		

喪失健康，一切都成空

0	0	0	0	0	0	0	0………

Health Life

1-12.健康是您的權利

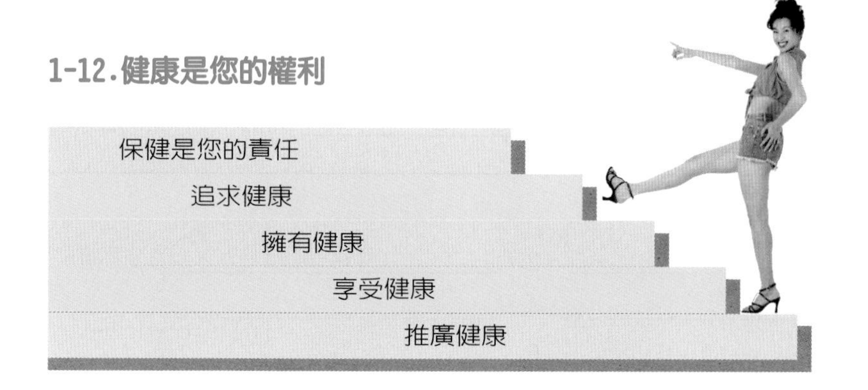

1-13.健康、長壽靠三養

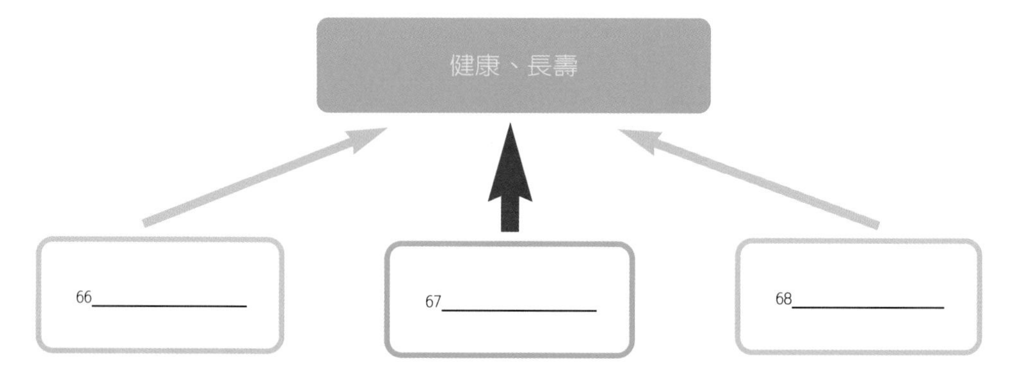

營養為三養之首

凡人皆必須因食而生，為生而食；因[69]______才能活命。

1-14.營養與生命（Nutrition and Life）

人體從外界攝取適當的食物，以繼續其生命現象(Living processes)，此等生命現象，包括[70]______、[71]______、[72]______。

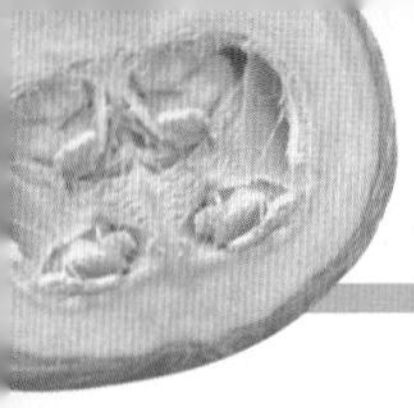

1-15.飲食與生命（Diet and Life）

人體由日常飲食中的食物所供給的[73]__________(Nutrients)，來繼續其生命現象。

這些營養素，可分為六大類：

1.[74]__________、2.[75]__________

3.[76]__________、4.[77]__________

5.[78]__________、6.[79]__________

1-16.必需營養素（Essential nutrients）種類

指人體自身因為不能合成，或合成量不足，而必須自外界攝取的營養素，包括[80]__________種以上。

1.醣類：[81]__________

2.脂質：2種必需脂肪酸(Essential fatty acids)

(1)亞麻油酸(Linoleic acid)

(2)次亞麻油酸(Linolenic acid)

3.蛋白質：9種必需[82]__________

(1)組胺酸

(2)異白胺酸

(3)[83]__________

(4)離胺酸

(5)[84]__________

(6)苯丙胺酸

(7)[85]__________

(8)羥丁胺酸

(9)[86]__________

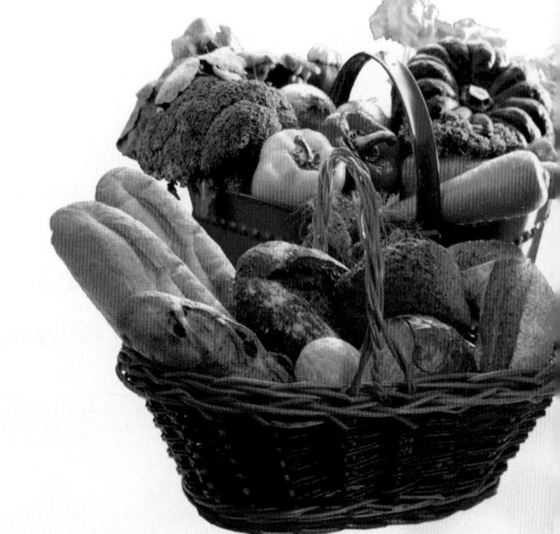

4.礦物質：巨量礦物質及微量元素

(1)巨量礦物質(Micro Elements)

鈣(Ca)、磷(P)、[87]＿＿＿＿＿、鈉(Na)、[88]＿＿＿＿＿、鉀(K)、[89]＿＿＿＿＿……。

(2)微量元素(Trace Elements)

[90]＿＿＿＿＿、銅(Co)、[91]＿＿＿＿＿、碘(Io)、[92]＿＿＿＿＿、錳(Ma)、[93]＿＿＿＿＿、硒(Se)、[94]＿＿＿＿＿、鉬(Mo)、[95]＿＿＿＿＿……。

5.維生素(維他命)：脂溶性維生素及水溶性維生素

(1)脂溶性維生素計有4種，維生素[96]＿＿＿＿＿、[97]＿＿＿＿＿、[98]＿＿＿＿＿、[99]＿＿＿＿＿。

(2)水溶性維生素計9種，其中維生素B群有8種，維生素[100]＿＿＿＿＿、維生素B_2、維生素[101]＿＿＿＿＿、維生素B_{12}、[102]＿＿＿＿＿、生物素、[103]＿＿＿＿＿、葉酸，再加上維生素C。

6.水

營養與生命現象

1-17.營養素與生命現象的關係

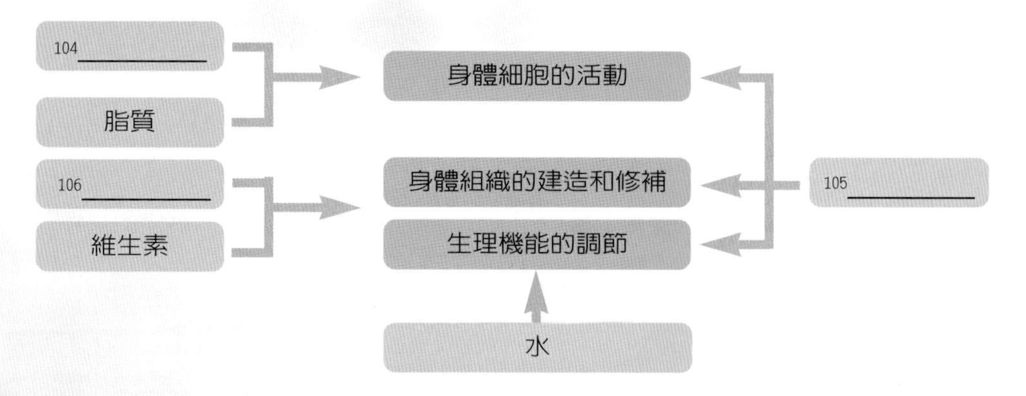

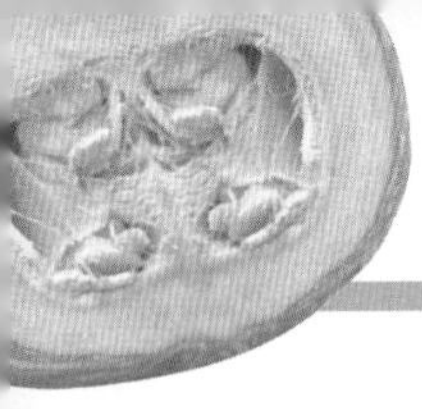

1-18.營養素來自日常飲食中所攝取的食物

食物可依其營養特性分為六大類：

1.五穀、根莖澱粉類：提供[107]＿＿＿＿＿＿為主的營養素。

2.油脂類：提供[108]＿＿＿＿＿＿為主的營養素。

3.魚、肉、豆、蛋類：提供[109]＿＿＿＿＿＿為主的營養素。

4.奶類：提供[110]＿＿＿＿＿＿、[111]＿＿＿＿＿＿及維生素B_2為主的營養素。

5.蔬菜類：提供維生素、礦物質、纖維素、植物化學素為主的營養素。

6.水果類：提供礦物質和[112]＿＿＿＿＿＿＿＿為主的營養素，亦可提供[113]＿＿＿＿＿＿＿＿。

1-19.食物、營養素與生命現象的關係

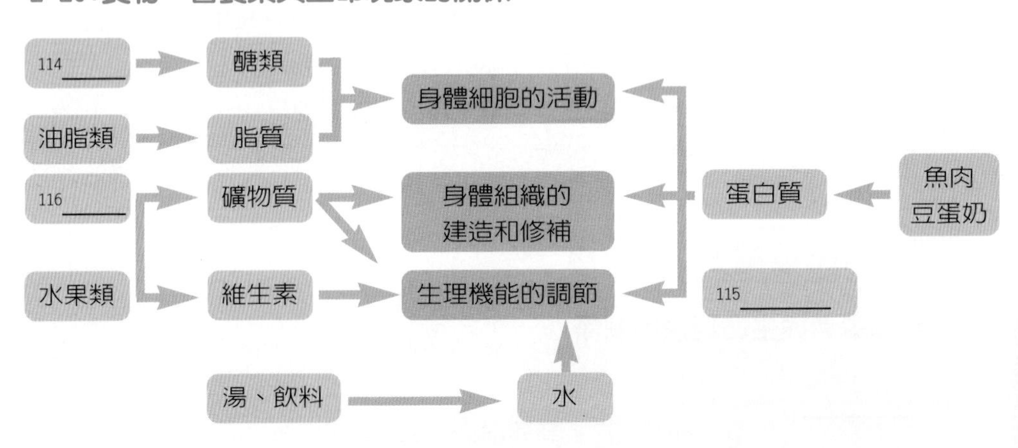

1-20.均衡的飲食

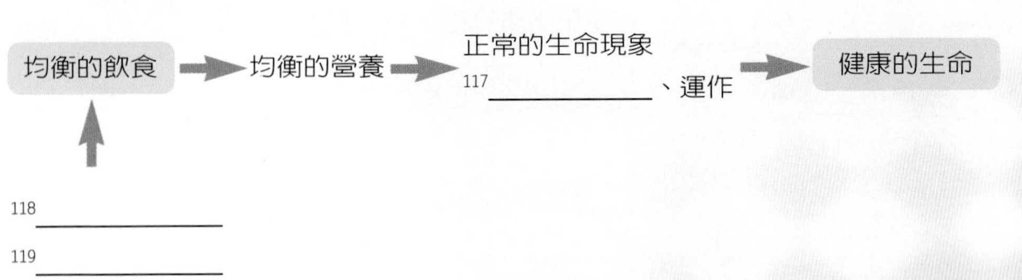

1-21.均衡飲食與健康生命

「重視飲食生活，就是重視生命」，人乃為生而食，因食而生。因均衡飲食而健康，亦因飲食[120]＿＿＿＿＿＿＿＿而得病。

1-22.吃得不均衡，吃得不對

吃的食物有三分之一維持你的自己的生命，另外三分之二維持醫生的生命。[121]＿＿＿＿＿＿＿＿，「吃什麼，像什麼」。

1-23.造成飲食不均衡的原因及結果

造成飲食不均衡原因	結　果
1.食物種類過少	營養素種類不齊全
2.偏食、挑食 3.不吃飯、少吃飯 4.隨便吃 5.錯誤的飲食俗信、禁忌、神效	某些營養素攝取過量，但某些營養素攝取[122]＿＿＿＿＿，甚至[123]＿＿＿＿＿。

1-24.飲食不均衡 → 營養不均衡 → [124]＿＿＿＿＿＿＿＿ → 生病

- 生命現象不正常　　臨床症狀
- 無感症狀
- 莫名的不舒服
- [125]＿＿＿＿＿＿

1-25.營養不均衡 → 生化傷害 (Biochemical disorders)

1.短路的生命現象(秀逗)

2.不自覺症狀

3.莫名不舒服，包含：

- 沒有食慾
- 易疲勞，疲勞不易恢復
- [126]＿＿＿＿＿＿

Nutritional Sciences

第一章　營養學導論

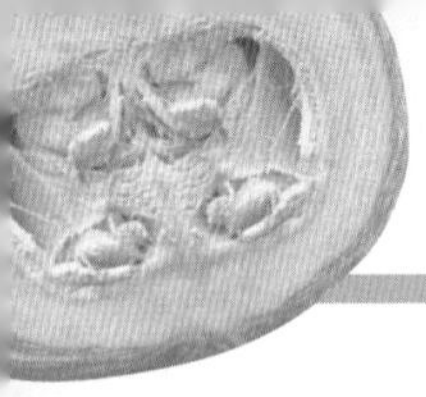

- 注意力不能集中
- 不明的痠痛
- 莫名的不舒爽
- 127 ________________
- 容易激動
- 嗜睡
- 失眠

…………。

1-26.營養不均衡 → 生化傷害 → 128 ________________

慢性疾病（文明病），包含：

- 癌症
- 腦血管疾病
- 心臟病
- 高血壓
- 糖尿病
- 痛風
- 肥胖症

…………。

1-27. 129 ________ 攝取過多 → 體重過重 → 肥 胖

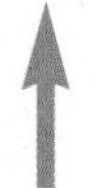

130 ________(五穀、根莖澱粉類、糖……)

131 ________(油脂類、花生、瓜子……)

132 ________(肉、魚、豆、蛋、奶類……)

133 ________(酒……)

1-28.飽和脂肪與癌症狀(Cancer)

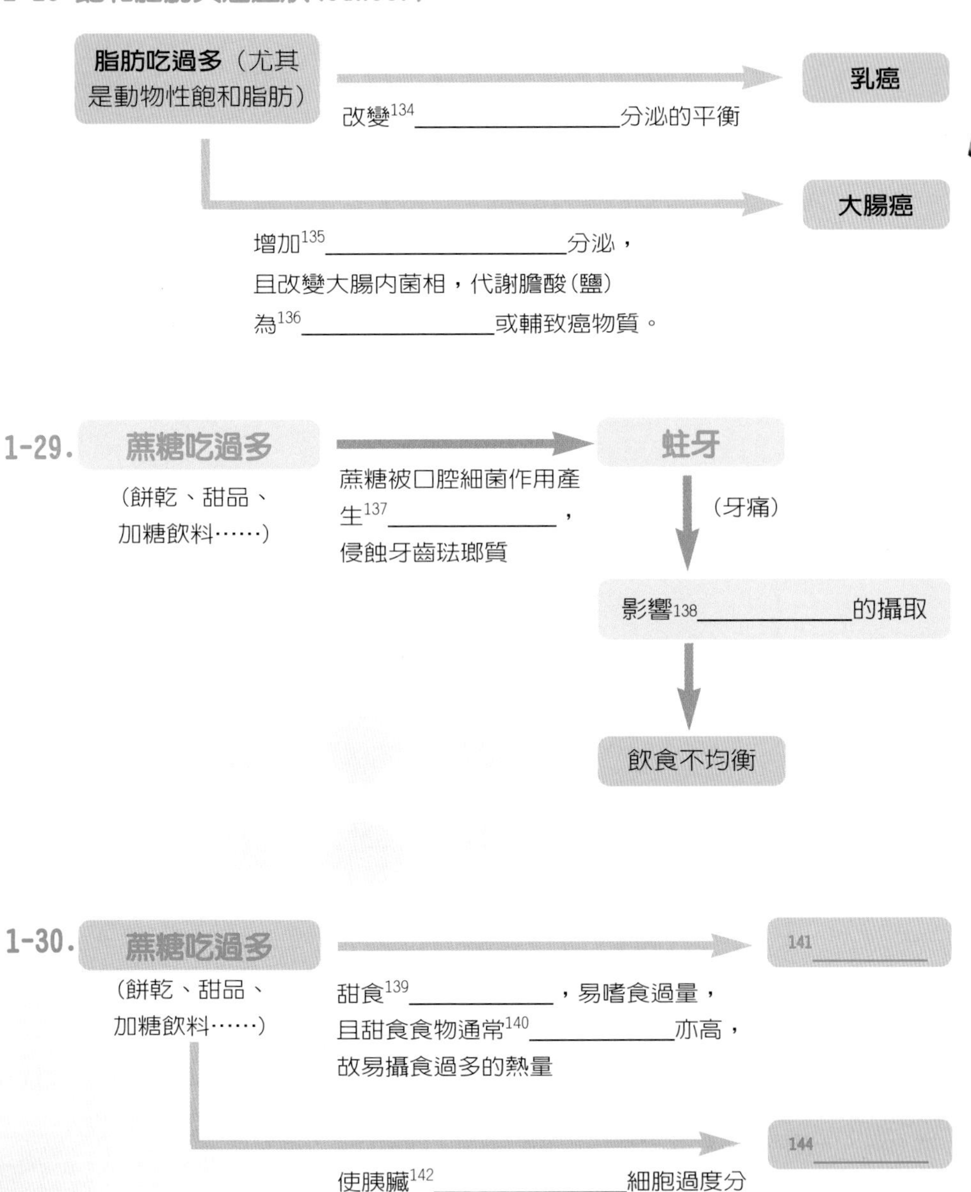
脂肪吃過多(尤其是動物性飽和脂肪)
乳癌
改變[134]__________分泌的平衡
大腸癌
增加[135]__________分泌，
且改變大腸內菌相，代謝膽酸(鹽)
為[136]__________或輔致癌物質。
1-29.
蔗糖吃過多
(餅乾、甜品、加糖飲料……)
蛀牙
蔗糖被口腔細菌作用產生[137]__________，
侵蝕牙齒琺瑯質
(牙痛)
影響[138]__________的攝取
飲食不均衡
1-30.
蔗糖吃過多
(餅乾、甜品、加糖飲料……)
141 __________
甜食[139]__________，易嗜食過量，
且甜食食物通常[140]__________亦高，
故易攝食過多的熱量
144 __________
使胰臟[142]__________細胞過度分泌[143]__________，致機能減退。

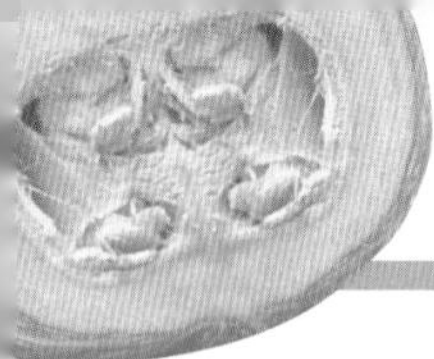

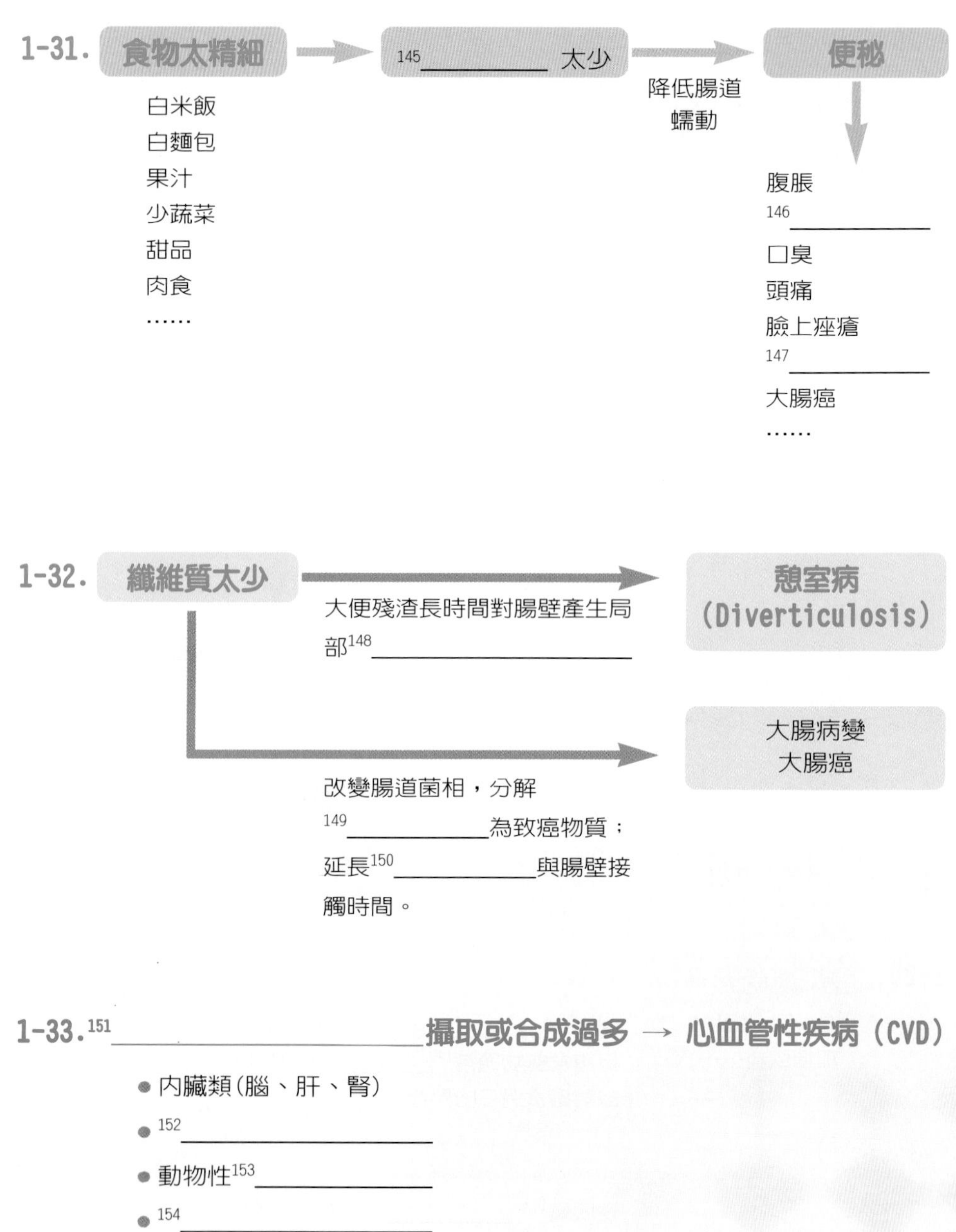

1-31.
食物太精細
145______太少
降低腸道蠕動
便秘
白米飯
白麵包
果汁
少蔬菜
甜品
肉食
……
腹脹
146______
口臭
頭痛
臉上痤瘡
147______
大腸癌
……
1-32.
纖維質太少
大便殘渣長時間對腸壁產生局部148______
憩室病 (Diverticulosis)
大腸病變
大腸癌
改變腸道菌相，分解
149______為致癌物質；
延長150______與腸壁接觸時間。
1-33. 151______攝取或合成過多 → 心血管性疾病（CVD）
內臟類(腦、肝、腎)
152______
動物性153______
154______

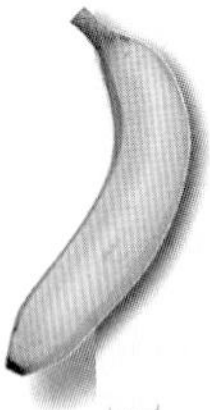

1-34. 血[155]________過高，為心血管性疾病之第一號殺手，心血管性疾病為中老年人死亡之主要原因

血膽固醇過高 → 心血管性疾病

- ＞[156]________毫克/100毫升（總膽固醇過高）
- [157]________膽固醇過高
- [158]________膽固醇過底

- 腦中風
- [159]________
- [160]________
- 高血壓

1-35. 高[161]________食物 → 高[166]________血症 → 痛風（Gout）

攝取過多內臟類

[162]________

肉汁、[163]________

蘆筍

[164]________、發芽豆類

[165]________

香菇

…………。

1-36. 血液尿酸過高 → 痛風

飲食

- [167]________喝過多
- 嚴格[168]________減肥計畫
- [169]________療法

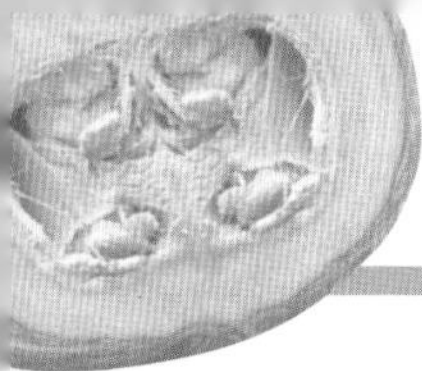

1-37. 完全[170]＿＿＿＿＿＿者 → 營養不均衡

缺乏[171]＿＿＿＿＿＿，
飲食中[172]＿＿＿＿＿＿、
[173]＿＿＿＿＿＿、
維生素[174]＿＿＿＿＿＿及
維生素[175]＿＿＿＿＿＿攝取不足。

1-38. 完全素食者 —運動不足→ [180]＿＿＿＿＿＿

[176]＿＿＿＿＿＿、
維生素[177]＿＿＿＿＿
攝取不足

尤其是女性朋友的：

- 停經期過早
- 飲過量茶、[178]＿＿＿＿＿、可樂、[179]＿＿＿＿＿
- 家族性疾病

…………。

1-39. 牙齒不好 → 飲食營養不均衡

- 蛀牙
- 牙痛
- 未裝假牙
- 假牙裝置不當

影響咀嚼，又經常攝取易咀嚼、吞食的食物

營養與疾病

1-40.營養素攝取不足與疾病關係

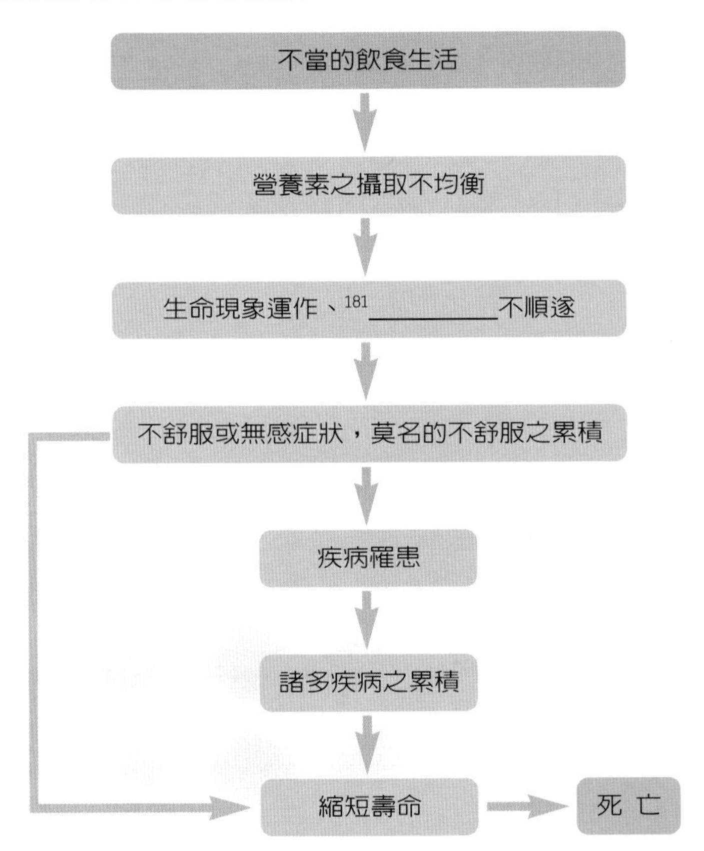

1-41.其他環境因素所引起之健康不良影響

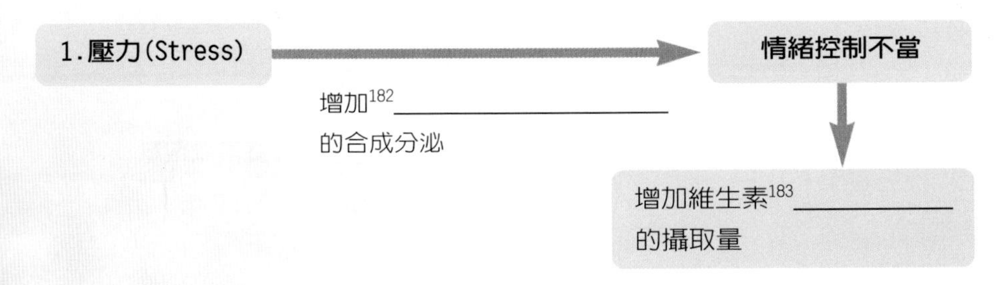

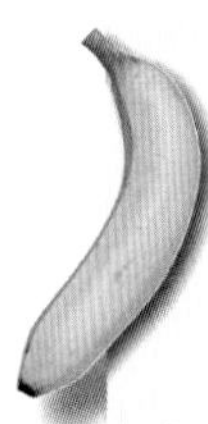

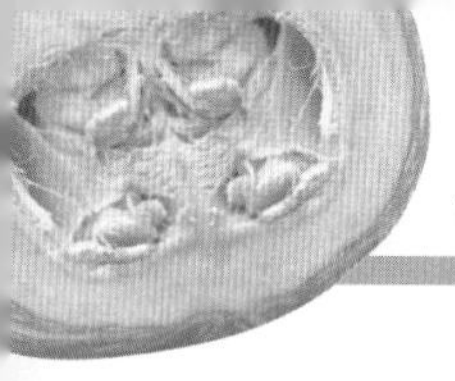

2.酗 酒 → 營養不良

- 增加營養素的需要量
- 增加營養素的[184]＿＿＿＿＿＿量
- 降低食慾，減少營養素的攝取量
- 降低營養素的[186]＿＿＿＿＿＿
- 影響營養素的代謝

需補充各種營養素，尤其是維生素[185]＿＿＿＿＿＿群

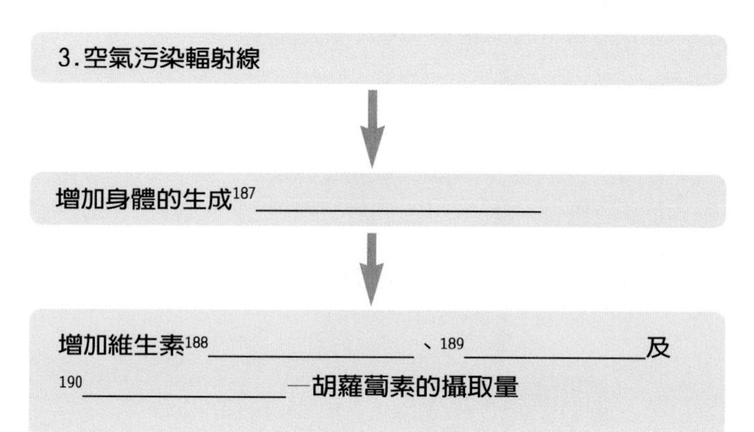

3.空氣污染輻射線
增加身體的生成[187]＿＿＿＿＿＿＿＿
增加維生素[188]＿＿＿＿＿＿、[189]＿＿＿＿＿＿及
[190]＿＿＿＿＿＿－胡蘿蔔素的攝取量

4.抽 菸 → 影響健康

吸二手菸

- 增加身體[191]＿＿＿＿＿＿速率
- 增加體內[192]＿＿＿＿＿＿的生成

需增加[193]＿＿＿＿＿＿營養素的需要量

5.運動量過大 → 增加身體代謝速率 → 增加[194]＿＿＿＿＿＿及營養素攝取量

以避免發生運動過量之不良影響

Health Life

1-42. 長期吃[195]______ 的人 → 影響營養素吸收、代謝 → 營養不良

- 慢性疾病的治療
- 口服[196]______
- 不當藥物攝取
- 藥補、藥膳

要適量補充各種營養素，尤其是[197]______

1-43. 營養不足、營養不良、營養不均衡的改善方法

1. 均衡的飲食：改變不正確飲食觀念、習慣。
2. 適當補充營養[198]______食品、特殊營養食品和[199]______食品。

均衡飲食

基 本

適量補充

均衡營養

最基本

最重要

營養補助食品

- 彌補飲食不均衡所欠缺的[200]______。
- 因應特殊生理狀況、特殊[201]______及特殊[202]______所增加之營養素需要量。

機能性食品、保健食品

- 保健、預防疾病
- 改善[203]______

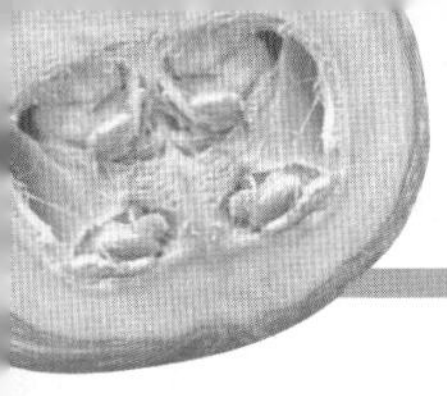

健康生活與健康飲食

1-44.均衡的營養來自均衡的飲食

- 多種類(每天或每餐由[204]＿＿＿＿＿＿大類食物中，每類選吃三、四樣)
- 多變化
- 健康飲食金字塔

1-45.健康飲食金字塔

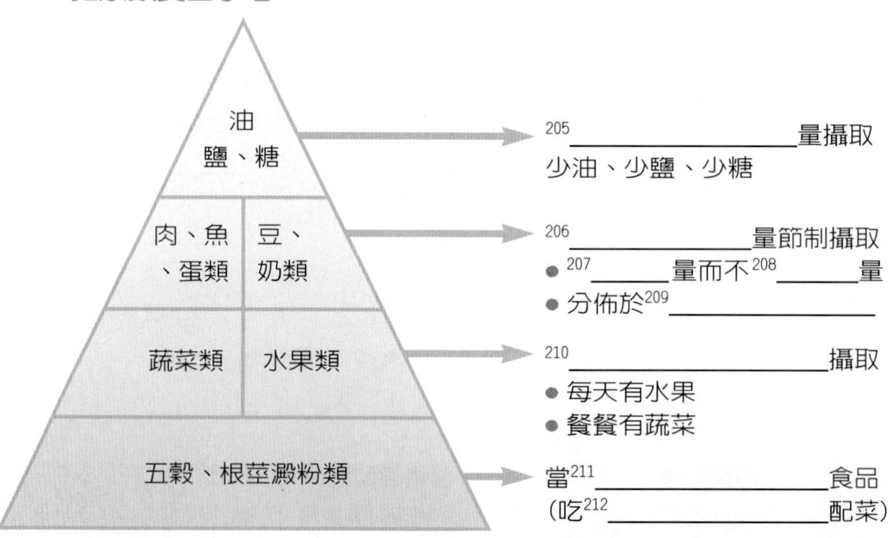

1-46.飲食指南

1. 維持[213]＿＿＿＿＿＿＿＿體重
2. 均衡攝取[214]＿＿＿＿＿＿＿食物
3. 三餐養成以[215]＿＿＿＿＿＿作為主食的飲食習慣
4. 適量攝取富含[216]＿＿＿＿＿的食物
5. 適量攝取富含[217]＿＿＿＿＿的食物
6. 少[218]＿＿＿＿＿＿、少[219]＿＿＿＿＿＿、少[220]＿＿＿＿＿＿的飲食原則
7. 多喝[221]＿＿＿＿＿＿＿
8. 飲酒要有節制

1-47.飲食習慣的改變

如同運動量的增加一樣，要慢慢地來，不要一下子做得太快、太多，免得不能適應。有耐心及感性來對待自己的身心，心想這種改變是對自己的健康有好處，而逐漸養成良好的生活習慣。

1-48.均衡營養的來源

1.均衡的飲食。

2.適量補充營養補助食品、特殊營養食品和機能性食品。

蛋白質食品補充 →
- 彌補飲食之不足
- 因應特殊生理情況及疾病情況的增加需求

完全素食者、食慾不佳、孕乳婦、[222]＿＿＿＿＿＿、訓練[223]＿＿＿＿＿運動員、燒傷、燙傷、[224]＿＿＿＿＿、失血過多、手術前後、[225]＿＿＿＿＿＿、營養不良、長期住院、臥病在床的病人……。

1-49. 維生素C補充 →
- 彌補飲食之不足
- 因應特殊生理情況及環境狀況所導致增加的需要

- 孕婦及哺乳婦女
- 不喜歡或少吃[226]＿＿＿＿＿＿、[227]＿＿＿＿＿＿者
- 抽煙、吸二手煙者
- 日常生活[228]＿＿＿＿＿大者
- 傷口[229]＿＿＿＿＿＿＿＿＿＿
- 拔牙前後
- [230]＿＿＿＿＿＿＿＿＿＿＿＿
- 精神異常
- [231]＿＿＿＿＿＿(傷風、感冒)
- 腸胃不適(消化性潰瘍)
- 貧血、[232]＿＿＿＿＿＿、癌症、[233]＿＿＿＿＿＿＿＿、糖尿病

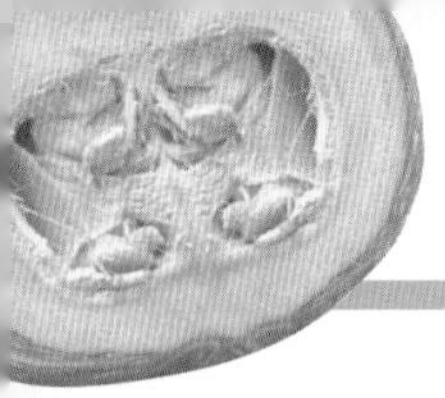

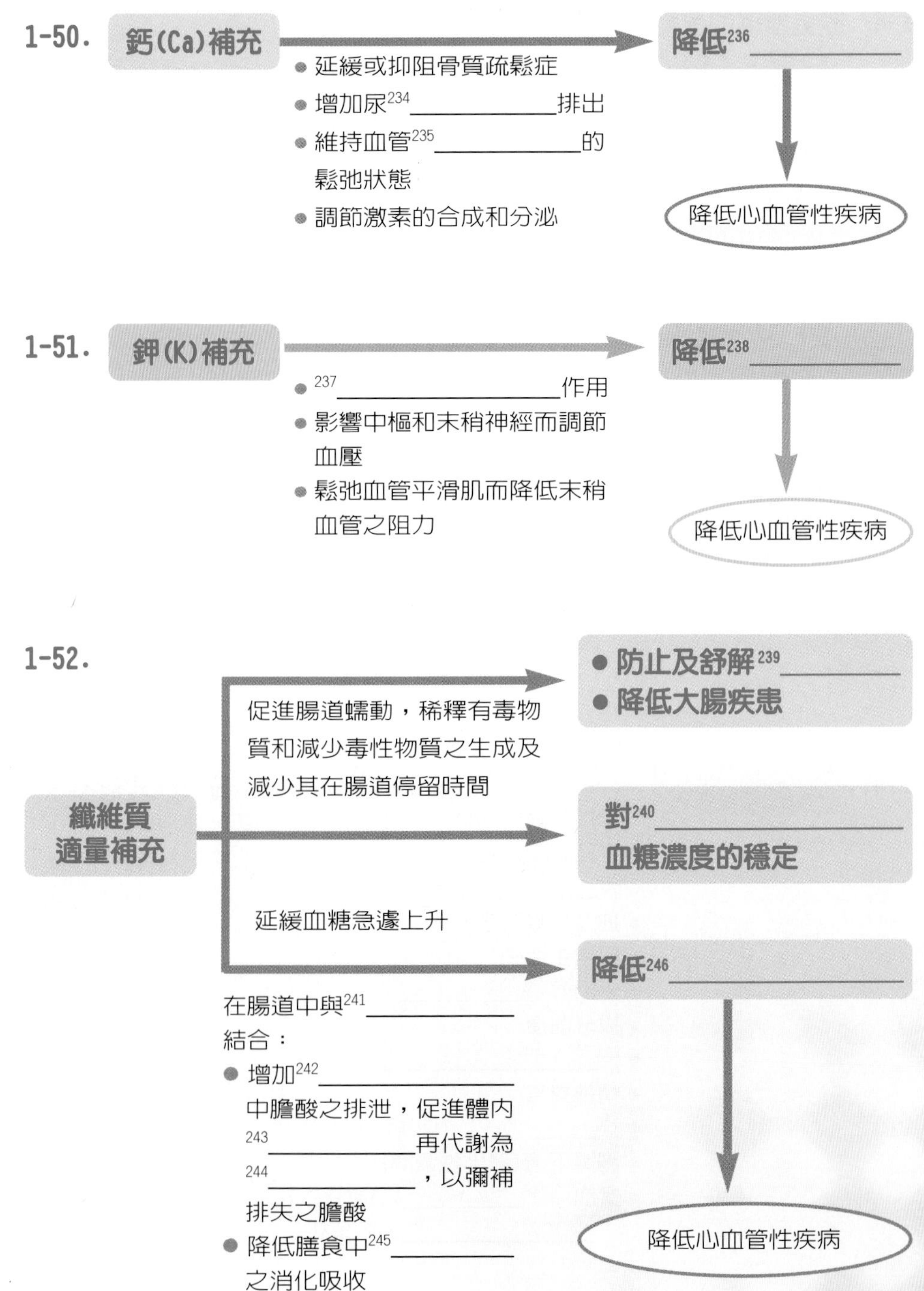
1-50.
鈣(Ca)補充
延緩或抑阻骨質疏鬆症
增加尿234 ____________ 排出
維持血管235 ____________ 的鬆弛狀態
調節激素的合成和分泌
降低236 ____________
降低心血管性疾病
1-51.
鉀(K)補充
237 ____________ 作用
影響中樞和末稍神經而調節血壓
鬆弛血管平滑肌而降低末稍血管之阻力
降低238 ____________
降低心血管性疾病
1-52.
纖維質適量補充
促進腸道蠕動，稀釋有毒物質和減少毒性物質之生成及減少其在腸道停留時間
防止及舒解239 ____________
降低大腸疾患
對240 ____________ 血糖濃度的穩定
延緩血糖急遽上升
在腸道中與241 ____________ 結合：
增加242 ____________ 中膽酸之排泄，促進體內243 ____________ 再代謝為244 ____________，以彌補排失之膽酸
降低膳食中245 ____________ 之消化吸收
降低246 ____________
降低心血管性疾病

1-53. **不飽和脂肪酸** → **降低[249]＿＿＿＿＿＿**

- 適量攝取
- 應攝取富含不飽和脂肪酸的油脂

- 增加膽固醇由糞便的排泄
- 改變[247]＿＿＿＿＿＿的組成
- 改變[248]＿＿＿＿＿＿的代謝

……

↓

降低心血管性疾病

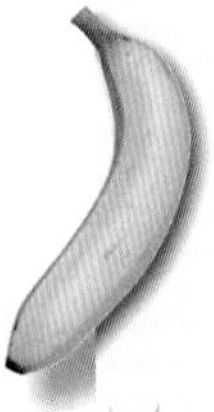

1-54. **適量補充魚油** → **降低心血管性疾病**

- 降低血清膽固醇
- 降低血清[250]＿＿＿＿＿＿
- 抑制[251]＿＿＿＿＿＿合成及[252]＿＿＿＿＿＿凝集

1-55. **魚油DHA** → **增加腦力**

- 提高腦部對於代謝營養素之酵素活性，使腦部獲得充分的營養素以提高大腦機能，增加記憶、反應與學習能力
- 活化[253]＿＿＿＿＿＿酵素，代謝[254]＿＿＿＿＿＿，提供腦部足夠的能量，以提高腦細胞活力

1-56. **β-胡蘿蔔素** → **降低心血管性疾病**

- 多選含深[255]＿＿＿＿色、深[256]＿＿＿＿＿[257]＿＿＿色蔬菜水果
- 適量攝取

- 抑制阻止低密度脂蛋白膽固醇的[258]＿＿＿＿＿＿
- 捕捉[259]＿＿＿＿＿＿

Nutritional Sciences

第一章　營養學導論

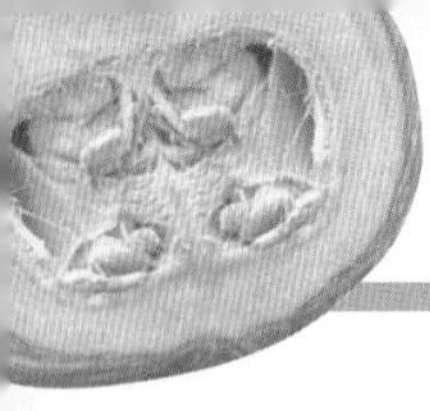

1-57. β-胡蘿蔔素 → ● 提高免疫力 ● 降低癌症等慢性疾病發生

- 增加天然殺手260 ____________ 細胞
- 增加T 261 ____________ 細胞

1-58. 維生素E 適量補充 → 增進健康

抗氧化特性

- 延緩262 ____________
- 降低癌症、263 ________ 發生率
- 增強活力
- 防止264 ____________ 的傷害

1-59.自由基(Free radical)與疾病

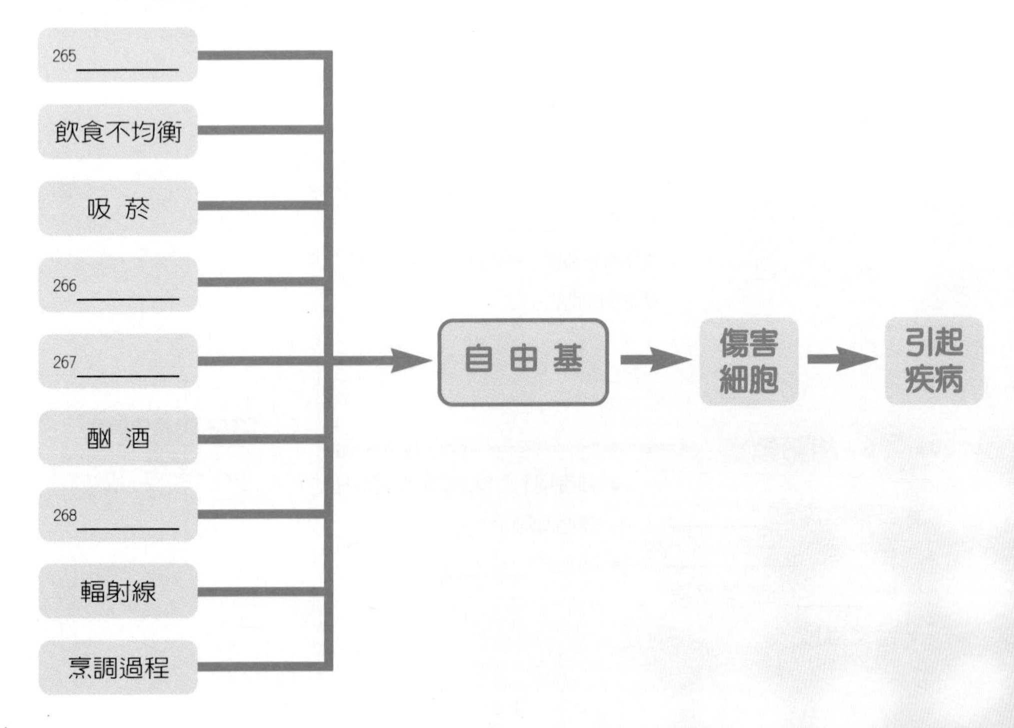

1-60. 自由基 → 傷害細胞 → 引起疾病

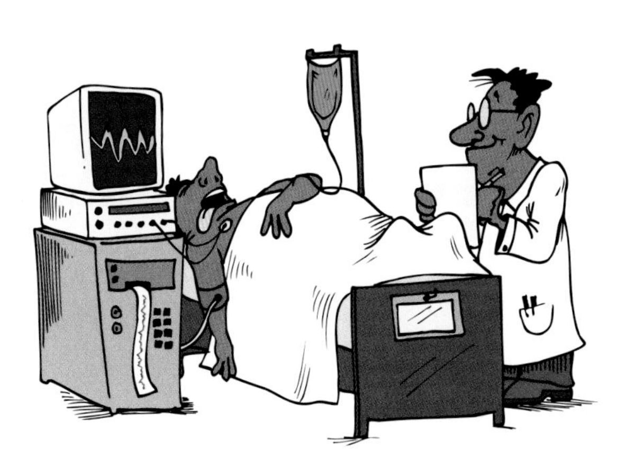

- 加速老化
- 269 ____________
- 心臟病

- 270 ____________
- 呼吸系統疾病
- 271 ____________
- 糖尿病
- 272 ____________
- 腎衰竭
- 273 ____________
- 關節疾病
- 274 ____________

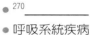

……。

1-61.如何防止或減少自由基的傷害

1.減少自由基之生成

- 飲食要均衡
- 少抽菸，戒菸
- 減少空氣污染的傷害
- 舒解壓力
- 避免酗酒
- 避免服用不當藥物
- 減少輻射線及過度日光曝晒

2.抑阻自由基的傷害

- 食物種類需多樣性攝取，提高體內抗氧化酵素活性。
- 適量補充275 ____________營養素。
- 適量補充維生素E、維生素276 ____________、277 ____________-胡蘿蔔素、維生素278 ____________、硒、279 ____________、鐵、280 ____________、錳……，以維持或增強體內抗氧化酵素的活性。

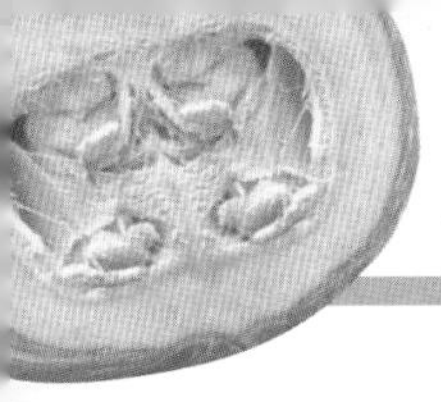

1-62.自由基的剋星、終結者

防衛	說明	對象
警察、治安人員	身體代謝物質 體內抗氧化酵素	自由基 社會不良份子、小偷、流氓、黑道……
自家保全、鄰里守望相助、自衛防身術………	抗氧化營養素	

1-63.均衡的飲食營養

1.均衡的飲食。

2.適量補充營養補助食品、特殊營養食品和機能性食品。

3.避免食品衛生安全不當所引起之不良影響。

1-64.如何避免食品衛生安全不當引起之不良影響

1.儘量少攝取含[281]____________________的食品

2.避免攝取含[282]______________________的食品

3.少攝取過量[283]___________及過於[284]___________之食品

4.儘量少攝取[285]___________的食品及[286]___________、[287]___________食品

5.少攝取[288]___________、[289]___________食品

6.少攝取[290]____________________________食品

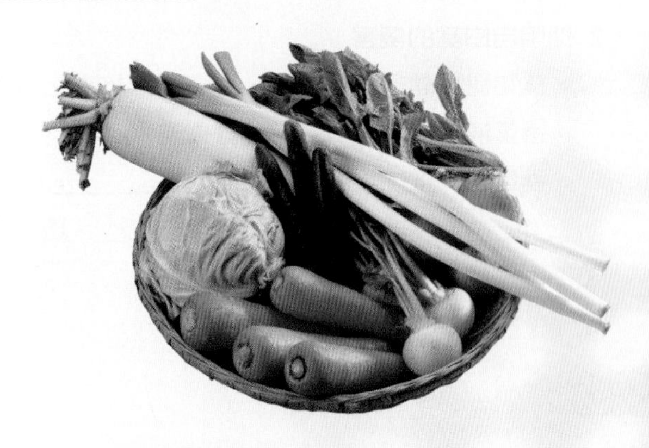

1-65.保養、營養、修養——三養健康之道

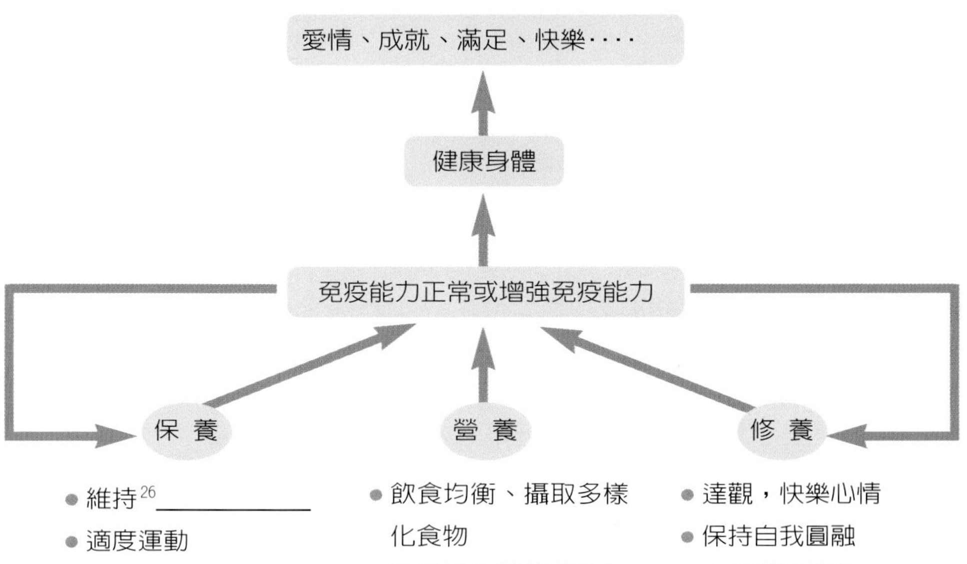

- 維持[26]__________
- 適度運動
- 有效[27]__________
- 天天舒解大便
- 時時排解小便
- 戒菸
- 不要酗酒
- 注意食品、環境衛生
- 適當休閒活動

- 飲食均衡、攝取多樣化食物
- 適量補充營養補助食品、[28]__________食品

- 達觀，快樂心情
- 保持自我圓融
- 自我消融態度
- 熱心、進取、樂群

1-66.免疫在生活中，生活在免疫中——健康從生活中作起

免疫生活，健康生命。

免疫在[294]__________中，生活在[295]__________中。

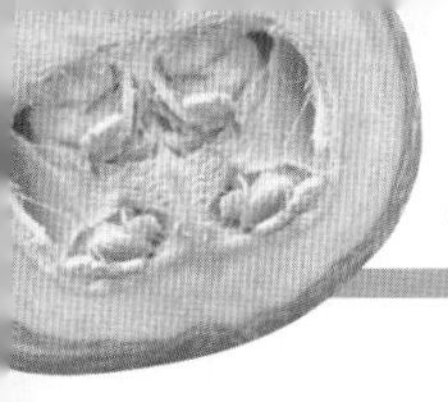

第一章 營養學導論 解答

1.適當的物質	33.營養素	65.保健長壽
2.生命現象	34.熱量	66.保養
3.生命	35.衍變飲食	67.營養
4.物質	36.營養素	68.修養
5.營養素	37.代謝	69.飲食
6.組成分	38.分解	70.身體細胞的活動
7.基質	39.合成	71.身體組織的建造和修補
8.醣類	40.分子量	72.生理機能的調節
9.脂質	41.分子量	73.營養素
10.蛋白質	42.肝醣	74.醣類
11.維生素	43.異化作用	75.脂質
12.礦物質	44.同化作用	76.蛋白質
13.水	45.最低熱量	77.維生素
14.合成	46.心跳	78.礦物質
15.食物	47.體溫維持	79.水
16.葡萄糖	48.不自主	80.45
17.亞麻油酸	49.消化作用	81.葡萄糖
18.次亞麻油酸	50.肌肉	82.胺基酸
19.營養素	51.1	83.白胺酸
20.調配	52.0.9	84.甲硫胺酸
21.營養特性	53.24	85.色胺酸
22.六	54.熱量	86.纈胺酸
23.五穀及根莖澱粉類	55.醣類	87.鎂
24.油脂類	56.脂質	88.氯
25.肉、魚、豆、蛋類	57.蛋白質	89.硫
26.奶類	58.酒精	90.鐵
27.蔬菜類	59.大卡	91.鋅
28.水果類	60.仟卡	92.氟
29.組合	61.營養素	93.鋁
30.六	62.生命現象	94.錫
31.質地	63.發育不良	95.鉻
32.量	64.疾病	96.A

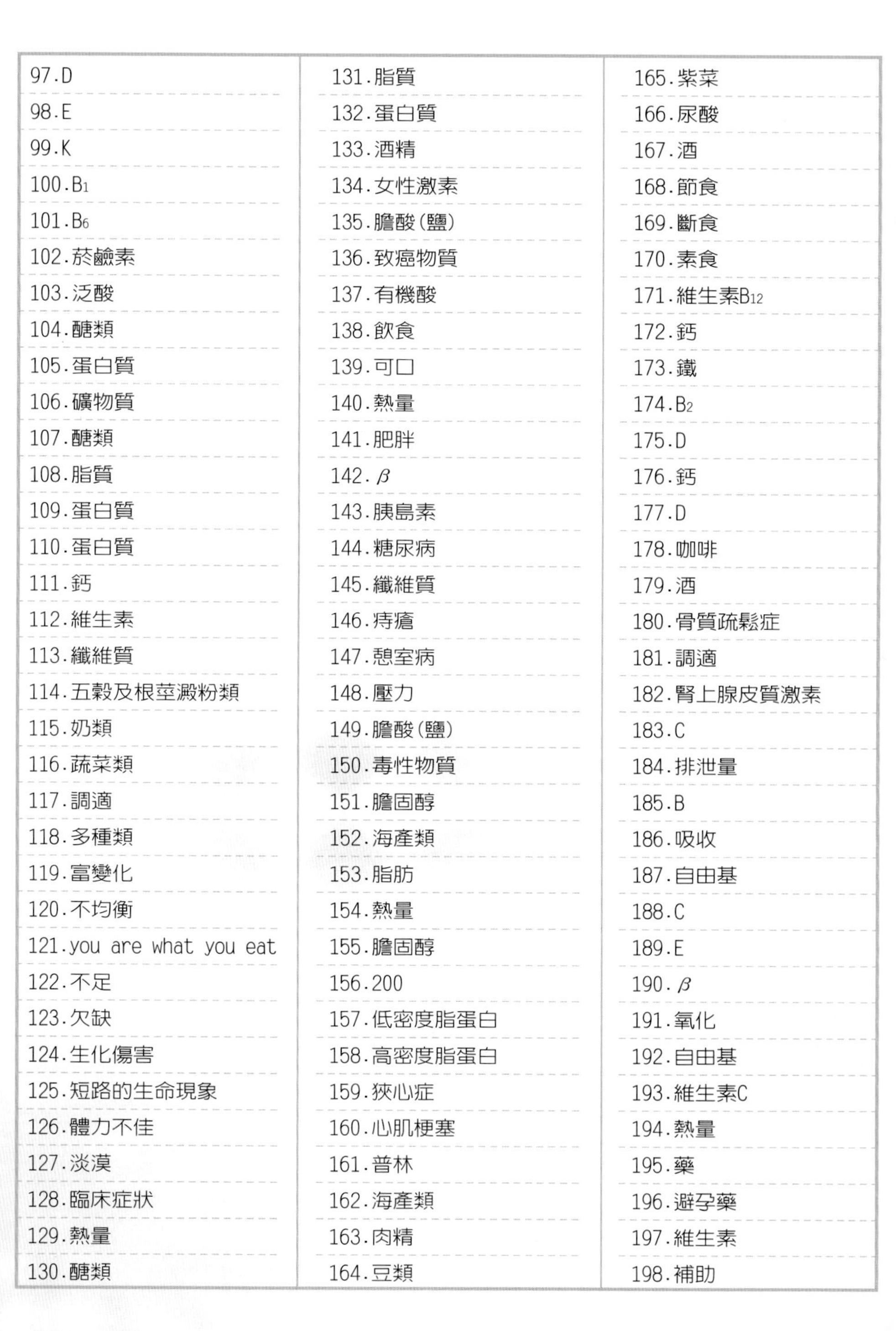

97.D
98.E
99.K
100.B_1
101.B_6
102.菸鹼素
103.泛酸
104.醣類
105.蛋白質
106.礦物質
107.醣類
108.脂質
109.蛋白質
110.蛋白質
111.鈣
112.維生素
113.纖維質
114.五穀及根莖澱粉類
115.奶類
116.蔬菜類
117.調適
118.多種類
119.富變化
120.不均衡
121.you are what you eat
122.不足
123.欠缺
124.生化傷害
125.短路的生命現象
126.體力不佳
127.淡漠
128.臨床症狀
129.熱量
130.醣類
131.脂質
132.蛋白質
133.酒精
134.女性激素
135.膽酸(鹽)
136.致癌物質
137.有機酸
138.飲食
139.可口
140.熱量
141.肥胖
142.β
143.胰島素
144.糖尿病
145.纖維質
146.痔瘡
147.憩室病
148.壓力
149.膽酸(鹽)
150.毒性物質
151.膽固醇
152.海產類
153.脂肪
154.熱量
155.膽固醇
156.200
157.低密度脂蛋白
158.高密度脂蛋白
159.狹心症
160.心肌梗塞
161.普林
162.海產類
163.肉精
164.豆類
165.紫菜
166.尿酸
167.酒
168.節食
169.斷食
170.素食
171.維生素B_{12}
172.鈣
173.鐵
174.B_2
175.D
176.鈣
177.D
178.咖啡
179.酒
180.骨質疏鬆症
181.調適
182.腎上腺皮質激素
183.C
184.排泄量
185.B
186.吸收
187.自由基
188.C
189.E
190.β
191.氧化
192.自由基
193.維生素C
194.熱量
195.藥
196.避孕藥
197.維生素
198.補助

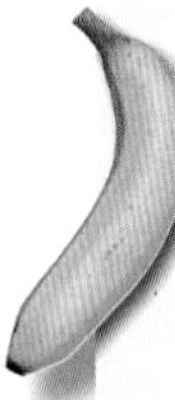

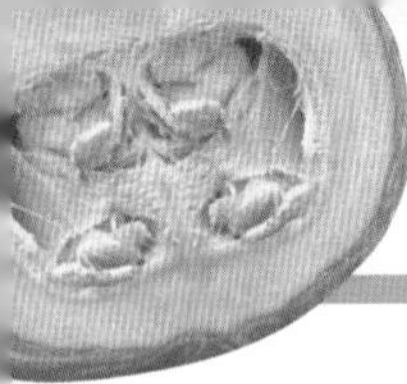

199.機能性	233.高血壓	267.壓力
200.營養素	234.鈉	268.藥物
201.嗜好	235.平滑肌	269.白內障
202.生活環境	236.血壓	270.癌症
203.體質	237.利尿	271.肝炎
204.六	238.血壓	272.腸胃病患
205.少	239.便祕	273.男性不育
206.適	240.糖尿病	274.血紅素異常
207.足夠	241.膽酸(鹽)	275.抗氧化
208.過	242.糞便	276.C
209.三餐	243.膽固醇	277.β
210.多量	244.膽酸	278.B_2
211.主	245.膽固醇	279.鋅
212.飯	246.血膽固醇	280.銅
213.理想	247.脂蛋白	281.硝
214.各類	248.脂蛋白	282.硼砂
215.五穀類	249.血膽固醇	283.漂白
216.鈣質	250.三酸甘油脂	284.染色
217.纖維質	251.血栓素A_2	285.發酵
218.油	252.血小板	286.醃漬
219.鹽	253.乳酸脫氫	287.煙燻
220.糖	254.半乳酸	288.油炸
221.白開水	255.綠	289.直接火燒烤
222.生長發育期	256.黃	290.發霉
223.初期	257.紅	291.理想體重
224.骨折	258.氧化	292.睡眠
225.癌症	259.自由基	293.機能性
226.蔬菜	260.T	294.生活
227.水果	261.助手	295.免疫
228.壓力	262.老化	
229.癒合	263.心臟病	
230.骨折	264.自由基	
231.感染	265.空氣污染	
232.過敏	266.二手煙	

第二章

現代人的健康危機及其因應之道

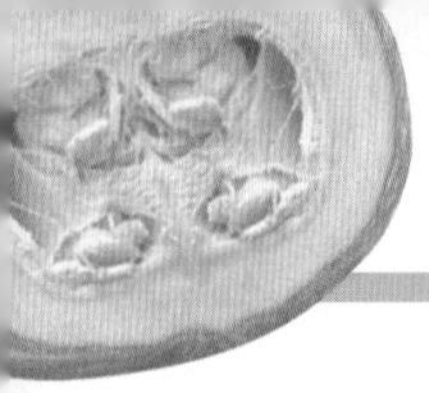

現代人的健康危機

2-1.健康的定義

- 健康非僅泛指無生病或身體無異常的狀態
- 健康是指身體、精神及[1]＿＿＿＿＿＿各方面均處於良好的狀態
- 健康是能[2]＿＿＿＿＿＿環境，且能充分發揮自己能力的狀態

2-2.健康靠自己

不是靠醫生，也不是靠大補丸、大補藥

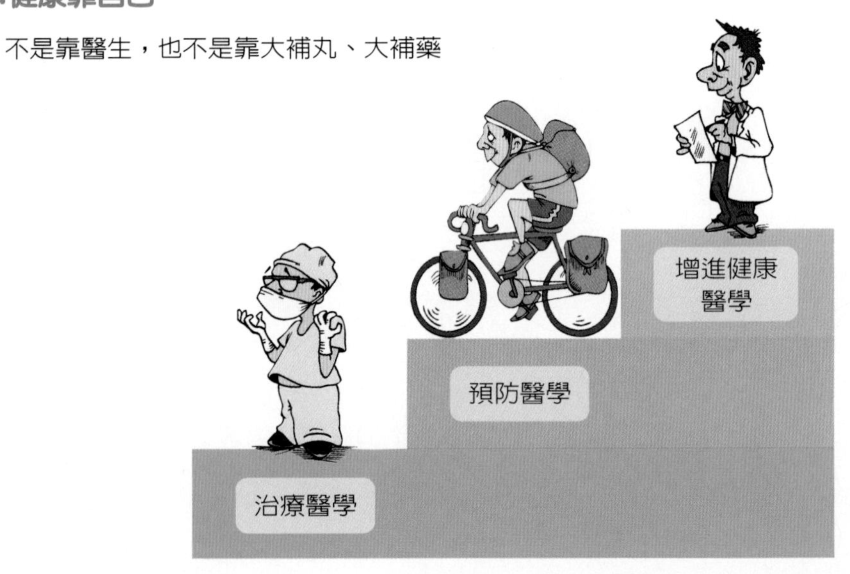

2-3.增進健康的醫學

追求健康，健康追求生活

日常生活中的養身生活－[3]＿＿＿＿＿＿＿＿

保身生活－[4]＿＿＿＿＿＿＿＿

修身生活－[5]＿＿＿＿＿＿＿＿

2-4.現代人的健康危機

1.養身不當－飲食營養不均衡

- 攝取過多的動物食品：攝取過多的動物性[6]__________和動物性[7]__________
- 偏好內臟、海鮮類食品：攝取過量的[8]______________
- 飲食過於精細，[9]__________攝取不足

  —白米飯、精白麵包：少纖維。

  —肉、魚、蛋、奶：無纖維。

  —豆腐、豆製品：少纖維。

  —少蔬菜：會導致纖維攝取不足。

  —精製果汁：纖維不足，會影響纖維攝取量。
- 加糖飲料氾濫：攝取過多的精緻[10]____________（蔗糖、果糖、麥芽糖、糖漿、……）
- 食品過度的加工、精製處理及不當的調理

  太多食品[11]________________，如人工調味料、防腐劑、漂白劑、抗氧化劑、色素……
- 吃到飽的飲食文化
- 路邊攤的飲食文化
- 速食及甜食的流行文化
- 有機食品的流行風潮
- 盲目健康追求：喝尿、吞黑豆、斷食、服食偏方……。

2.保身不當

- 運動不足
- 用腦機會減少
- 公害：空氣污染、環境污染
- 不良習慣、嗜好：吸煙、嚼檳榔

3.修身障礙

- [12]____________
- 不能適應環境
- 迷信怪力亂神

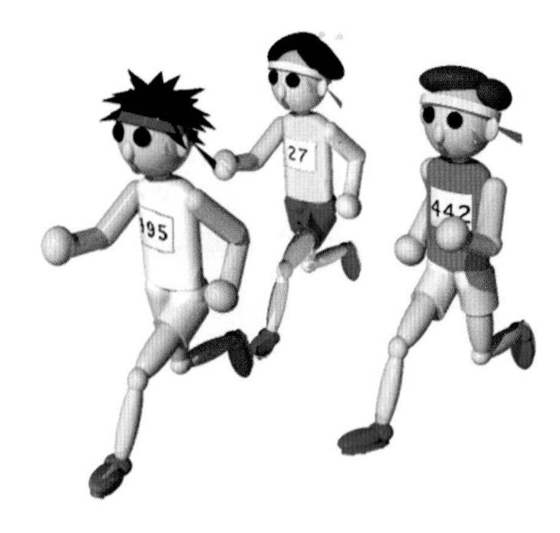

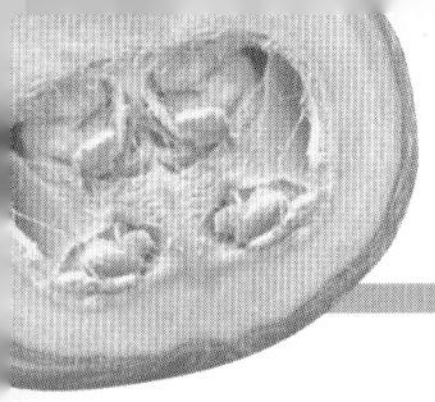

2-5.不均衡飲食造成的疾病症狀

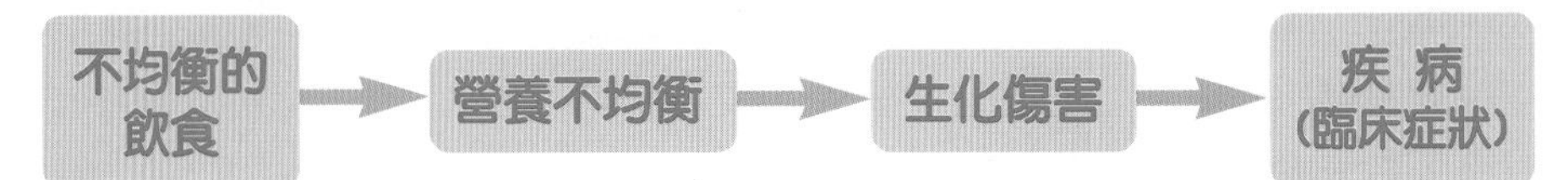

- [13]＿＿＿＿＿＿的生命現象
- 沒有食慾
- 容易疲勞、疲勞不易恢復
- 體力不佳
- 嗜睡
- 失眠
- 不明痠痛
- 注意力不集中
- 莫名不舒爽
- 淡漠
- 對周遭的事物漠不關心……

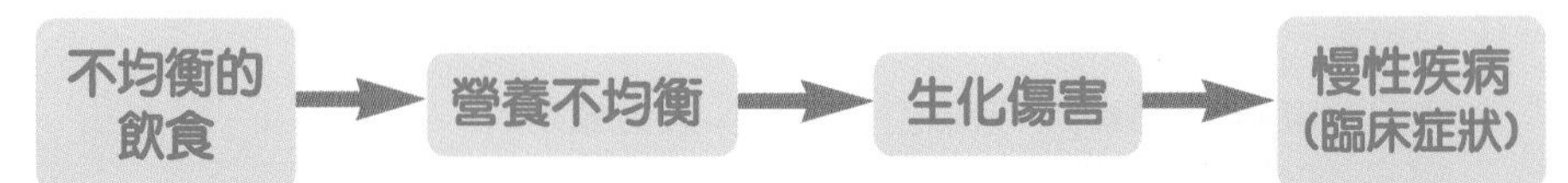

- 癌症
- 腦血管疾病
- 心臟病
- 糖尿病
- 高血壓
- 痛風
- 肥胖症

……

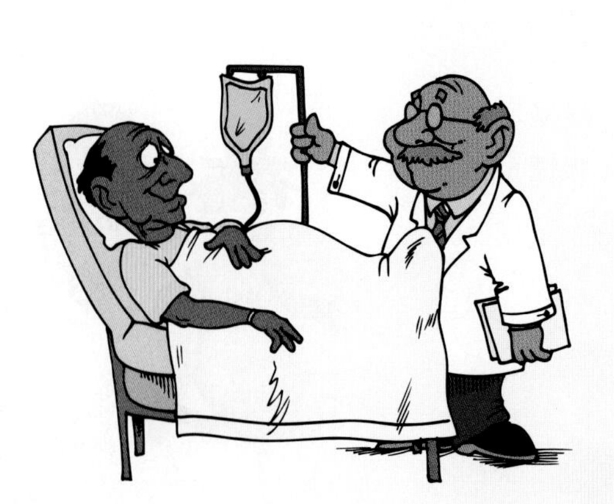

2-6.不均衡飲食的健康危機

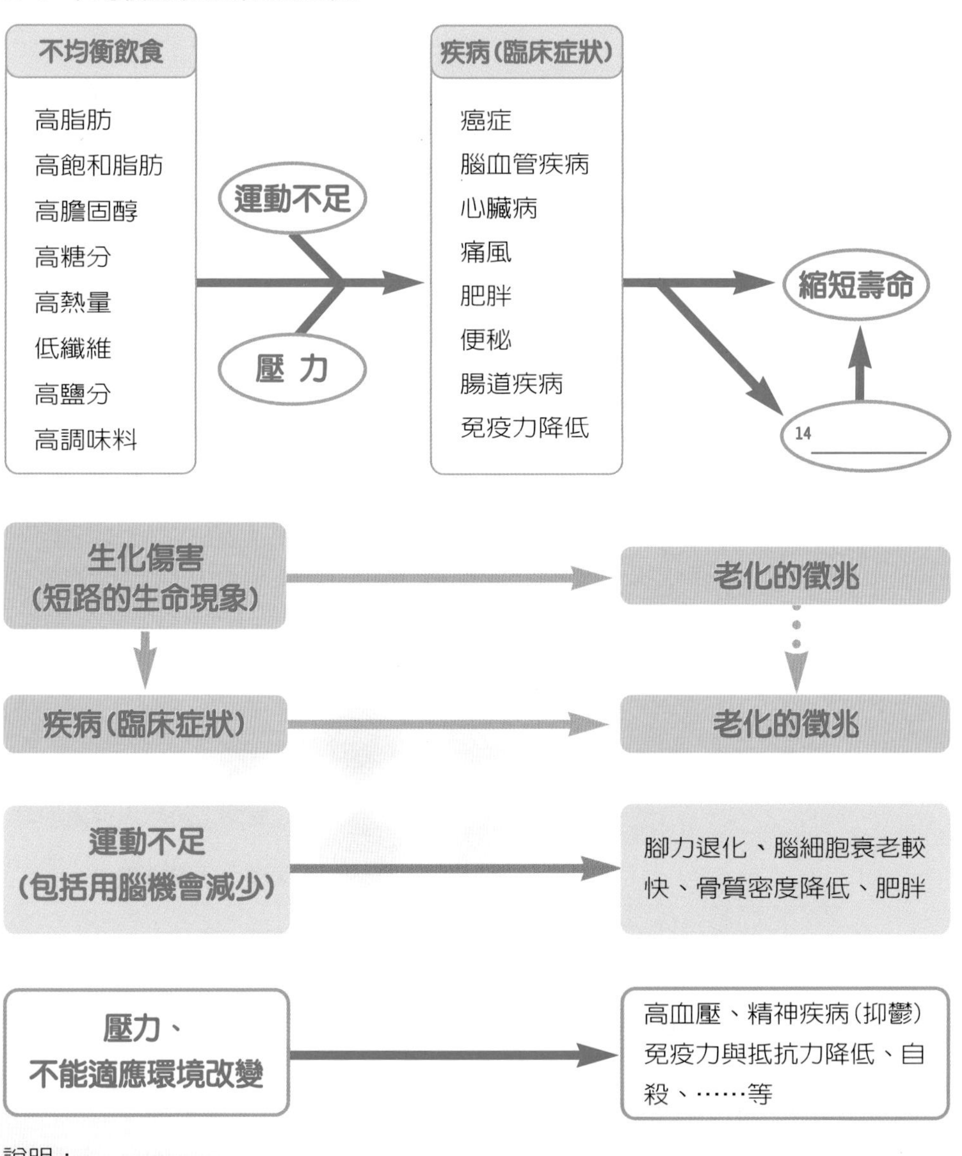

說明：

不均衡的飲食，加上運動不足，身心壓力無法得到紓解　在臨床上很容易看到各種因為飲食不當引起的疾病。比如說，會造成生命短路現象，便秘、腸道疾病就是典型特徵；運動不足時，腳力會退化，骨質密度會降低，而且容易肥胖，不能抗阻壓力，容易罹患憂鬱症，抵抗力會降低。

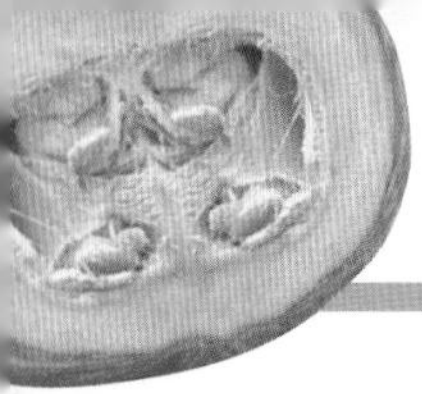

現代人的健康改善之道

2-7.三養保健之道

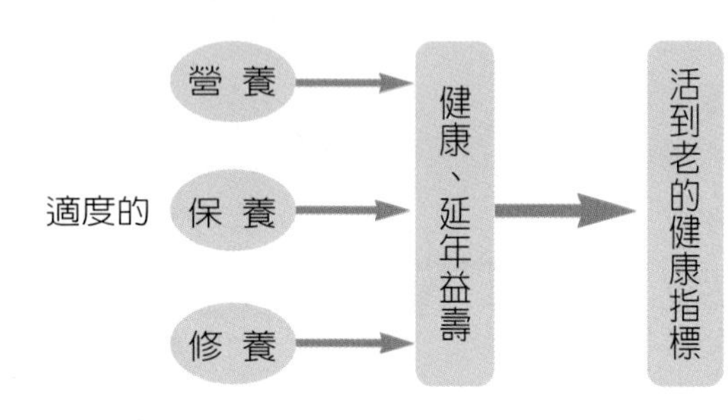

- 身體、精神、智慧及社會各方面都能保護良好狀態
- 活的有尊嚴
- 死的有尊嚴，在睡眠中過世

■營養

1.均衡的飲食：吃得對

- 為什麼六大類食物都必須吃，為什麼食物都要[15]________的吃？
- 健康飲食的金字塔式飲食生活方式
- 每天(餐)由六大類食物中選擇，每類選吃三、四樣
- 飲食的食物種類要多種類、富變化

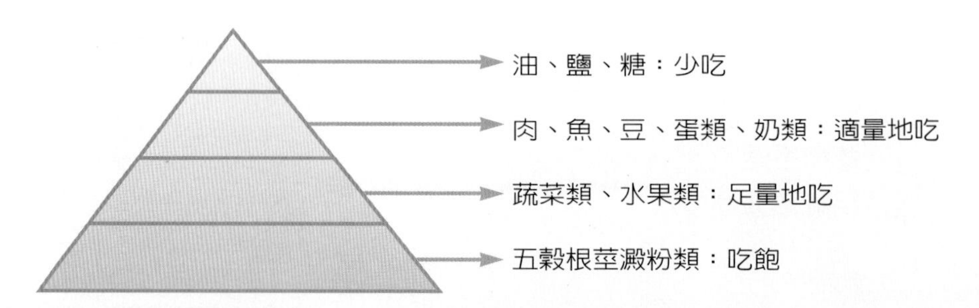

2.適量補充健康補助食品、健康食品、機能性食品

適量補充的理由：

- 彌補飲食不均衡所欠缺的營養素，如蛋白質、維生素C、維生素E、維生素[16]________、鐵、[17]________等營養素
- 因應特殊生理狀況所增加之營養素需要，如懷孕期、哺乳期、老年期、經常服用藥物(如慢性病治療)
- 因應特殊[18]________所增加之營養素需要，如運動、抽煙、飲酒……
- 因應特殊[19]________所增加之營養素需要，如空氣污染、壓力……

- 改善體質，增加身體抵抗力，增加身體免疫力、改善容易疲勞、血壓高、貧血、過敏、記憶減退、高血脂、高血糖及延緩衰老……等

3.可適宜補充之營養補助食品、健康食品、機能性食品

- 高蛋白質食品
- 抗氧化維生素：維生素C、維生素E、β-胡蘿蔔素
- 礦物質：鈣、鐵……
- 其他天然食品:大蒜精、月見草油、靈芝、魚油、螺旋藻、乳酸菌……等

4.慎防食品潛藏的危機，注意食品的衛生與安全

- 少吃過於[20]____________及染色的食物
- 少吃含[21]____________________的食物
- 少吃含硝的食物
- 少吃[22]______________________的食品
- 少吃[23]________________、燒烤的食物
- 少吃發霉的食物

■保養

- 維持理想體重

  理想體重(BMI值)＝ [24]__________，(BMI值為體重÷身高(公尺)^2)

  正常體重是指BMI介於18.5～24
- 適度運動、運動[25]____________
- 有效的睡眠
- 每日排解大便
- 時時排解小便
- 注意生活環境的衛生
- 戒除不良習慣嗜好
- 定期的健康檢查

■修養

- 保持自我消融、圓融的態度，爽朗、達觀、快樂的心情
- 舒解壓力
- 要有合適的社交活動、休閒活動
- 要調整自己，適應改變人生不同階段的起伏不定
- 和朋友及夥伴關係良好(無話不說)

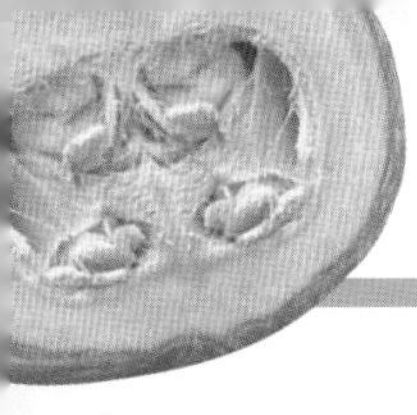

- 保有自己的興趣，善待自己
- 不喪失愛美的心(在家也會搭配服裝)
- 給予任何人幫助，關心別人
- 和疾病的關係(不要懼怕)
- 『New LKK』的學習之道

 L：Learning(學習，終生學習)

 K：Kind to others(關心別人)

 K：Kind to yourself(善待自己)

2-8.免疫在生活中，生活在免疫中

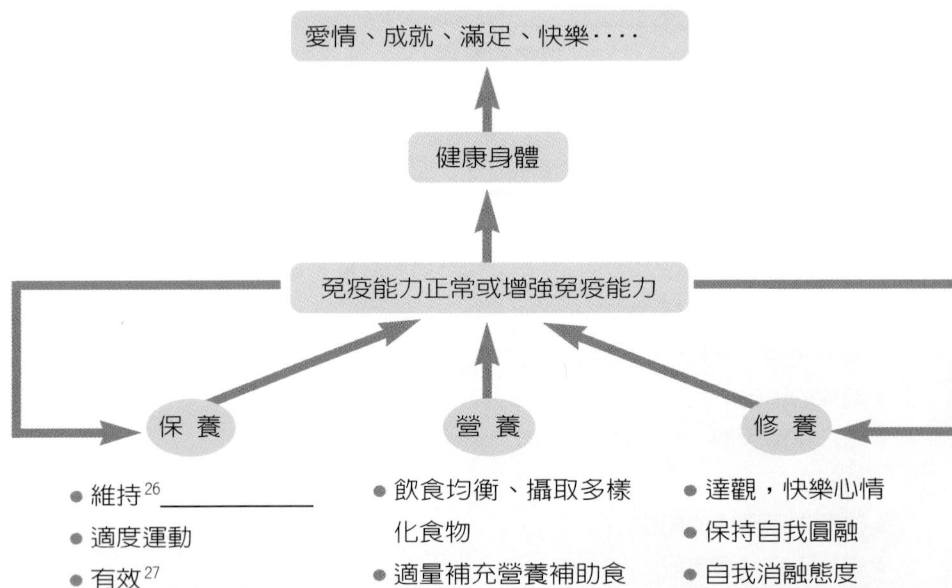

保養：

- 維持[26]＿＿＿＿＿＿
- 適度運動
- 有效[27]＿＿＿＿＿＿
- 天天舒解大便
- 時時排解小便
- 戒菸
- 不要酗酒
- 注意食品、環境衛生
- 適當休閒活動

營養：

- 飲食均衡、攝取多樣化食物
- 適量補充營養補助食品、[28]＿＿＿＿＿食品

修養：

- 達觀，快樂心情
- 保持自我圓融
- 自我消融態度
- 熱心、進取、樂群

第二章 現代人的健康危機及其因應之道 解答

1.社會	11.食品添加物	21.硼砂
2.適應	12.壓力	22.發酵
3.營養	13.短路	23.油炸
4.保養	14.老化	24.22
5.修養	15.適量	25.生活化
6.蛋白質	16.B_2	26.理想體重
7.脂肪	17.鈣	27.睡眠
8.膽固醇	18.嗜好	28.機能性
9.纖維質	19.生活環境	
10.糖類	20.漂白	

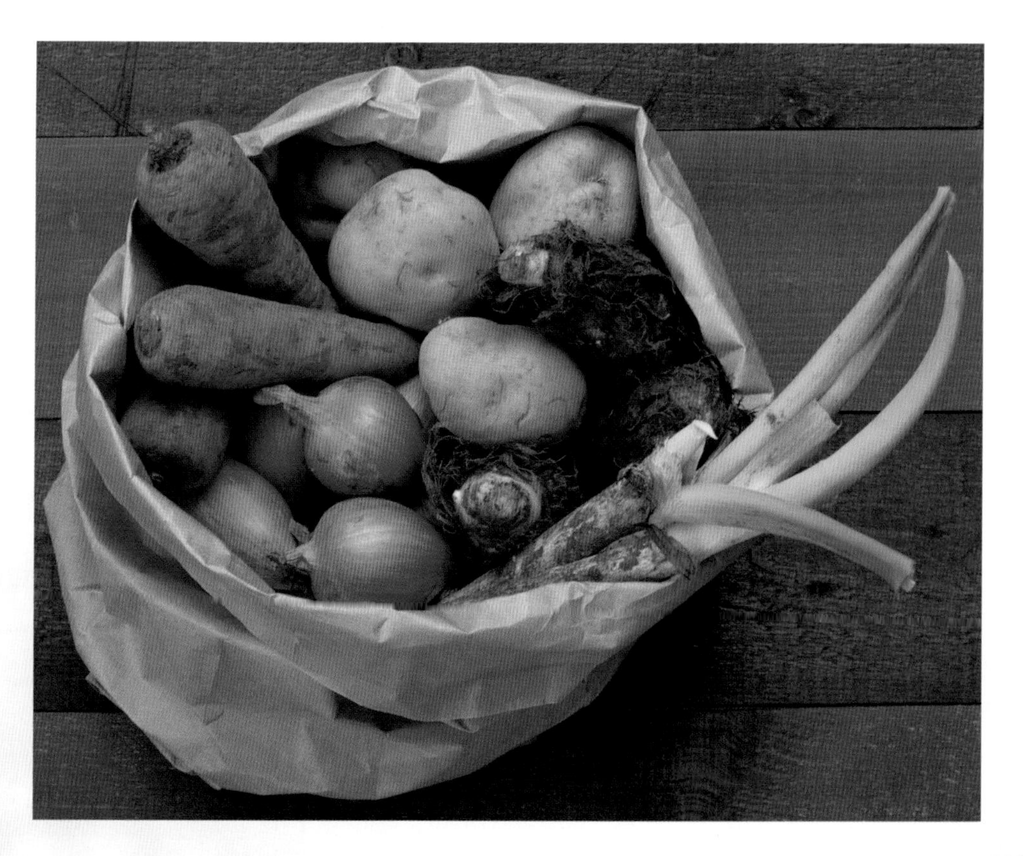

第三章

食物的營養價值

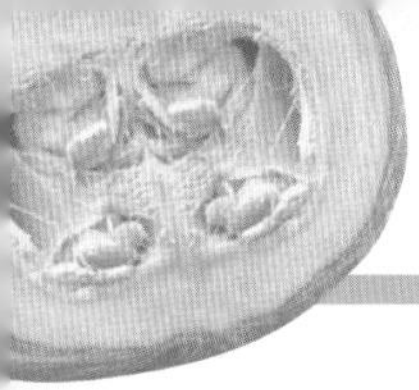

各類食物的營養價值

3-1.動物性食品

■肉類

主要利用的營養成份是[1]＿＿＿＿＿、[2]＿＿＿＿＿和[3]＿＿＿＿＿等。

蛋白質

質量均優，堪與蛋和[4]＿＿＿＿＿媲美。牛肉、雞肉等的蛋白質含量約為[5]＿＿＿＿＿%，豬肉則為[6]＿＿＿＿＿%，魚肉之蛋白質含量也很高，如虱目魚可達[7]＿＿＿＿＿%，小管有16.5%，魚肉結締組織較少，容易消化，適合病人食用。

脂質

各種肉的脂質含量差別很大，[8]＿＿＿＿＿之脂質含量最高，約有[9]＿＿＿＿＿%，禽肉和魚肉所含[10]＿＿＿＿＿較高。

維生素

所有肉類皆含有豐富的[11]＿＿＿＿＿維生素，而豬肉中的[12]＿＿＿＿＿含量特別多，獸禽肉之維生素A含量約為100I.U/100gm，魚肉以鰻魚含量最豐（約3000I.U/100gm）。肉類不含[13]＿＿＿＿＿。魚肝的[14]＿＿＿＿＿含量甚豐。

礦物質

肉類以供應[15]＿＿＿＿＿最多，肉深色者比淡色者含量高，肉類亦含[16]＿＿＿＿＿、硫、[17]＿＿＿＿＿、鈉，唯[18]＿＿＿＿＿的含量較低，但小魚干則含豐富鈣質，海水魚亦含有豐富的[19]＿＿＿＿＿。

特殊香味

肉類（尤其是肉湯）含有芳香族環狀基的香味，肉湯並含有多種游離胺基酸、嘌呤鹼及核苷酸，所以味道鮮美、甘甜，但肉湯除含較多維生素外，蛋白質及胺基酸等含量並不多，比肉類本身減少很多。魚類曬乾後，含有很多黃嘌呤核苷酸，具有特殊香味，如柴魚。

■貝類

營養價值與肉類相當，主要是供應蛋白質，唯質地較硬較難消化。貝類含有[20]＿＿＿＿＿較其他魚類為多，新鮮貝類含有豐富鈣質。貝類湯中含有丁二酸鈉，所以味道與其他肉類不同。

■奶類

是營養豐富的食物，一杯牛奶(240cc)約含蛋白質(protein)[21]__________ gm、脂肪(Fat)[22]__________gm、乳糖(Lactose)[23]__________ gm，可提供[24]__________kcal熱量。

蛋白質

奶類含[25]__________及[26]__________(包括乳白蛋白及乳球蛋白)，牛奶蛋白質中含有豐富[27]__________，可補充穀類蛋白質的不足。

脂質

牛奶中的脂肪酸，碳鏈較短，易被消化。

醣類

牛奶中的醣類為乳糖，甜味不大，乳糖在小腸內幫助乳酸菌的產生，可抑制腐敗菌的生長，乳糖亦有助於細菌合成B群維生素。

維生素

牛奶是維生素[28]__________的主要來源，另外含有B_1、B_6及B_{12}，維生素D常須添加。

■牛奶與母乳營養成分比較(100gm)

營養素 \ 奶類	牛 奶	母 奶
蛋白質(gm)	3.5	1.4
脂質(gm)	3.5	3.5
醣類(gm)	4.5	70
灰分(gm)	0.7	0.2
鈣(gm)	100	35
磷(gm)	90	47
鐵(gm)	0.1	0.2
維生素A(I.U)	120	120
維生素D(I.U)	2	1.5
維生素B_1(gm)	0.04	0.02
維生素B_2(gm)	0.15	0.03
鈉(gm) 0.2	0.2	0.2
維生素C(gm)	0.5	5
水分(gm)	87.8	87.9
熱量(kcal)	64	65

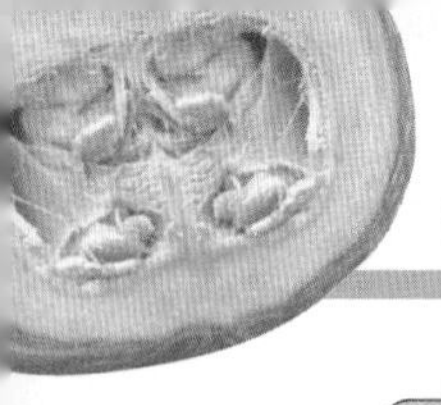

礦物質

牛奶含有多量[29]＿＿＿＿＿＿，且磷與鈣的含量會形成良好比例，最適合骨骼生長，另外尚含有鉀、鈣、鎂，但牛奶缺乏[30]＿＿＿＿＿＿。

■蛋類

營養價值比肉類更佳，一個中、大型的蛋約50gm，含蛋白質及脂質各約[31]＿＿＿＿＿＿gm(約12%)；醣類含量很少，僅0.7%。蛋白質量約佔全蛋的56%，主要成份為[32]＿＿＿＿＿＿，幾乎沒有脂質，蛋黃重量約為32%，營養素包括蛋白質、脂肪、維生素、礦物質等。

■肝臟

動物肝臟富含蛋白質，但是品質不如肉類優良，肝臟中含有多種礦物質及維生素，礦物質以[33]＿＿＿＿＿＿最多(每100gm約含8-16mg)。維生素則以維生素[34]＿＿＿＿＿＿最多，其次是維生素B_1、B_2等，並含少量維生素C和維生素D。

3-2.植物性食品

■穀類

包括米小麥、燕麥、玉米等，其營養成分大致如下：

蛋白質佔[35]＿＿＿＿＿＿%，脂質2%，醣類[36]＿＿＿＿＿＿%，水分10-15%，礦物質及維生素1%左右。

穀類之蛋白質普遍均缺乏[37]＿＿＿＿＿＿(尤其以玉米及小麥為甚)，玉米亦缺乏[38]＿＿＿＿＿及[39]＿＿＿＿＿，麵粉及玉米的蛋白質雖較白米多，但其品質較白米差。

米

白米的蛋白質含量為6.5%，醣類[40]＿＿＿＿＿＿%、脂質0.5%，糙米所含維生素[41]＿＿＿＿＿＿較白米多達數倍。

麵粉

主要蛋白質來源為麵筋，麵筋依照含量多寡，可以分成高筋、中筋及低筋麵粉，其蛋白質含量分別為14%、11%、9%，麵粉含醣類72%、脂量1.5%。麵包中若加入4%脫脂奶粉，即可補蛋白質和鈣的不足。

玉米

玉米的蛋白質含量為9%、醣類73%、脂質3%，因為缺乏多種必需胺基酸，應與動物蛋白質合起來食用，以提高生物價值。

燕麥

為穀類中蛋白質最多的一種，在台灣最多的是罐裝的麥片，但是麥片與麥精片不同，後者是由麵粉作成薄片，重量輕，營養價值不如麥片高。

■豆類：

豆類食物很多，營養素含量不一，可分為下列三種：

● 蛋白質和脂肪含量均非常豐富，如[42]__________、[43]__________等，其中黃豆的蛋白質含量很高，約38%，脂量含量約18%。花生的蛋白質含量約24%，脂質含量47%。

● 蛋白質及澱粉均多，脂質少者，如[44]__________、[45]__________、蠶豆等。蛋白質含量約21-23%，脂質約0.7-1.7%。

● 蛋白質及脂質含量皆少者，如皇帝豆、[46]__________、四季豆等可歸入蔬菜，蛋白質含量約1-9%，脂質為0.1-1%。

■蔬菜類

蛋白質、醣類、脂質含量皆少，但卻可供應不少[47]__________ [48]__________及[49]__________。

礦物質

蕪菁、芥菜、甘藍都能供給[50]__________，深綠色蔬菜含較多量的[51]__________，另外尚含有鉀，但鈉的含量則較少。

維生素

深綠色及黃橙色蔬菜內含豐富的[52]__________，前者又含有較多量的維生素B群及維生素C。

蛋白質

蔬菜的蛋白質含量往往在1-3%之內。

■水果類

營養成分與蔬菜相近，柑橘含豐富的維生素[53]__________。水果的果膠含量比蔬菜高，與糖共煮可裝成果醬。水果中檸檬酸、酒石酸、蘋果酸等有機酸，並含有果糖及葡萄糖，所以有甜味，味道醇美，又有脂類存在，形成水果的特殊香味。

水果內含有氧化酶，切開後會將某些成分氧化成褐色或黑色，放入水中，即可防止變色。

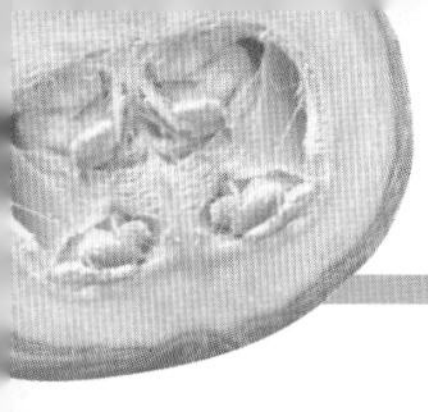

第三章 食物的營養價值 解答

1.蛋白質	19.碘(I)	37.離胺酸(Lysine)
2.脂質	20.肝醣	38.色胺酸(Tryptophan)
3.礦物質	21.8	39.異白胺酸(Isoleucine)
4.牛奶	22.8	40.78
5.20	23.11	41.B_1
6.15	24.150	42.黃豆
7.19	25.酪蛋白	43.花生
8.瘦豬肉	26.乳漿蛋白	44.紅豆
9.31	27.離胺酸(Lysine)	45.綠豆
10.飽和脂肪酸	28.B_2	46.豌豆
11.B群	29.鈣	47.礦物質
12.維生素B_1	30.鐵	48.維生素
13.維生素C	31.6	49.纖維質
14.維生素A、D	32.蛋白質(protein)	50.鈣(Ca)
15.鐵(Fe)	33.鐵	51.鐵(Fe)
16.磷(P)	34.A	52.胡蘿蔔素(Carotene)
17.鉀(K)	35.6-14	53.C
18.鈣(Ca)	36.70-80	

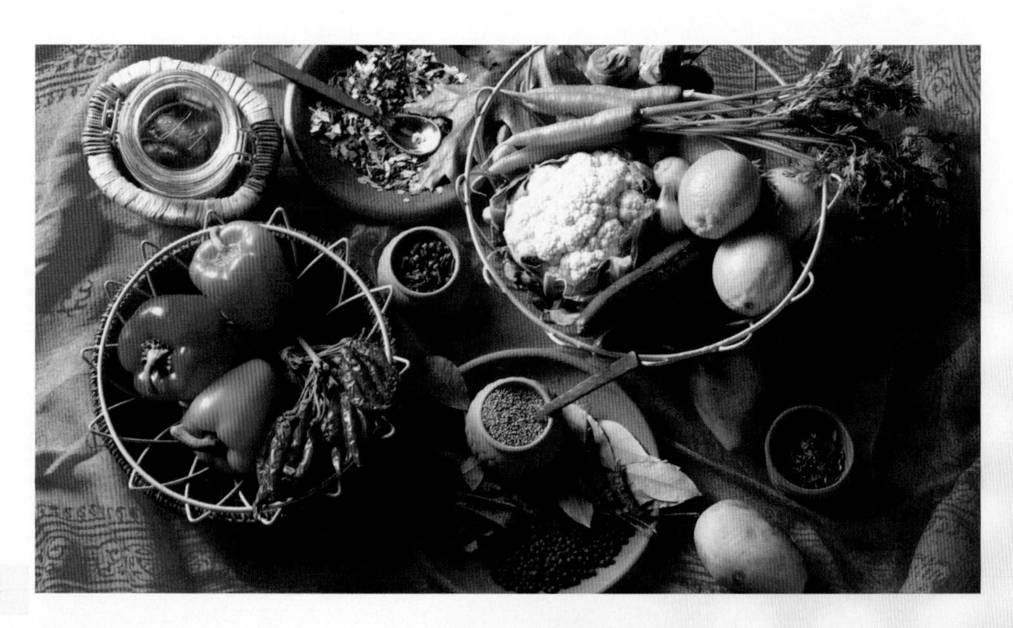

第四章

生命期的營養

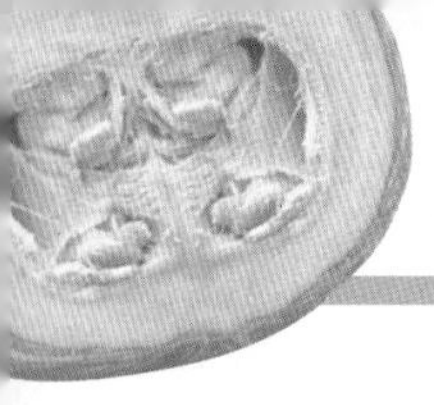

不同生命期的營養素需要量

4-1.孕乳期營養

溯自懷孕期開始，直至老年期的整個生命期中，人體賴以維生的營養素種類都是相同的，只是因應不同的生命期有不同的生理特性與活動量，而有不同的營養素需要量，這些數以百計的營養素，係來自[1]______大類食物所組成的均衡飲食，因此，整個生命期都需要均衡的飲食。

■從孕乳期開始即要重視營養

孕乳期營養是以均衡的正常飲食為基礎，再調整營養素及熱量的攝取量，以供給孕乳婦在懷孕及授乳期間所需的營養素。

增加飲食中熱量及營養素的攝取，是為了供給胎兒的生長發育，維持孕婦本身的健康，並準備[2]______、[3]______時所需的熱量及養分，同時可減少併發症及早產、[4]______、難產的發生率，預防[5]______症的發生。

■孕乳期必須補充的飲食營養素及需要量

1.熱量

除了要根據一般每日飲食指南提供的正常飲食外，懷孕期第二、三期，每日尚須增加[6]______大卡的熱量，而哺乳婦的熱量需要往往因人而異，通常與[7]______成正比，每日熱量增加以[8]______大卡(平均500大卡)為宜。

懷孕初期若有噁心、嘔吐等現象，應避免攝取[9]______的食物，此時的熱量來源最好能以[10]______來供給；懷孕末期應增加[11]______的攝取量，以免因醣類及脂質攝食過多，造成皮下脂肪增加，使孕婦的負擔加重。肥胖的孕婦在懷孕期間不適合[12]______，以免影響胎兒的發育。

2.蛋白質

孕婦如果在懷孕前的營養狀況良好，在懷孕的初期並不特別需要增加[13]______的攝取量，但在第二期、第三期因胎兒快速發育，母體胎盤、子宮、乳房增大，羊水及血液量增加，所以需要增加[14]______公克的蛋白質。其中最好有一半以上來自高生理價值的蛋白質(如蛋、奶、肉、魚、黃豆等)。

哺乳期間之每日泌乳量平均約為[15]______毫升，因其約含有[16]______%

的蛋白質，所以哺乳婦每日約應增加[17]＿＿＿＿＿＿公克蛋白質，其中一半以上應來自前述高生理價值的蛋白質。

3.礦物質

孕乳期均應攝取足夠的[18]＿＿＿＿＿＿，以滿足胎兒、嬰兒的生長發育和母體的需要。

懷孕時[19]＿＿＿＿＿＿的需要量增加，除了供應孕婦本身及胎兒需要外，並大量貯存在胎兒體內，以供出生後[20]＿＿＿＿＿＿個月內使用，而國人日常飲食中之鐵質攝取量，不足以彌補婦女懷孕、分娩失血及泌乳時之損失，故自懷孕第[21]＿＿＿＿＿期至分娩後二個月內，每日另以[22]＿＿＿＿＿＿供給30毫克的鐵質。肉類、[23]＿＿＿＿＿＿、腰子（腎）、動物血液等皆是鐵質的良好來源。

孕婦期因胎兒迅速的生長發育，使得孕婦的基礎代謝速率隨之升高，同時甲狀腺素分泌量亦增高，而[24]＿＿＿＿＿＿是甲狀腺素的組成物質，故孕婦應增加碘的攝取量[25]＿＿＿＿＿＿毫克。

4.維生素

懷孕及哺乳期間，[26]＿＿＿＿＿＿維生素的需要量均應增加，以滿足伴隨熱量及蛋白質、脂質、醣類等營養素攝取量增加的代謝需要，以維護孕乳婦身體的健康及供胎兒、嬰兒生長發育之需。

5.纖維質及水分

每日應攝取適量，以防止便秘。

4-2.嬰兒期營養

嬰兒期是生長期中，一段急速發育的時期，如營養不良，將會影響其一生的健康，尤其是[27]＿＿＿＿＿＿的發育，所受的影響最大。據調查研究，我國嬰兒出生後[28]＿＿＿＿＿＿個月內，生長發育相當良好，不遜於歐美先進國家，但六個月後，則逐漸緩慢下來，其主要原因是在出生六個月後，母奶或嬰兒配方食品不敷嬰兒生長發育的需要，而又缺乏供應適當的其他[29]＿＿＿＿＿＿及[30]＿＿＿＿＿＿不當等所引起營養狀況不佳所致。

■嬰兒期營養應溯自懷孕期開始

嬰兒期是指出生至滿一歲的時期，但其營養的第一步應溯自孕婦的營養開始，

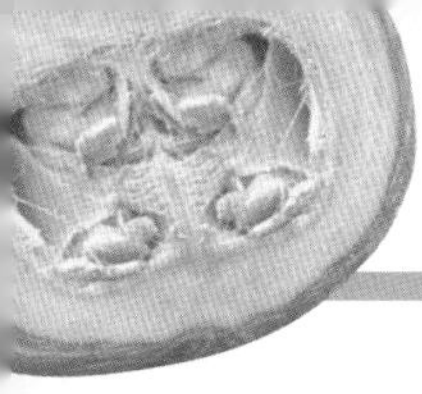

懷孕期的營養狀態與胎嬰兒營養有密切的關係。以人腦發育為例，人腦發育泉湧期是自懷孕[31]＿＿＿＿＿＿期至出生後[32]＿＿＿＿＿＿歲，故包括嬰兒期在內的這段發育泉湧期，營養不良可能使腦的發育受到永久性的阻礙，進而影響腦結構上的變化，個體行為的異常以及智能的低落。

■嬰兒期必須補充的營養素及需要量

懷孕期間的胚胎發育，取決為母體懷孕期間的營養狀態，以[33]＿＿＿＿＿＿來養胎；出生後，則賴之以[34]＿＿＿＿＿＿，不論是母奶或各種嬰兒配方奶粉，均須滿足嬰兒期生長發育所需之每日的熱量及營養素量。

1.熱量

嬰兒的體表面積較大，且新陳代謝旺盛，故[35]＿＿＿＿＿＿高，另因嬰兒必需合成較多的體組織成分以供快速生長，加上嬰兒多為好動，所以每公斤單位體重所需的[36]＿＿＿＿＿＿較多，出生時每公斤體重需[37]＿＿＿＿＿＿大卡，一歲時為[38]＿＿＿＿＿＿大卡。

2.蛋白質

嬰兒期每公斤體重所需要的蛋白質為[39]＿＿＿＿＿＿公克，以供嬰兒新生組織的建造與組織量的需求增加。

3.脂質

脂質除可提供足夠的熱量需要外，最重要的為提供[40]＿＿＿＿＿＿，以供嬰兒生長發育的需要及維持[41]＿＿＿＿＿＿等的健康。

4.維生素

除了維生素[42]＿＿＿＿＿＿及[43]＿＿＿＿＿＿外，嬰兒所需要的維生素均能從母乳中獲得。維生素C及D可適時由嬰兒副食品所添加營養劑之補充中獲得滿足。

5.礦物質

嬰兒如能攝食足夠的奶量，除了[44]＿＿＿＿＿質以外的所有礦物質均能從母奶或牛奶中獲得。但因嬰兒於出生後的[45]＿＿＿＿＿個月內，體內貯存的鐵質尚足夠身體的利用，不需額外補充，四個月後則需靠所添加的副食品或鐵質營養劑補充，以滿足其對鐵質的需要量。

母奶是嬰兒最好的食物

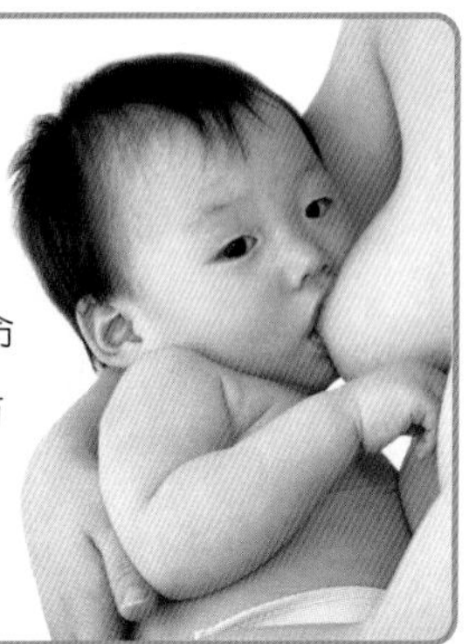

出生嬰兒唯一的食物為奶，奶中以母奶最為理想，又是唯一最自然的食品，嬰兒對母奶的消化、吸收均佳，就營養觀點而言，可謂影響嬰兒一輩子的[46]__________命運，而且在母乳影響嬰兒一生的[47]________命運的成分方面，絕不是其他標榜似母乳的任一種嬰兒配方奶粉堪可比擬，所以產婦應儘量以母乳哺餵新生嬰兒。

給嬰兒適時添加副食品

餵食嬰兒時，宜適時給嬰兒添加副食品，使嬰兒逐漸接受成人的飲食方式，由味道簡單的母奶或牛奶的液體食物，逐漸適應一些味道多元的固體食物、學習咀嚼及練習使用湯匙、碗、筷等餐具，提高嬰兒對飲食的興趣。

添加副食品之要領如下：

1. 新食品每次僅能介紹[48]________種，經過幾天習慣後，方可再添加另一新食品。所添加之新食品，需要在餵母奶或牛奶之前進食。

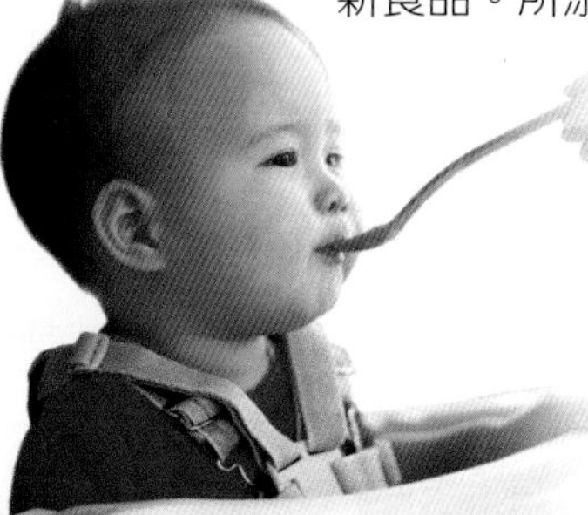

2. 對新食品的添加，母親需具[49]___________。
3. 第一次約給[50]____________茶匙的量，等嬰兒習慣後，再慢慢添加。
4. 注意嬰兒[51]__________及[52]__________的顏色，觀察其消化情形及有無[53]_________的現象發生。

4-3.幼兒期營養

根據調查，我國嬰兒的發育生長率，已與歐、美、日國家並駕齊驅，但自斷奶至幼兒期的發育漸趨落後，主要是忽略[54]____________的重要性所致。近年來一般家庭雖已注意兒童的營養，但可能由於父母親對營養知識的認知不足，致使供給兒童的食物不適當，或由於兒童飲食習慣發生[55]__________，造成整個營養素攝取[56]____________的營養欠佳狀況。

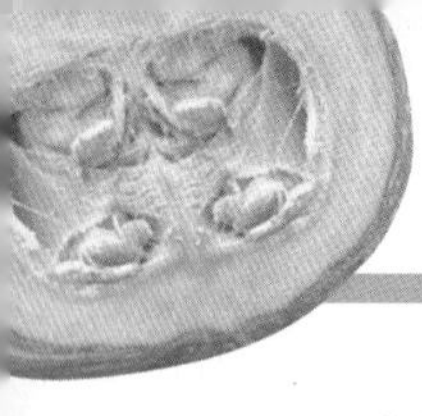

■幼兒期的生理特徵與營養素需要量

出生後第二年開始，幼兒生長速率減慢，單位體重所需熱量之需求量較嬰兒期少。

● 一至三歲間，背部大塊肌肉、臀部和股骨的發育，需要較多的[57]＿＿＿＿＿，故每公斤體重的蛋白質需要量約為2公克。這時骨骼組織發育減慢，但骨質開始加長，因此需要有較多的[58]＿＿＿＿＿、[59]＿＿＿＿＿等礦物質，以加強骨質，利於支持增加的體重。鈣、磷之需要量每日均各為500及400毫克。

● 四至六歲，體格繼續長大，運動機能特別發達，活動增加，消耗[60]＿＿＿＿很多，因此熱量需求量大，每公斤體重約需80-90大卡的熱量。為了支持骨骼的發育，除鈣、磷外，另需注意[61]＿＿＿＿＿、[62]＿＿＿＿＿和[63]＿＿＿＿＿的足量攝取，以維持組織之生長和發育。

● 幼兒的消化器官仍在發育之中，未完全成熟，故對食物之選擇、[64]＿＿＿＿＿方法、[65]＿＿＿＿＿次數，每餐飲食的量，均應加以注意。

● 幼兒對疾病的抵抗力尚差，又與外界接觸機會增加，容易罹患疾病，對食品[66]＿＿＿＿＿及[67]＿＿＿＿＿養成要特別注意。

● 供給幼兒適量的甜食，在選擇、製作時，要注意不可含[68]＿＿＿＿＿過多，以免造成[69]＿＿＿＿＿、食慾不振，而影響正當之飲食攝取量，發生營養不良或其他疾病。

■食物選擇注意事項

幼兒長牙時，可供給他一些稍[70]＿＿＿＿＿的食物，如乾麵包片、切成棒狀的胡蘿蔔或菜心，以增加牙齒咀嚼能力。

● 幼兒喜歡[71]＿＿＿＿＿＿＿的食物，喜歡肉類、水果和甜點心，最不喜歡[72]＿＿＿＿＿，要給兒童雕刻或成小動物的食物、花朵等花樣，以引起飲食興趣。

● 注意食物、餐具或桌巾等鮮豔顏色的搭配，以吸引幼兒進食的興趣。

● 兒童喜歡[73]＿＿＿＿＿的食物，不喜歡太[74]＿＿＿＿、太[75]＿＿＿＿的食物。

● 常變換食物種類及烹調方法。

● 不要常給兒童油煎、[76]＿＿＿＿＿＿、高纖維或需要太多咀嚼的食物，以避免消化不良或腸胃病的發生。

● 依幼兒期營養素需要量，每餐應供給充分的牛奶，[77]________、肉、[78]________及水果、蔬菜等保護性食物。

● 幼兒如食慾不高，可將食物單位體積縮小，濃縮成量少而含高熱量的食物。

● 幼兒喜歡可以拿在手上的食物，像包子、各式三明治等。

● 每天三餐之後，應供應一、二[79]________。

4-4.學齡期營養

學齡期兒童的生長速度雖然比嬰幼兒來得慢，但每年的成長速度較為平均，對食物的攝取也趨於固定，但因受制於學校上課，食物的選擇無法完全依賴父母所提供的飲食均衡，使得兒童們往往會發生某些營養不良的現象。

■飲食供應注意事項

● 為滿足學齡兒童各年齡層的營養素需要量，飲食的供應量力求平衡，營養素宜應平均分配在[80]________餐中。

● 每天至少喝[81]________杯牛乳及攝取深綠色蔬菜。

● 要重視[82]________。

● 除正餐外，可供應1～2次點心，點心應含豐富營養素，避免[83]________食品。

● 良好飲食習慣的養成。

■學齡兒童營養不良的原因

拒食對策

兒童拒食時，可嘗試使用下列方法加以調適：

● 先觀察其活動量的大小，再判斷其食量之多寡。

● 明瞭其拒食之[84]________。

● 多準備可口的食物，避免單調無變化的餐食內容。

● 避免多吃含[85]________高的點心、飲料，而影響正餐。

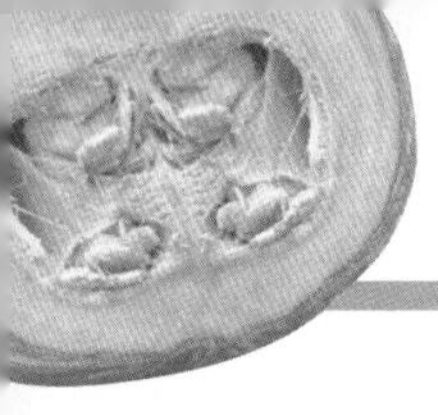

- 早餐吃得不好，甚至不吃早餐。
- 午餐太差。
- 零食太多。
- 不喝[86]____________或不喜歡[87]____________。
- 怕胖強迫自己不吃東西。
- 父母陪伴孩子吃飯時間少，或拿些錢讓孩子自己吃飯。

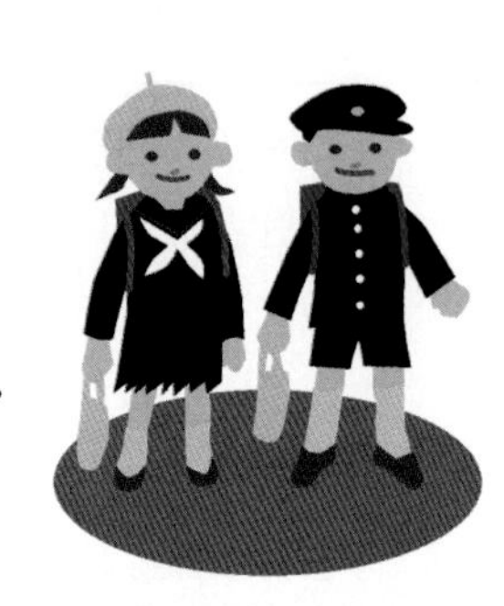

4-5.青春期營養

青春期的成長是人生過程中，生長第二快速的時期，而活動量也很大。青少年的食慾很大，較容易攝取到他們所需要的營養素，女孩子則往往為了怕胖，任意節食，而造成營養不良。而部份青少年因不能適應外在環境，以吃作為發洩感情的方法，加上女孩子又不常運動，以致體重過重或肥胖。

根據調查，我國青少年的每日營養素攝取量中最容易缺乏[88]____________、維生素[89]____________、鐵及熱量。除應注意飲食的均衡外，青春期的飲食營養還包括：

- 活動多，易養成暴飲暴食的習慣，容易損壞腸胃，造成營養不均衡，宜加避免。
- 應養成吃[90]____________餐的習慣。
- 食慾大，易餓，除三餐外，宜供應[91]____________。
- 青春期少女，不可隨便節食。
- 宜多喝[92]____________及攝取富含維生素、礦物質及枸櫞酸的水果。

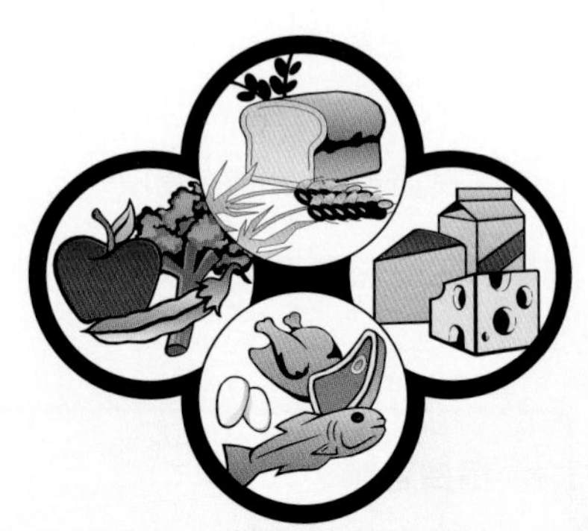

4-6.中老年期營養

人一邁入中老年期，生理機能上便有顯著的改變，此時營養素需要量亦隨之改變。

■中老人飲食的改變調適

針對中老年期之特殊生理、病理及心理情況而改變的飲食營養，必須要有所調適。

1. **當牙齒脫落、牙週病、假牙裝置不當，或味蕾萎縮致味覺、嗅覺遲鈍，唾液分泌量減少時，很容易導致以下不良情形發生：**
   - 選擇比較容易咀嚼下嚥的[93]________（澱粉）食物，易有[94]__________、[95]__________和[96]__________等攝取量不足的情形。
   - 降低對食物的[97]__________或嗜食過[98]__________或[99]__________、[100]__________的食物。
   - 少吃[101]__________，導致纖維質攝取不足而引起[102]__________。

◆可以用以下方式矯正有關牙齒及嗅覺的不適症：
   - 裝上或改裝適當的[103]__________。
   - [104]__________、[105]__________儘量切細（絲、條、切丁、剁碎）烹調。
   - 多用[106]__________、[107]__________、[108]__________的方式調理。
   - 水果打汁不要濾渣，與渣一起喝下。

2. **消化能力減弱，胃的收縮、腸的蠕動能力降低，胃酸及消化酵素分泌量減少時，很容易導致以下不良情形發生：**
   - 吃了某些食物後，容易飽脹，導致減少攝取量。
   - 便秘。
   - 胃酸減少、使[109]__________、[110]__________和[111]__________的吸收減少。

◆可以用以下方式矯正：
   - 少量多餐，一日4-5餐。
   - 多攝食富含纖維質的[112]__________（糙米、胚芽米、全麥麵包）、[113]__________、[114]__________和[115]__________等。
   - 飯後吃富含維生素[116]__________的水果（番石榴、柳丁）[117]__________、葡萄柚……等）或[118]__________補充品補充。
   - 飯後少喝咖啡或濃茶，以免妨礙[119]__________的吸收。

3. **當膽汁及胰解脂酶之分泌量降低時，會導致下列不良情形發生：**
   - [120]__________消化能力的降低

◆可以用以下方式矯正：
   - 減少[121]__________攝取量，少用[122]__________方式烹調食物。

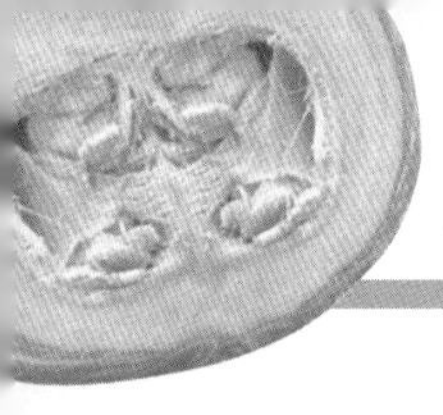

4.基礎代謝率下降，因為肌肉量減少，肌肉緊張減低，體脂肪增加，甲狀腺機能減退，會導致以下不良情形：

- [123]＿＿＿＿＿＿需要量減少，若保持與成年時之飲食量，並未增加活動量，則易導致體重增加、體重過重或[124]＿＿＿＿＿＿，導致各種慢性病的發生率。

◆可以用以下方式矯正：

- 減少熱量的攝取量，注意由[125]＿＿＿＿＿＿和[126]＿＿＿＿＿＿來減少，如每天少吃1碗飯，作湯炒菜少用1湯匙油，即可減少約[127]＿＿＿＿＿＿大卡的熱量攝取。

5.對葡萄糖的耐力降低，因為胰島素分泌量減少或身體對胰島素作用反應遲緩時，會導致以下不良情形：

- [128]＿＿＿＿＿＿利用能力降低，空腹時之血糖值較高，運動後血液內有較高的丙酮酸和[129]＿＿＿＿＿＿。

◆可以用以下方式矯正：

- 多攝取多醣類食物，少吃[130]＿＿＿＿＿＿(蔗糖、果糖、葡萄糖)、蜂蜜、甜食、[131]＿＿＿＿＿＿。
- 勿作太劇烈或太長時間的肌肉運動。
- 多吃富含[132]＿＿＿＿＿＿的食物，可以緩和血糖的急遽上升。

6.腎功能減退，腎血流量、腎絲球體濾過率降低時，會導致以下不良情形：

- 腎臟不易排出廢物，頻尿而自動減少水份的攝取。

◆可以用以下方式矯正：

- 多喝水、淡茶、奶茶、牛奶，每天約需6-8杯水。

7.口渴感覺較低，較不靈敏時，會導致以下不良情形：

- 飲水量減少，易有[133]＿＿＿＿＿＿現象，症狀為頭腦不清、唇乾、眼窩凹陷、體溫升高、血壓降低、便秘、小便減少和噁心。

◆可以用以下方式矯正：

- 隨時提醒自己每天喝用[134]＿＿＿＿＿＿杯水。

8.心理、社會以及環境之因素。因朋友相繼謝逝或他遷，或因喪偶病逝，過著孤獨憂鬱的生活時，會導致以下不良情形：

- 胃口不佳，不想進食，身體就會衰弱，無力與人交往，會有被遺忘的感覺，就更打不起精神注意飲食，如此惡性循環，每況愈下。

◆可以用以下方式矯正：

- 提高老人社交活動，多參加老人會。
- 培養生活情趣，如蒔花、養鳥、參加公益事業活動。
- 向人傾述心事，持樂觀態度。

9. **濫用補品、補藥，會導致以下不良情形：**

- 影響身體健康，增加[135]＿＿＿＿＿和[136]＿＿＿＿＿之代謝負擔。

◆可以用以下方式矯正：

- 藥無好藥，不要任意服用未經醫師開立的藥物。
- 事前預防重於事後治療，維持健康要靠[137]＿＿＿＿＿作用，而非[138]＿＿＿＿＿作用。
- 依醫師、營養師指示使用。

10. **相信祖傳祕方，禁忌某些食物，或道聽塗說，沉迷於某些食物的神效時，會導致以下不良情形：**

- [139]＿＿＿＿＿致營養不良。

◆可以用以下方式矯正：

- 除非患有須飲食療養的某些慢性疾病，而採用醫師或營養師建議的膳食補充治療，否則應攝取各種類的食物，才能達到均衡的營養。

■老年期必須補充的營養素及需要量

1. 蛋白質食物

保護性的食物，千萬不可缺少，可由[140]＿＿＿＿＿、[141]＿＿＿＿＿類來獲取。

2. 奶類

每天[142]＿＿＿＿＿杯牛奶，各種鮮奶、調和奶、沖調奶粉(白色的奶)。

3. 蛋類

每日[143]＿＿＿＿＿粒，患有心血管性疾病、[144]＿＿＿＿＿者每星期食用[145]＿＿＿＿＿粒。

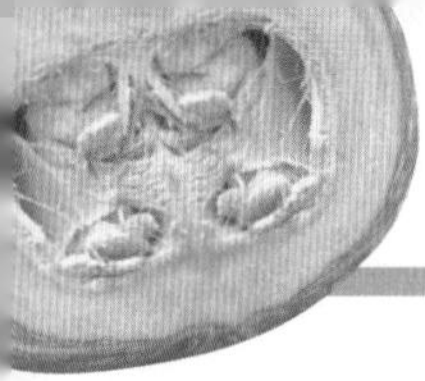

4.肉類

尤其是魚類，每日[146]＿＿＿＿＿＿兩，一星期吃1-2次[147]＿＿＿＿＿＿＿。

5.大豆及其製品

每日可食用[148]＿＿＿＿＿＿＿一塊或其他大豆製品適量。

6.蔬菜類

保護性食物，提供[149]＿＿＿＿＿與[150]＿＿＿＿＿，並可提供[151]＿＿＿＿＿。

- [152]＿＿＿＿＿＿類蔬菜較其他部位含較多營養素。
- 綠色、[153]＿＿＿＿＿＿＿色、黃色等有色蔬菜較白或淺色者多含營養素。
- 每天約需[154]＿＿＿＿＿＿＿＿碟(半碗)蔬菜。

7.水果類

- 保護性食物，提供維生素和[155]＿＿＿＿＿＿＿。
- 每日[156]＿＿＿＿＿＿＿顆水果。
- 宜多選用富含維生素[157]＿＿＿＿＿＿＿的水果，如番石榴、柑橘、柳丁、柚子、葡萄柚、柳橙、蕃茄等。
- 打成果汁，不要濾渣。

8.五穀類

提供[158]＿＿＿＿＿＿＿＿的主要食物，可節省[159]＿＿＿＿＿＿＿＿，並調節[160]＿＿＿＿＿＿＿＿的代謝。

- 每日飯[161]＿＿＿＿＿＿＿碗。
- 選用粗糙穀類可獲得較多的[162]＿＿＿＿＿、維生素[163]＿＿＿＿與纖維質。

9.油脂類

可提供必需脂肪酸，是人體熱量的來源。

- 每日約[164]＿＿＿＿＿＿湯匙油。
- 宜多攝取[165]＿＿＿＿＿，富含必需脂肪酸高之油脂，如[166]＿＿＿＿＿＿、大豆沙拉油、玉米油等。

4-7.重視飲食生活，就是重視生命

人乃為生而食，因食而生，飲食與健康生命有密切的關係，吾人應重視飲食生活。諺云：「重視飲食生活，就是重視生命」，重視意指要吃得對，為健康而吃。在人的生命期中，均需仰賴均衡的飲食，才能有均衡的營養，並針對不同的生命期，

作適當的飲食營養調適，此乃最重要的養生保健之道。

食物調配注意事項

- 食物以柔軟淡味為主，不要太甜或過鹹。
- 食譜經常變化，注意色、香、味的調配。
- 少量多餐，一天以[167]____________餐為佳。
- 供應完美的早餐，每天都有一個美好的開始。
- 脂肪消化遲緩，避免油煎、[168]____________、油膩食物之供應。
- 易產氣的食物，如韭菜、[169]____________、乾豆類、花菜、[170]____________等，宜減少供應次數。
- 中餐量大，晚餐量小，可促使晚間容易入睡。
- 白天喝茶，如有失眠情況，下午不宜喝濃茶和[171]____________。
- 臨睡前，喝一杯[172]____________或豆漿，幫助容易入睡。
- 愉快的進食[173]____________。

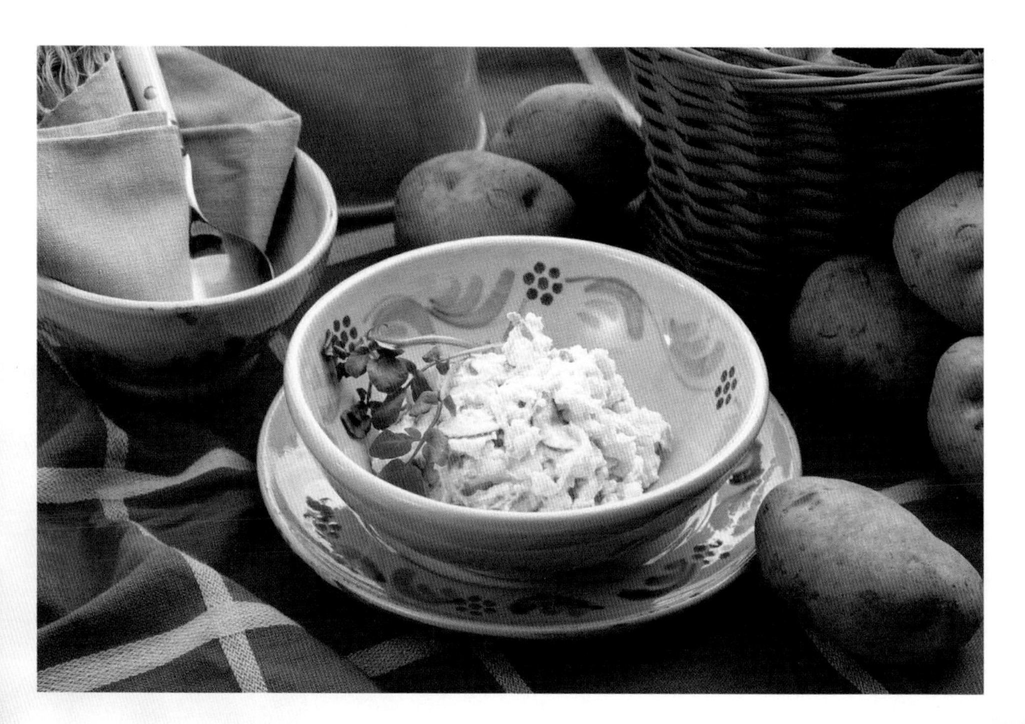

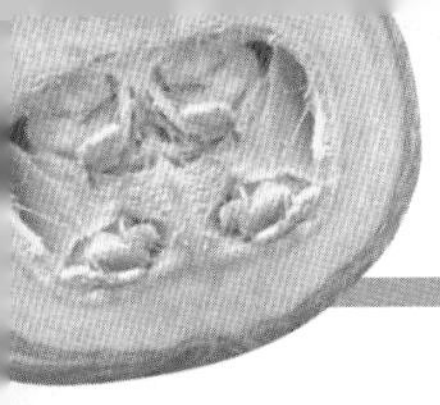

4-8.國人膳食營養素參考攝取量(Dietary Reference Intakes,DRIs)

(資料來源：行政院衛生署 2002/10/1)

表一：身高/體重

營養素		身高		體重		熱量(2)	
單位		公分(cm)		公斤(kg)		大卡(kcal)	
年齡(註1)	0月-	57.0		5.1		110-120/公斤	
	3月-	64.5		7.0		110-120/公斤	
	6月-	70.0		8.5		100/公斤	
	9月-	73.0		9.0		100/公斤	
	1歲-	90.0		12.3			
	(稍低)					1050	
	(適度)					1200	
		男	女	男	女	男	女
	4歲-	110	110	19.0	19.0		
	(稍低)					1450	1300
	(適度)					1650	1450
	7歲-	129	129	26.4	26.4		
	(稍低)					1800	1550
	(適度)					2050	1750
	10歲-	146	150	37	40		
	(稍低)					1950	1950
	(適度)					2200	2250
	13歲-	166	158	51	49		
	(稍低)					2250	2050
	(適度)					2500	2300
	16歲-	171	161	60	51		
	(低)					2050	1650
	(稍低)					2400	1900
	(適度)					2700	2150
	(高)					3050	2400

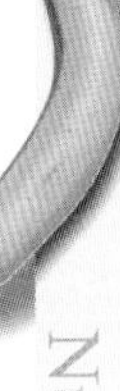

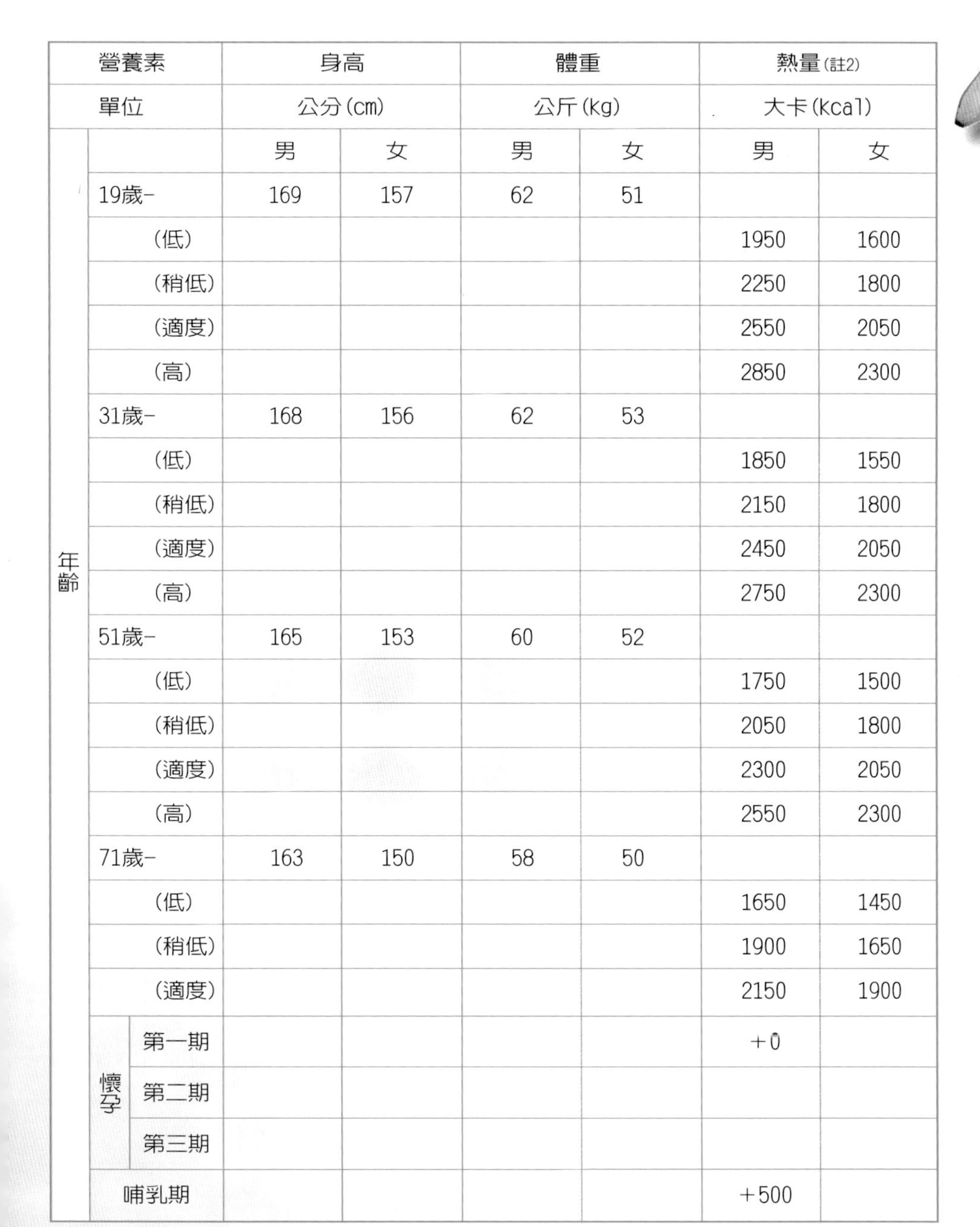

營養素		身高		體重		熱量(註2)	
單位		公分(cm)		公斤(kg)		大卡(kcal)	
年齡		男	女	男	女	男	女
	19歲-	169	157	62	51		
	(低)					1950	1600
	(稍低)					2250	1800
	(適度)					2550	2050
	(高)					2850	2300
	31歲-	168	156	62	53		
	(低)					1850	1550
	(稍低)					2150	1800
	(適度)					2450	2050
	(高)					2750	2300
	51歲-	165	153	60	52		
	(低)					1750	1500
	(稍低)					2050	1800
	(適度)					2300	2050
	(高)					2550	2300
	71歲-	163	150	58	50		
	(低)					1650	1450
	(稍低)					1900	1650
	(適度)					2150	1900
懷孕	第一期					+0	
懷孕	第二期						
懷孕	第三期						
	哺乳期					+500	

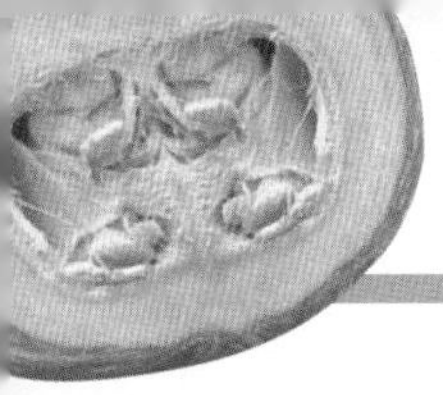

表二：礦物質/微量元素												
		RDA		AI	AI	RDA			RDA		AI	
營養素		蛋白質 (註4)		鈣	磷	鎂		碘	鐵 (註5)		氟	硒
單位		公克g		毫克mg	毫克mg	毫克mg		微克ug	毫克mg		毫克mg	微克ug
年齡	0月-	2.4公斤		200	150	30		AI=110	7		0.1	AI=15
	3月-	2.2公斤		300	200	30		AI=110	7		0.3	AI=15
	6月-	2.0公斤		400	300	75		AI=130	10		0.4	AI=20
	9月-	1.7公斤		400	300	75		AI=130	10		0.5	AI=20
	1歲-	20		500	400	80		65	10		0.7	20
		男	女	男/女	男/女	男	女	男/女	男	女	男/女	男/女
	4歲-	30	30	600	500	120	120	90	10	10	1.0	25
	7歲-	40	40	800	600	165	165	100	10	10	1.5	30
	10歲-	50	50	1000	800	230	240	110	15	15	2.0	40
	13歲-	65	60	1200	1000	325	315	120	15	15	2.0	50
	16歲-	70	55	1200	1000	380	315	130	15	15	3.0	50
	19歲-	60	50	1000	800	360	315	140	10	15	3.0	50
	31歲-				800	360	315	140	10	15	3.0	50
	51歲-			1000	800	360	315	140	10	10	3.0	50
	71歲-				800	360	315	140	10	10	3.0	50
懷孕	第一期	+0		+0	+0	+35		+60	+0		+0	+10
	第二期	+10		+0	+0	+35		+60	+0		+0	+10
	第三期	+10		+0	+0	+35		+60	+30		+0	+10
哺乳期		+15		+0	+0	+0		+110	+30		+0	+20

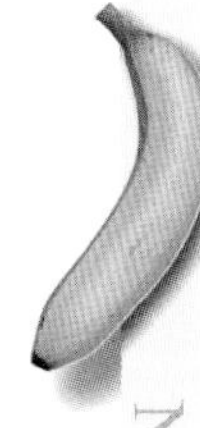

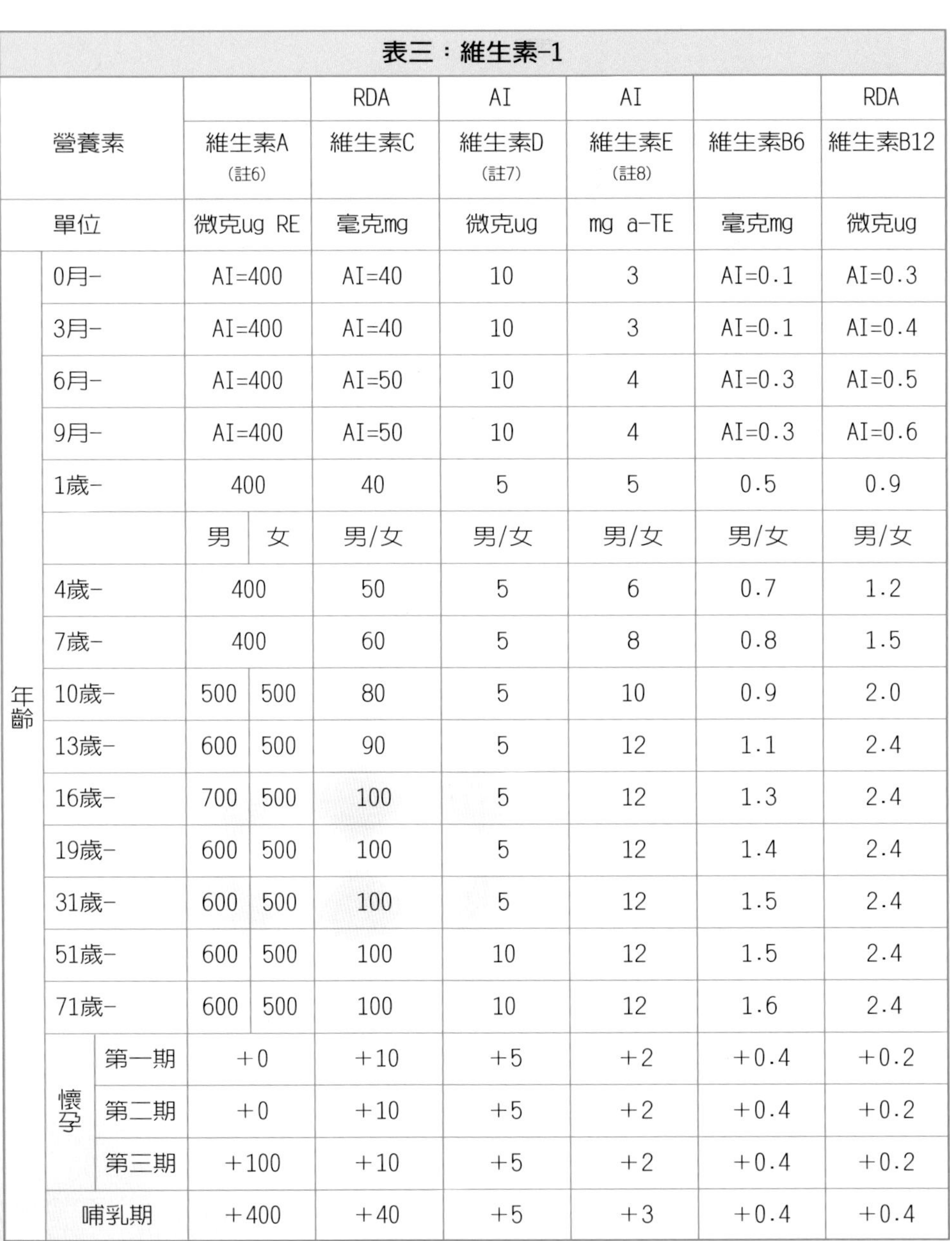

表三：維生素-1

營養素			維生素A (註6)		維生素C	維生素D (註7)	維生素E (註8)	維生素B6	維生素B12
					RDA	AI	AI		RDA
單位			微克ug RE		毫克mg	微克ug	mg a-TE	毫克mg	微克ug
年齡	0月-		AI=400		AI=40	10	3	AI=0.1	AI=0.3
	3月-		AI=400		AI=40	10	3	AI=0.1	AI=0.4
	6月-		AI=400		AI=50	10	4	AI=0.3	AI=0.5
	9月-		AI=400		AI=50	10	4	AI=0.3	AI=0.6
	1歲-		400		40	5	5	0.5	0.9
			男	女	男/女	男/女	男/女	男/女	男/女
	4歲-		400		50	5	6	0.7	1.2
	7歲-		400		60	5	8	0.8	1.5
	10歲-		500	500	80	5	10	0.9	2.0
	13歲-		600	500	90	5	12	1.1	2.4
	16歲-		700	500	100	5	12	1.3	2.4
	19歲-		600	500	100	5	12	1.4	2.4
	31歲-		600	500	100	5	12	1.5	2.4
	51歲-		600	500	100	10	12	1.5	2.4
	71歲-		600	500	100	10	12	1.6	2.4
	懷孕	第一期	+0		+10	+5	+2	+0.4	+0.2
		第二期	+0		+10	+5	+2	+0.4	+0.2
		第三期	+100		+10	+5	+2	+0.4	+0.2
	哺乳期		+400		+40	+5	+3	+0.4	+0.4

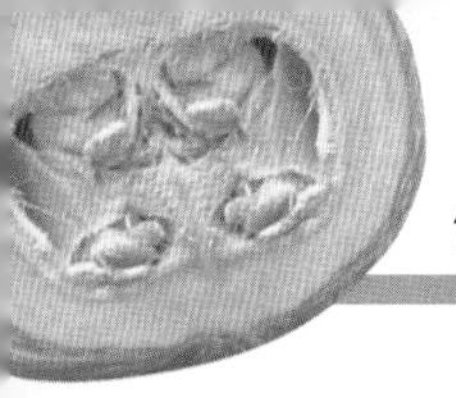

表四：維生素-2												
				RDA				RDA	AI	AI	AI	
營養素		維生素B1		維生素B2		菸鹼素（註9）		葉酸	泛酸	生物素	膽素	
單位		毫克mg		毫克mg		mg NE		微克ug	毫克mg	微克ug	毫克mg	
年齡	0月-	AI=0.2		AI=0.3		AI=2mg		AI=65	1.8	5.0	130	
	3月-	AI=0.2		AI=0.3		AI=3mg		AI=70	1.8	5.0	130	
	6月-	AI=0.3		AI=0.4		AI=4		AI=75	1.9	6.5	150	
	9月-	AI=0.3		AI=0.4		AI=5		AI=80	2.0	7.0	160	
	1歲-							150	2.0	8.5	170	
	（稍低）	0.5		0.6		7						
	（適度）	0.6		0.7		8						
		男	女	男	女	男	女	男/女	男/女	男/女	男	女
	4歲-							200	2.5	12.0	210	210
	（稍低）	0.7	0.7	0.8	0.7	10	9					
	（適度）	0.8	0.7	0.9	0.8	11	10					
	7歲-							250	3.0	15.0	270	270
	（稍低）	0.9	0.8	1.0	0.9	12	10					
	（適度）	1.0	0.9	1.1	1.0	13	11					
	10歲-							300	4.0	20.0.	350	350
	（稍低）	1.0	1.0	1.1	1.1	13	13					
	（適度）	1.1	1.1	1.2	1.2	14	14					
	13歲-							400	4.5	25.0	450	350
	（稍低）	1.1	1.0	1.2	1.1	15	13					
	（適度）	1.2	1.1	1.4	1.3	16	15					
	16歲-							400	5.0	30.0	450	360
	（低）	1.0	0.8	1.1	0.9	13	11					
	（稍低）	1.2	1.0	1.3	1.0	16	12					
	（適度）	1.3	1.1	1.5	1.2	17	14					
	（高）	1.5	1.2	1.7	1.3	20	16					
	19歲-							400	5.0	30.0	450	360
	（低）	1.0	0.8	1.1	0.9	13	11					
	（稍低）	1.1	0.9	1.2	1.0	15	12					
	（適度）	1.3	1.0	1.4	1.1	17	13					
	（高）	1.4	1.1	1.6	1.3	18	15					

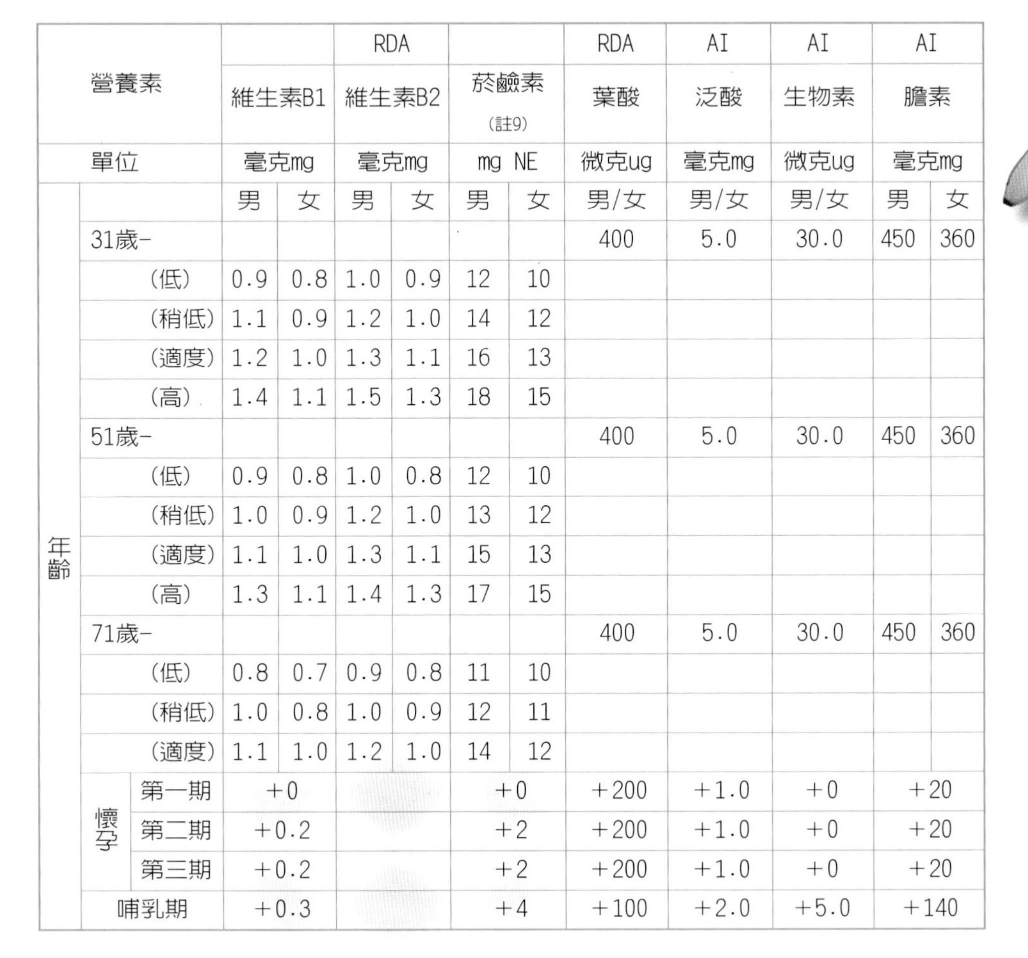

營養素		RDA						RDA	AI	AI	AI	
		維生素B1		維生素B2		菸鹼素(註9)		葉酸	泛酸	生物素	膽素	
單位		毫克mg		毫克mg		mg NE		微克ug	毫克mg	微克ug	毫克mg	
年齡		男	女	男	女	男	女	男/女	男/女	男/女	男	女
	31歲-							400	5.0	30.0	450	360
	(低)	0.9	0.8	1.0	0.9	12	10					
	(稍低)	1.1	0.9	1.2	1.0	14	12					
	(適度)	1.2	1.0	1.3	1.1	16	13					
	(高)	1.4	1.1	1.5	1.3	18	15					
	51歲-							400	5.0	30.0	450	360
	(低)	0.9	0.8	1.0	0.8	12	10					
	(稍低)	1.0	0.9	1.2	1.0	13	12					
	(適度)	1.1	1.0	1.3	1.1	15	13					
	(高)	1.3	1.1	1.4	1.3	17	15					
	71歲-							400	5.0	30.0	450	360
	(低)	0.8	0.7	0.9	0.8	11	10					
	(稍低)	1.0	0.8	1.0	0.9	12	11					
	(適度)	1.1	1.0	1.2	1.0	14	12					
懷孕	第一期	+0				+0		+200	+1.0	+0	+20	
	第二期	+0.2				+2		+200	+1.0	+0	+20	
	第三期	+0.2				+2		+200	+1.0	+0	+20	
哺乳期		+0.3				+4		+100	+2.0	+5.0	+140	

註：

未標明AI(足夠攝取量Adequate Intakes)值者，即為RDA(建議量Recommended Dietary allowance)值

1. 年齡係以足歲計算。
2. 1大卡(Cal；kcal)=4.184仟焦耳(kj)；油脂熱量以不超過總熱量的30%為宜。
3. 「低、稍低、適度、高」表示生活活動強度之程度。
4. 動物性蛋白在總蛋白質中的比例，1歲以下的嬰兒以佔2/3以上為宜。
5. 日常國人膳食中之鐵質攝取量，不足以彌補婦女懷孕、分娩失血及泌乳時之損失，建議自懷孕第三期至分娩後兩個月內每日另以鐵鹽供給30毫克之鐵質。
6. R.E.(Retinol Equivalent)即視網醇當量。 1μg R.E.=1μg視網醇(Retinol)=6μg β-胡蘿蔔素(β-Carotene)
7. 維生素D係以維生素D3(Cholecalciferol)為計量標準。 1μg=40 I.U.維生素D3
8. α-T.E.(α-Tocopherol Equivalent)即α-生育醇當量。 1mg α-T.E.=1mg α-Tocopherol
9. N.E.(Niacin Equivalent)即菸鹼素當量。菸鹼素包括菸鹼酸及菸鹼醯胺，以菸鹼素當量表示之。

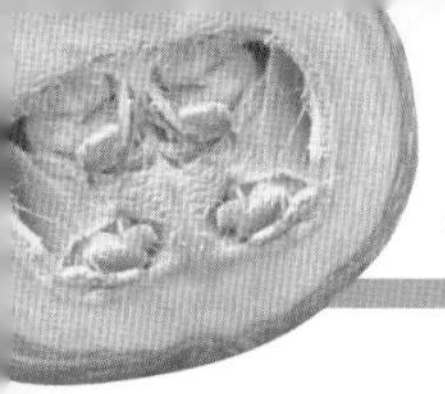

第四章 生命期的營養 解答

1.六	33.胎盤	65.飲食
2.分娩	34.食物	66.衛生
3.哺乳	35.基礎代謝率(BMR)	67.飲食習慣
4.流產	36.熱量	68.糖
5.妊娠毒血症	37.115	69.齟齒
6.300	38.100	70.硬
7.產乳量	39.1.8-2.4	71.氣味溫和
8.400-600	40.必需脂肪酸	72.蔬菜
9.油膩	41.皮膚	73.溫熱
10.醣類	42.C	74.冷
11.蛋白質	43.D	75.熱
12.限制飲食(減肥)	44.鐵(Fe)	76.油炸
13.蛋白質	45.三	77.蛋
14.6-12	46.營養	78.魚
15.850	47.抗病	79.點心
16.1.2	48.一	80.三
17.15	49.耐心	81.2
18.鈣(Ca)	50.半	82.早餐
19.鐵(Fe)	51.大便	83.空熱量
20.四	52.皮膚	84.動機
21.三	53.過敏	85.糖分
22.鐵鹽	54.營養	86.牛奶
23.肝	55.偏食	87.肉食
24.碘	56.不均衡	88.鈣(Ca)
25.15-25	57.蛋白質	89.B_2
26.所有	58.鈣(Ca)	90.早
27.腦	59.磷(P)	91.點心
28.六	60.熱量	92.牛奶
29.副食品	61.鐵(Fe)	93.醣類
30.斷奶	62.維生素A	94.蛋白質
31.中	63.C	95.礦物質
32.三	64.烹調	96.維生素

97.興趣
98.鹹
99.太甜
100.太辣
101.蔬菜、水果
102.便祕
103.假牙
104.蔬菜
105.肉類
106.蒸
107.煮
108.燉
109.鈣(Ca)
110.鐵(Fe)
111.維生素B_{12}
112.全穀類
113.整粒大豆
114.蔬菜
115.水果
116.維生素C
117.柑橘
118.維生素C
119.鐵(Fe)
120.脂質
121.油脂
122.油炸
123.熱量
124.肥胖
125.飯量
126.油脂量
127.400
128.醣類
129.乳酸
130.精緻糖類
131.甜飲料
132.纖維質
133.脫水
134.6-8
135.肝臟
136.腎臟
137.營養
138.藥理
139.偏食
140.奶、蛋、魚
141.豆、肉
142.1-2
143.1
144.高血壓
145.3
146.2-3
147.肝臟
148.豆腐
149.維生素
150.礦物質
151.纖維質
152.葉
153.紅
154.3
155.礦物質
156.2
157.C
158.熱量
159.蛋白質
160.脂質
161.2-4
162.鐵(Fe)
163.B群
164.2
165.植物油
166.紅花籽油
167.4-5
168.油炸
169.洋蔥
170.地瓜
171.咖啡
172.溫熱牛奶
173.環境

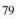

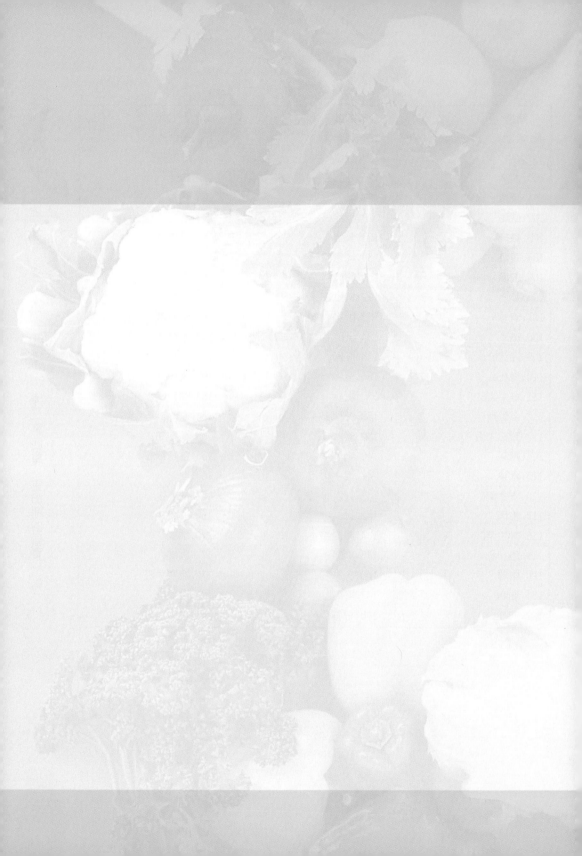

保健營養學

貳・營養應用篇

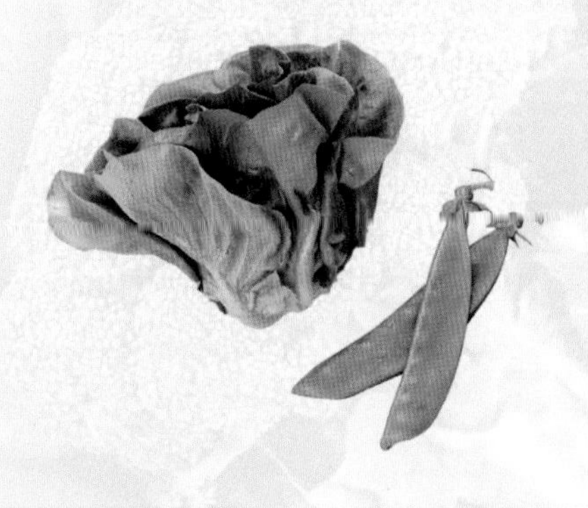

第五章

營養和口腔保健

飲食、營養對口腔組織發育的關係

5-1.飲食影響生長發育的途徑

● 飲食組成分會影響正常的[1]＿＿＿＿＿＿＿＿或[2]＿＿＿＿＿＿＿＿，因而影響組織和器官的生長。

● 飲食組成分影響[3]＿＿＿＿＿＿＿＿調節作用，因為由飲食獲得的營養素常提供酵素系統的輔因子之所需。又因為組織之正常細胞生長發育乃循序漸進，營養不均衡時，將會造成不良影響，不同生長階段的營養缺損對發育系統有不同影響。

● 在[4]＿＿＿＿＿＿的生長階段(Hyperplastic growth)，細胞快速分裂增殖，營養缺陷或其他環境之不當(如[5]＿＿＿＿＿＿＿＿、藥物、[6]＿＿＿＿＿＿＿＿＿等)均可能對組織導致[7]＿＿＿＿＿＿＿＿不可復原的傷害。

但是，此種影響是發生於[8]＿＿＿＿＿＿＿生長階段(Hyperplastic growth)，細胞大小屬於增大期，組織將暫時停止生長，但在後期，如果供給足量營養素或排除其他影響因素，則可能使生長正常。

5-2.口腔營養的特性

口腔牙齒是維護身體營養的第一關，因此口腔牙齒的健康與否，會影響身體的發展：

● 食物的選擇、咀嚼，進而會影響飲食營養的均衡性。

● 營養素的消化，進而會影響營養素的吸收率。

● 牙齒及口腔的生長發育需要營養素，而且牙齒自身不能進行修補，所以口腔牙齒的健康與飲食營養有密切的關係。

5-3.營養與口腔保健

營養素與牙齒發育有密切的關係，因此必須注重均衡營養的攝取。

1.蛋白質

牙齒琺瑯質的蛋白質為[9]＿＿＿＿＿＿，牙本質的蛋白質則為[10]＿＿＿＿＿＿，當飲食中蛋白質攝取不足時，會對牙齒生長發育產生下列不良的影響：

● [11]＿＿＿＿＿＿＿＿會長得較小。

● 大臼齒之形體受影響，如會缺失[12]________________。

● [13]________________長出速度較慢。

● 減少[14]________________的功能。

● 蛋白質缺乏會影響[15]______________之功能，即會顯著地減少唾液流出，唾液含有各種[16]______________，具有抗細菌的功用。

● 唾液中亦含有[17]________________，對微生物所產生的[18]________________具有緩衝作用。

● 增加齲齒的罹患率，以PCM兒童為例，有高比例的[19]____________發育不全的現象，因而影響牙齒的健康。給母老鼠低蛋白質飼料時，會生出有高齲齒罹患率的幼鼠，此乃因蛋白質在牙齒生長發育之最初階段，用於形成[20]__________所必需。

2.鐵質

鐵質不但是身體的正常生長和發育所必需，同時為口腔組織之適當生長和維持所必需。

當鐵質缺乏時，會產生以下的不良情形：

● 抑制[21]__________的生合成，因而提升對疾病的感染性，減少[22]__________的體積量和[23]______________的產生量，故會提高牙齒之致齲齒率。

● [24]________________之色澤不良。動物實驗發現缺鐵性貧血的老鼠，此種色澤會消失。

3.鈣和磷

鈣和磷為構成牙齒礦化成分－[25]______________________，$Ca_{10}(PO_4)_6(OH)_2$，【$(Ca_2+_{10}(H_3O^+)_2(PO_4^{3-})_6(OH^-)_2(Mg^{2+})_{0.3}(Na^+)_{0.3}(CO_3^{2-})(Citrate)_{0.3}$】，鈣磷不足，將使牙齒鈣化不佳。

根據研究報告，鈣不足而磷過多時，易導致牙周病(Periodontal disease)及導致骨質解離(Bone resorption，Osteolysis)。

4.氟

氟能夠影響牙齒對齲齒之抵抗力，並提高牙齒礦化速率的年齡，適量的氟攝取，可使齲齒罹患率降低[26]________________。氟在牙齒行礦化時，能取代部份OH^-，以形成[27]________________，其結晶較[28]________________為大，故具較少為有機酸所溶解的表面積，因而對齲齒較具抵抗力，所以有助於牙齒發育最佳來源的途徑為Fluoridated water(1 ppm)。

5.鎂

鎂亦為牙齒礦化所必需。鎂缺乏時，會使[29]＿＿＿＿＿發育不佳。

6.維生素A

維生素A為細胞分化、維持[30]＿＿＿＿＿組織的完整所必需營養素。維生素A缺乏時，會妨礙[31]＿＿＿＿＿的形成，並使長牙延遲，因而影響齒槽骨之發育，導致牙齒的排列不整(Misalignment)及咬合異常(Malocclusion)，此種畸形會削弱牙齒對微生物之抵抗力，而易導致齲齒。

7.維生素C

膠原蛋白為構成[32]＿＿＿＿＿之主要成分。維生素C缺乏時，會影響[33]＿＿＿＿＿的合成量，而影響牙齦的健全，易導致牙齦炎(Gingivitis)，會使牙齦呈紅色、水腫，用手指輕輕摩擦，即易出血，亦稱壞血病型牙齦炎(Scorbutic gingivitis)。維生素C缺乏時，亦會妨礙[34]＿＿＿＿＿的形成。

8.維生素D

維生素D可促進[35]＿＿＿＿＿、[36]＿＿＿＿＿的吸收和利用，當維生素D缺乏時，會影響鈣、磷的吸收利用，而使牙齒礦化不佳，延遲長牙，牙齒外圍會有[37]＿＿＿＿＿和[38]＿＿＿＿＿。

9.其他

缺乏鋅，牙齒亦會有高齲齒率，所以營養對口腔健康的影響，會與以下情形相關：

- 牙齒[39]＿＿＿＿＿
- 牙齒的[40]＿＿＿＿＿
- 牙齒長出的時間
- 齲齒罹患率的高低
- 牙齦和骨骼的構造等有關

常見的口腔疾患

5-4.口腔疾患分類

1.齲齒(Dental caries)

- 一種[41]________________、[42]________________和[43]________________疾病。
- 所有年齡層的人均會發生。
- 兒童有很高的罹患率，最常發生於其脫落的牙齒再長出時期。
- 牙斑(Dental plaque)為齲齒發生之前兆。
- 牙斑點為不均勻的共構成分，為細菌所導致的膠體狀成分，是代謝物黏附於牙齒表面所形成。
- 牙斑之形成，常與飲食中的[44]____________有很大的關連性。
- 未被清除的牙斑會再與各種細菌結合分解膳食中醣類，並產生[45]____________，這些有機酸能使牙斑pH降低，並開始溶解琺瑯質的礦物質，進而傷害牙齒最基本的牙髓。

2.牙周病(Periodontal disease)

牙周病會影響「包圍和支持牙齒的柔軟組織和骨骼」，形成原因包括多因子的遺傳、[46]________________、宿主抵抗力和修補力、[47]________________、口腔衛生、[48]________________。

5-5.齲齒形成原因

造成齲齒的四個因子

- 牙菌斑
- 飲食中的作用物質和糖類
- 導致齲齒性食物之進食時間與停留時間
- 有齲齒性的牙齒

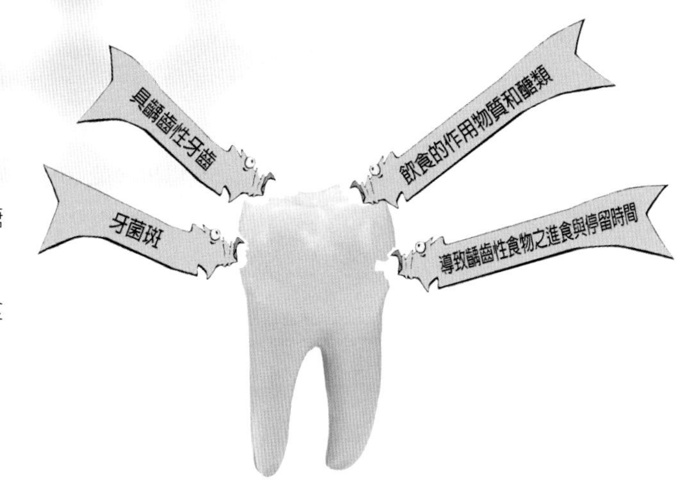

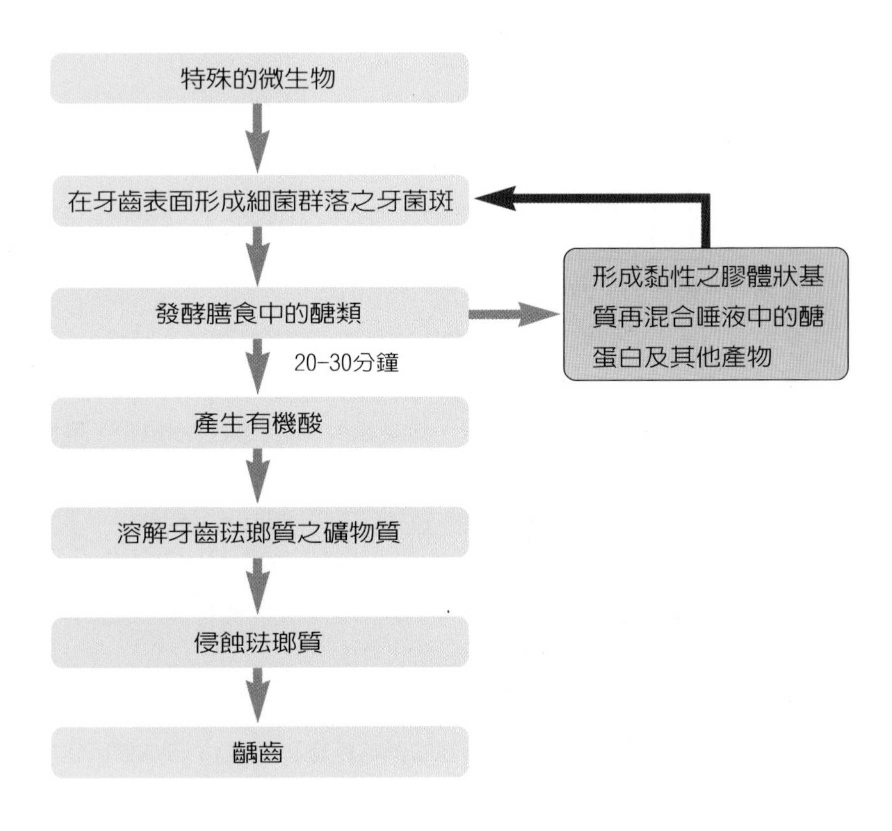

5-6.飲食中醣類在牙斑形成和口腔疾病的角色

● 糖為致齲齒性(Cariogenic)因子

包括蔗糖(Sucrose)、葡萄糖(Glucose)、乳糖(Lactose)、蜂蜜(Honey)、糖蜜(Molasses)、粗黑糖(Clude brown sugar)和水果乾(Dired fruits)等，均易成為口腔中的微生物(如*Steptococcus mutans*、*Streptococcus salivaries*、*Candida albicans*、*Staphylocci*、*Lactobacilli*…)作用，產生去礦化作用的有機酸([49]__________、醋酸、[50]__________、甲酸…)。

5-7.糖對身體的影響

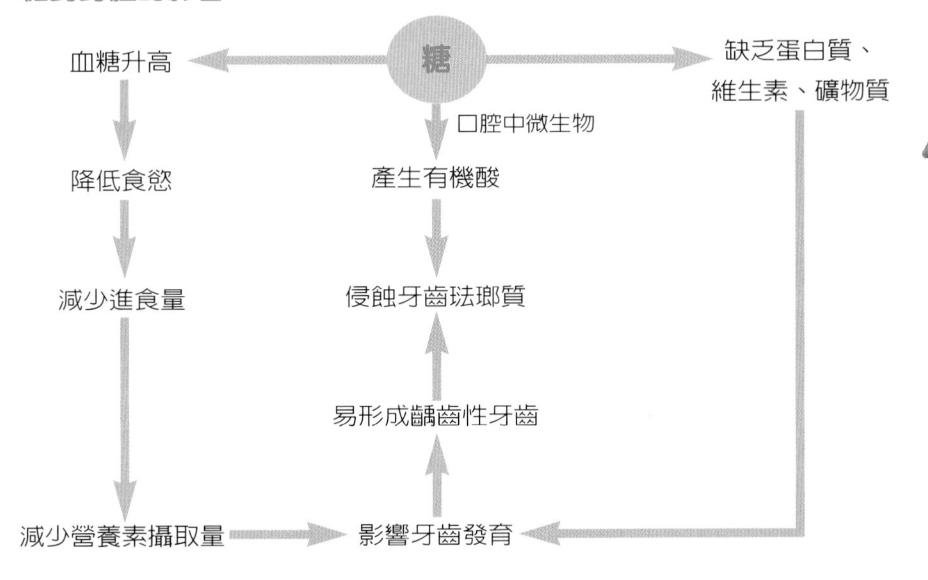

- 減少齲齒罹患率之醣類攝取方式

－減少致齲齒性醣類之[51]______________和[52]______________

－減少致齲齒性食物(如糖果、甜品)的[53]______________和[54]______________

－用低齲齒性的[55]______________取代膳食中的蔗糖

- 代糖(Sugar substituents)

適量使用代糖可降低齲齒罹患率，如糖精(Saccharine)、阿斯巴甜(Aspartame)、多元醇糖類(Polyols)，包括山梨糖醇(Sorbitol)、甘露糖醇(Mannitol)、木糖醇(Xylitol)、聚葡萄糖(Polydextrose)

將代糖適量地用於口香糖、硬糖果、巧克力、冰淇淋等食品之製造，可以減少因嗜吃糖所引致的齲齒罹患率，並可降低熱量的攝取量。

5-8.降低齲齒罹患率的營養保健

- 均衡而足夠的營養，尤其在牙齒生長發育時期，以增加牙齒的[56]__________。
- 減少糖及含糖食品的[57]__________。
- 少吃黏牙性的固態甜食。
- 避免長時啜飲或用[58]__________餵養含糖的飲料食品。

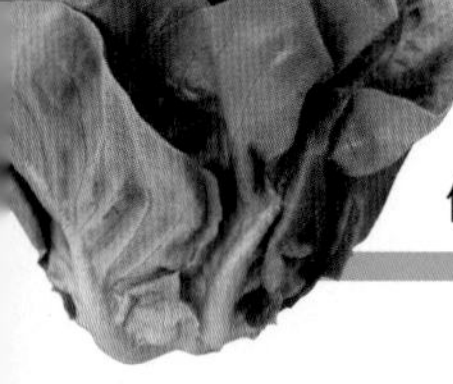

- 減少在二餐之間攝取甜食。
- 細嚼慢嚥，可以增加唾液分泌，利用唾液的稀釋、清滌和[59]＿＿＿＿＿＿作用，因為其中所含的抗細菌性因子、免疫成分(IgA)、鈣、磷、氟和其他離子，可促進牙齒再礦化及抑阻[60]＿＿＿＿＿＿，均有助於降低齲齒罹患率。
- 適當的口腔衛生保健，可以控制牙斑形成。

5-9.牙齒營養素的食物來源

營養素	食　物　來　源
蛋白質	蛋類、肉類、魚類、奶類、黃豆等
鐵質	肝臟、血、瘦肉、魚類、蛋黃、核果類、全穀類及綠葉蔬菜等
鈣	乳類及乳製品、蛋類、魚類(含骨)、深綠色蔬菜、豆類及豆製品等
磷	乳類及乳製品、內臟類、蛋類、家禽類、瘦肉、全穀類、豆類等
氟	加氟飲用水、茶葉、甘藍菜、洋蔥、菠菜、海產類、大骨湯、乳製品等
鎂	可可粉、花生、黃豆、豆類、全穀類、深綠色蔬菜、乾果類、瘦肉、奶類等
維生素A	肝臟、牛奶、奶油、蛋黃、魚肝油、深綠色及深黃紅色蔬菜水果等
維生素C	番石榴、柑橘類水果、蕃茄、綠色蔬菜等
維生素D	肝臟、蛋黃、魚肝油等
鋅	海產類、內臟、肉類、乳製品、全穀類等

5-10.易產生酸的食物

■ 蘋果乾	■ 添加動物膠點心	■ 新鮮蘋果	■ 葡萄
■ 蘋果飲料	■ 全脂牛奶	■ 杏果乾	■ 含2%脂肪的牛奶
■ 香蕉	■ 巧克力牛奶	■ 烘焙豆類	■ 熟速食燕麥
■ 綠色豆類罐頭	■ 燕麥片	■ 白麵包	■ 橘子
■ 全麥麵包	■ 橘子汁	■ 牛奶糖	■ 義大利麵
■ 熟胡蘿蔔	■ 花生醬	■ 不加糖穀類	■ 豌豆罐頭
■ 加糖穀類	■ 馬鈴薯澱粉	■ 牛奶巧克力	■ 水煮馬鈴薯
■ 可樂	■ 洋芋片	■ 含糖香草餅乾	■ 葡萄乾
■ 玉米片	■ 熟速食飯	■ 蘇打餅乾	■ 奶油海綿蛋糕
■ 奶油乳酪	■ 新鮮蕃茄	■ 純甜甜圈	■ 麥片

5-11.控制齲齒之飲食建議

食物類別	不易形成蛀牙的食物 (不能立刻刷牙時，可食用的食物)	會提高蛀牙形成的食物 (避免食用，除非可以立刻採取適當的牙齒清潔動作)
奶類	牛奶、乳酪、純優酪乳	冰淇淋、冰牛奶、奶昔、水果、含糖優酪乳、蛋酒
肉類/仿肉製品	肉類、魚肉、家禽肉、蛋、豆類	含糖花生醬、含糖肉類、外裹糖衣的肉類
水果	新鮮水果與新鮮果汁	乾燥水果、含糖漿水果、果醬、果凍、蜜餞、果汁以及水果飲料
蔬菜	大部份的蔬菜	蕃薯糖、外裹糖衣的胡蘿蔔
麵包/穀類	玉米花、蘇打餅乾、烤麵包、硬小麵包、玉米片、比薩	餅乾、甜麵包、派、蛋糕、穀類食物
其他	無糖口香糖、無糖咖啡或茶、堅果、紅甘草	含糖飲料、糖果、焦軟糖、牛奶糖、蜂蜜、糖、糖漿

1.香蕉之細小顆粒會黏於牙齒以及堆積於齒縫，提高形成蛀牙之危險率。

2.麵包、蘇打餅乾以及其碎片的細小顆粒也會黏附於牙齒，加速蛀牙的形成。

3.紅甘草含有甘草素，會造成礦物質流失。

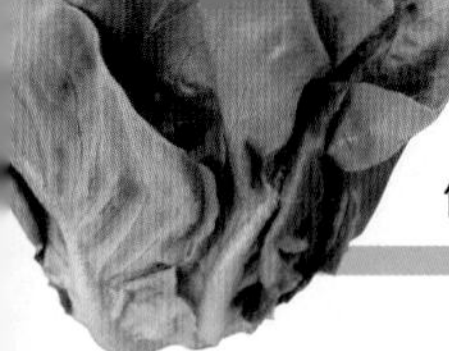

第五章 營養和口腔保健 解 答

1.細胞分裂(Hyperplaasia)	21.膠原蛋白	41.飲食細菌性的
2.增大 (Hypertropy)	22.唾液	42.感染的
3.酵素	23.蛋白質	43.可傳播的
4.增生	24.切齒(內齒)	44.蔗糖
5.感染	25.Hydroxyapatite	45.有機酸
6.輻射傷害	26.50-60%	46.環境
7.永久性	27.Fluoroapatite	47.微生物
8.增大的	28.Hydroxyapatite	48.飲食和營養
9.角蛋白	29.琺瑯質	49.乳酸
10.膠原蛋白	30.上皮組織	50.丙酸
11.大臼齒	31.琺瑯質	51.攝取量
12.齒冠隆	32.牙齦組織	52.攝食頻率
13.大臼齒	33.膠原蛋白	53.型式
14.唾液腺	34.牙木質	54.質地
15.頷下腺	35.鈣(Ca)	55.代糖
16.蛋白質	36.磷(P)	56.抵抗力
17.重碳酸根離子	37.凹痕	57.攝取頻繁
18.有機酸	38.條紋形成	58.奶瓶
19.琺瑯質	39.大小	59.緩衝
20.基質	40.形成	60.去礦化

第六章

營養與智力

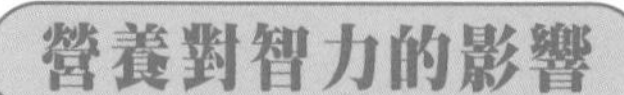

6-1.影響個體形成(智力、體格、個性、行為)的因素

- 遺傳因素：不易控制
- 環境因素：文化、教育、疾病、營養（其中以營養為最重要，也是最容易控制的因素）

6-2.腦與智力的成長

- **人的智慧高低與大腦發育有關，而大腦的發育與營養有關。**
- **人的腦部是什麼構成的？**

腦部是由腦神經細胞構成，而腦部之發育包括三大部份：

1.神經細胞之分裂增殖

2.神經纖維與網狀組織之形成

3.神經纖維[1]＿＿＿＿＿＿之形成

- **腦部發育最重要的時期為何？**

人的腦部發育有三個重要階段：

1.懷孕[2]＿＿＿＿個月～5個月：腦神經細胞增殖分裂，腦的形成大致完成。

2.懷孕5個月～出生後[3]＿＿＿歲：腦神經細胞伸出神經纖維，建立網狀組織。

- 腦部發育正常與否決定於2歲以前。
- 腦神經細胞的數目以及網狀組織之密度決定智力的高低。
- 腦神經細胞數目愈多、網狀組織愈緻密，智力越高。

3.出生後2歲～4歲：神經纖維外髓鞘形成，故腦部發育成熟與否決定於2歲～4歲時髓鞘發育的情形。

由此可知，人類腦部發育最重要的時期為懷孕[4]＿＿＿個月～出生後[5]＿＿＿歲，而此時期容易受環境因素影響，若營養不良將造成腦部[6]＿＿＿＿＿＿傷害，影響個人的智力以及[7]＿＿＿＿＿＿表現。

名詞解釋

髓鞘

髓鞘為包覆於神經纖維外之被膜，若髓鞘形成異常，腦神經細胞無法順利傳遞訊息。無髓鞘就如同電線無包覆乙烯被膜，會產生漏電的現象。

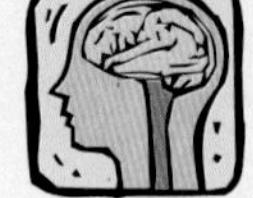

Health Life

■圖1．人腦生長速率（重量比率）與其他哺乳類之比較

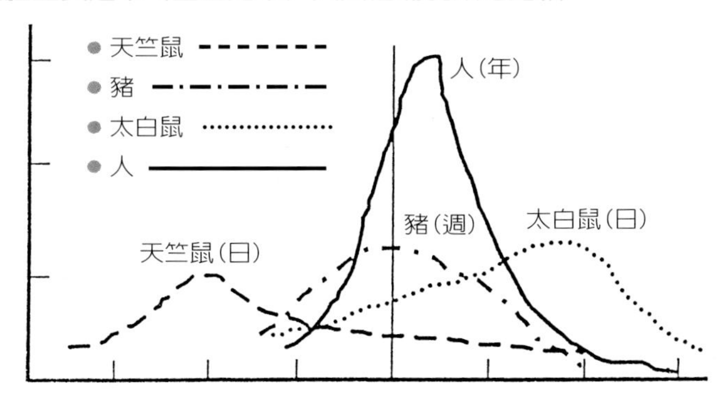

研究指出

- 出生起給小動物充分的營養，可以加速腦細胞分裂。
- 母親[8]____________期間營養充足，所生的孩子智力較高。
- [9]__________期數年間，營養充足的孩子，智力比同年齡營養不良的孩子高。

6-3.腦成長中之危險期及危險因素

時期	時間	危險因素
組織器官分化長成期 (Organogenesis)	受精、12週、18週、30週	● 感染（病毒、弓形屬原蟲、德國麻疹）[10]____________傷害 ● 染色體異常 ● 藥物（如：Thalidomide） ● 母親特殊遺傳病（如：Phenylalaninemia）
腦成長衝湧期 (Growth spurt)　小腦長成期	出生、1歲	● 多胎、營養不良 ● 妊娠毒血症 ● 吸煙 ● 胎盤功能失效
神經原增殖 (Neuronal multiplication) 1.神經膠質細胞增殖 2.[11]__________形成（獲得）	1歲、2歲	● 營養不良 ● 感染 ● 母愛 ● 環境因素 ● 文化因素
3.[12]__________分出 4.[13]__________聯合	3歲、4歲	

營養與智力發展

6-4.營養不良對腦部發育有何影響？

- 營養不良會造成腦[14]＿＿＿＿＿＿減低
- 新生兒之腦重約370～400公克
- 嬰兒出生之腦重為成人之25%
- 6個月時之腦重為成人之50%
- 7～8歲兒童之腦重為成人之90%

■圖2・腦重量的發展

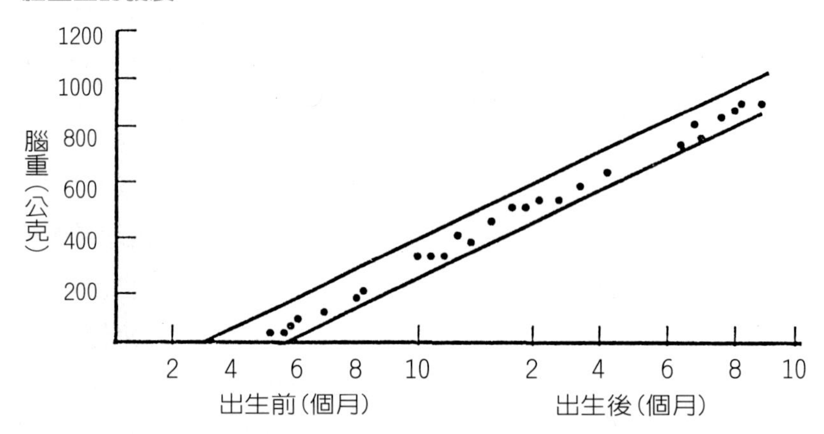

6-5.營養不良對於腦部發育的影響

- 營養不良造成[15]＿＿＿＿＿＿＿＿較小，營養不良嬰幼兒的頭圍較正常嬰幼兒小13.7%。
- 營養不良造成腦神經細胞[16]＿＿＿＿＿＿＿＿減少。

■圖3.嬰幼兒時期人腦各部位重量佔成人時期之百分比

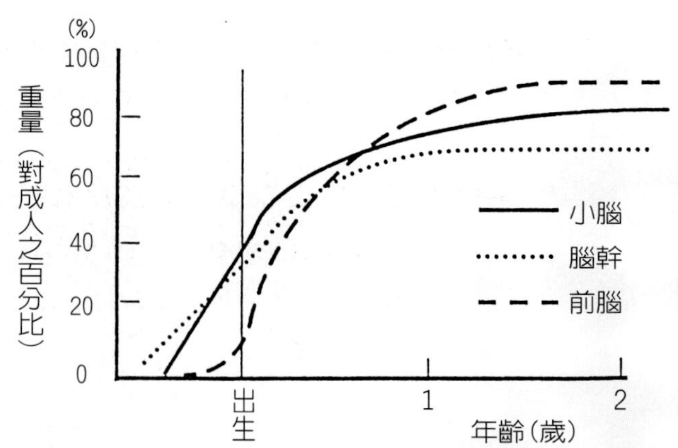

■圖4．不同年齡層兒童之腦重及頭圍

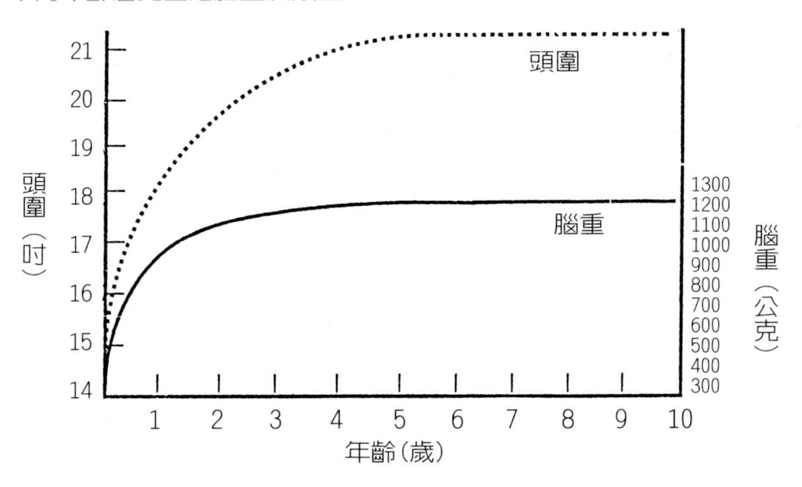

■圖5．正常美國小孩頭圍平均值與營養不良、對照組之比較

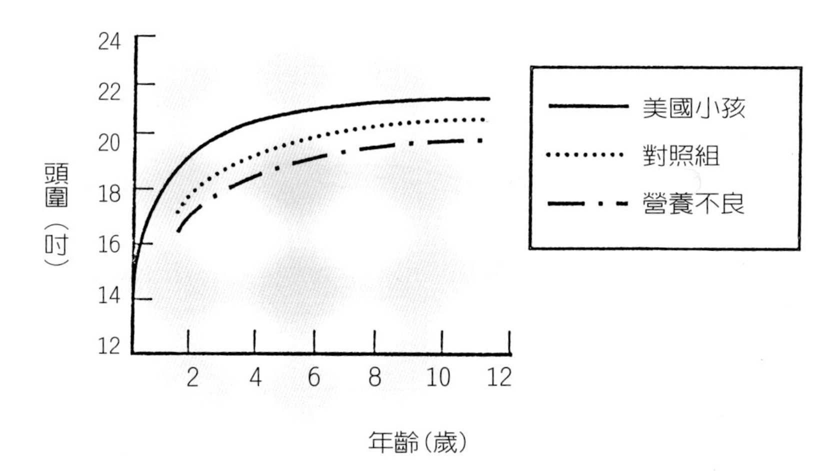

營養不良造成腦神經細胞減少的情況

以去氧核糖核酸（DNA）含量表示腦神經細胞的數目，腦中的DNA有記憶及學習的功能。胎兒期可由1個腦神經細胞分裂成150億個腦神經細胞，出生至[17]__________個月後，數目則不再增加。

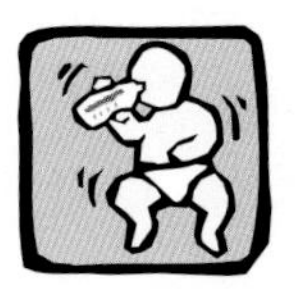

■圖6．發育期間人腦之DNA的增加情形

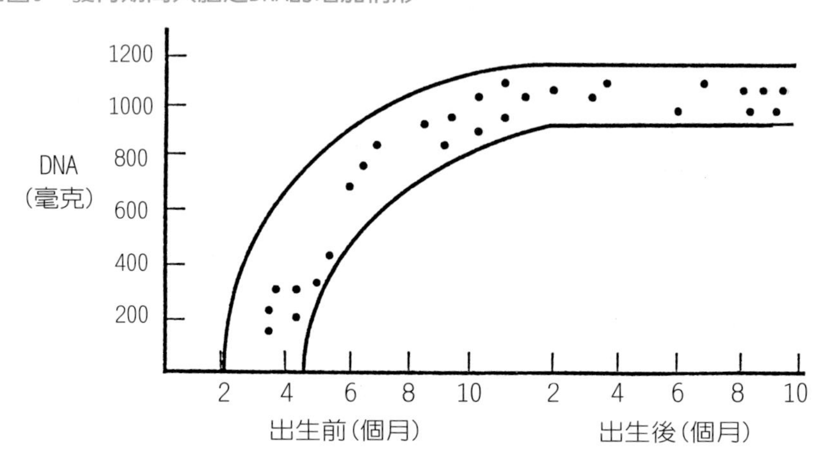

■圖7.嬰幼兒時期人腦各部份之DNA總量佔成人時期之百分比

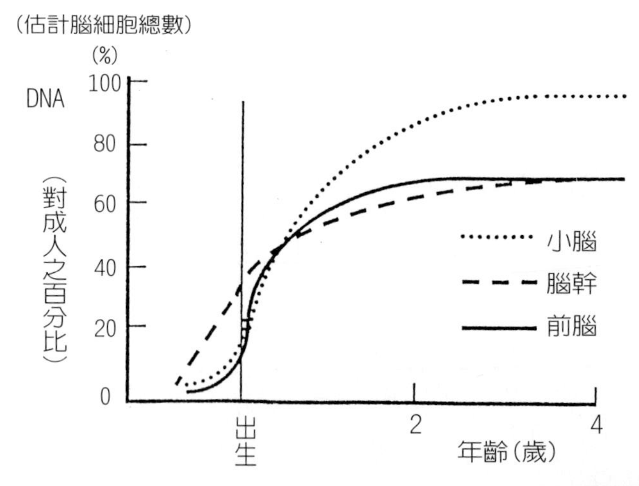

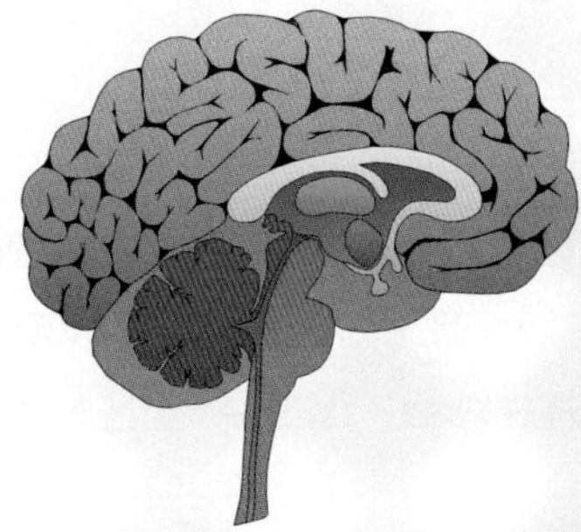

■圖8.營養不良的小孩與對照組小孩在各種智力測驗平均之比較

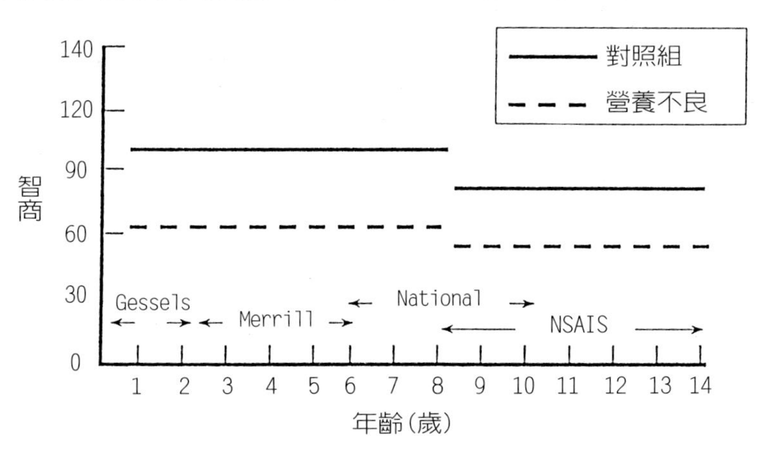

■圖9.營養不良造成腦蛋白質含量減少

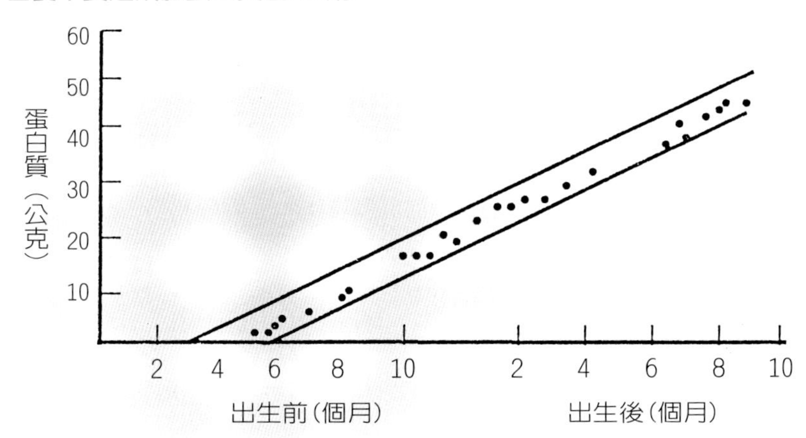

說明:因為控制蛋白質合成之核糖核酸(RNA)含量減少,造成蛋白質合成減少。

6-6.營養不良造成腦脂質含量減少

脂質為髓鞘合成(myelination)所必須,尤其是膽固醇以及[18]______________。

腦中脂質量不足 → 延緩髓鞘形成 → 影響腦部發育與成熟

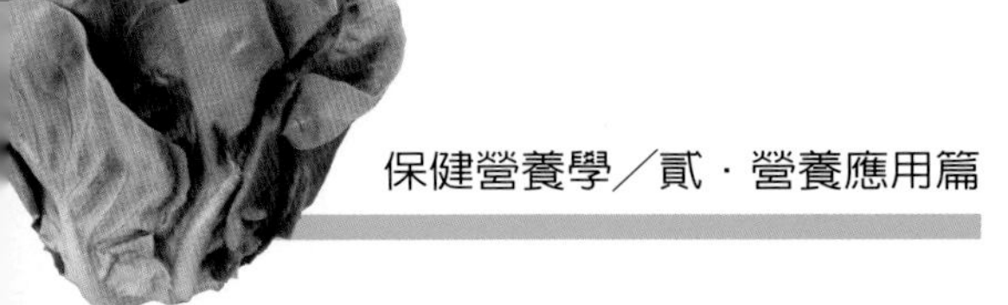

6-7.營養不良造成腦神經傳導物質合成受阻

- 酵素活性降低
- 缺乏合成原料、輔酵素或輔因子，例如：

① 乙醯膽鹼(acetylcholine) → choline acetyltransferase 活性 → 缺乏膽鹼(choline)

② 血清素(serotonin) → 缺乏[19]__________、維生素B6、[20]__________

③ GABA → 缺乏麩胺酸(glutamic acid)、維生素[21]__________

④ 多巴胺(dopamine) → 缺乏酪胺酸、維生素[22]__________

哪些營養素與腦部發育有關？

6-8.熱量與腦部發育有關

■以下這些人體活動均需要熱量：

- 不自主活動：腦部活動、心跳、血液循環、肺臟呼吸、胃腸蠕動等。
- 自主活動：讀書、寫字、運動、吃飯等。

■熱量攝取不足時會造成以下情形：

- 無法產生正常的細胞分裂增殖活動。
- 分解蛋白質做為熱量來源，因此使腦細胞數目減少，腦蛋白質量也減少，以致於影響腦部的正常發育。

6-9.蛋白質與腦部發育有關

蛋白質為構成腦部組織的主要成分，動物實驗證據顯示，低體重嬰兒之出生與懷孕期間蛋白質攝取不足有關，腦重量及神經細胞數目亦會降低。

■蛋白質缺乏時的營養不良(Protein-calorie malnutrtion；PCM)

- 瓜西奧科兒症(Kwashiorkor)

  原因：熱量足夠、蛋白質缺乏

智力：較低

行為：[23]＿＿＿＿＿＿、缺乏興趣、嗚咽、啜泣

- 消瘦症(Marasmus)

原因：熱量與蛋白質均不足

智力：較低

行為：易怒、[24]＿＿＿＿＿＿、虛弱無力、冷漠

■懷孕母鼠飲食中蛋白質含量對新生幼鼠智力的影響

懷孕前期	懷孕後期	哺乳期	幼鼠狀況
蛋白質(－)	蛋白質(－)	蛋白質(－)	智能障礙
蛋白質(＋)	蛋白質(－)	蛋白質(－)	智能不足
蛋白質(＋)	蛋白質(＋)	蛋白質(－)	智能較低

說明：(－)表示缺乏，(＋)表示足夠

流行病學調查實例

美國婦女中，不吃早餐，常吃白吐司、飲料、果醬三明治、餅乾者，生出的小孩之智力低於正常小孩。

牛磺酸與腦部發育

牛磺酸缺乏會造成：[25]＿＿＿＿＿＿腦功能異常、神經系統異常。

牛磺酸亦具有抗氧化劑的功能：

- 保護腦神經細胞膜，避免細胞膜中的[26]＿＿＿＿＿＿產生過氧化反應，而對腦部發育造成不良之影響。
- 動物實驗之證據顯示：餵食貓吃不含牛磺酸之飲食後，發生以下的缺乏症：
  - [27]＿＿＿＿＿＿神經受損。
  - 生殖能力受損，常發生流產或胎兒於體內死亡。
  - 所生的小貓常常有腦神經或其他神經系統方面異常的現象。
  - 牛磺酸可以由半胱胺酸(cysteine)合成，但是，新生兒體內合成牛磺酸的能力較弱，因此，嬰兒奶粉中常常添加牛磺酸，以促進嬰兒腦部的發育。

6-10.醣類與腦部發育有關

■醣類中，以葡萄糖最重要，功能如下：

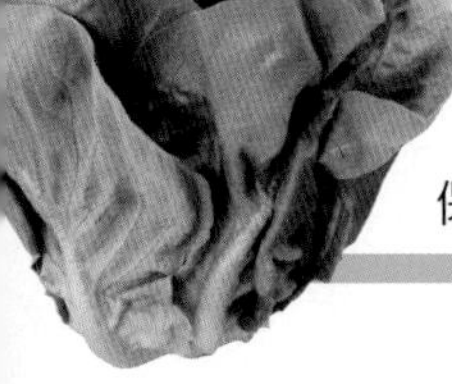

- 供給腦部熱量的主要來源
- 充足的葡萄糖可供合成神經節醣苷(ganglioside)，是構成[28]____________的成分之一。

6-11.脂質與腦部發育有關

■脂質對腦部的功能如下：

- 供給腦部活動所需的熱量。
- 組成[29]____________。
- 脂肪酸對腦部發育亦具有特殊的意義。

■最具生理活性的脂肪酸：

- n-3系不飽和脂肪酸，包括次亞麻油酸(α-linolenic acid)、二十二碳六烯酸(docosahexaenoic acid；DHA)
- n-6系不飽和脂肪酸，包括亞麻油酸(linoleic acid)、花生油四烯酸(arachidonic acid；AA)

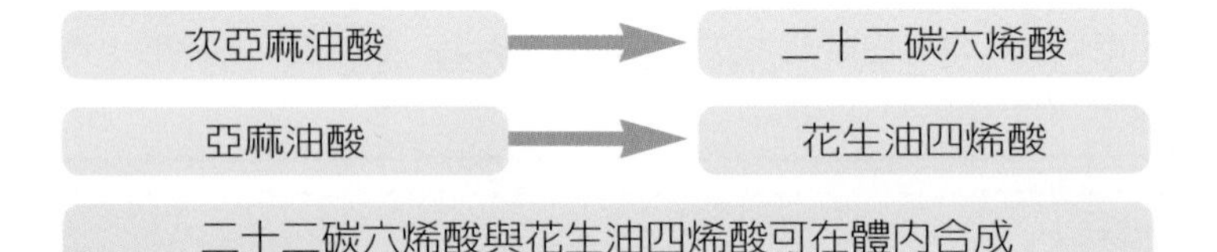

脂質的相關研究

- 亞麻油酸對於懷孕後期的胎兒腦部發育最重要，因為，此時胎兒腦中正需要必需脂肪酸合成腦部發育所需的[30]____________。
- 飲食中缺乏次亞麻油酸會造成學習能力降低，運動功能異常。
- 投與DHA的小白鼠，其明暗辨別能力以及[31]____________能力較強。
- 小白鼠胎兒神經元培養液中添加DHA，可以增加其分裂增殖的能力。
- 流行病學調查指出，喝母奶的小孩較聰明。母奶哺乳的小孩之IQ(Intelligence quotient)較奶粉哺乳的小孩高出10左右。其原因為母奶中較多的AA與[32]____________

6-12.維生素與腦部發育有關

■維生素A

- 補充維生素A可以加速[33]____________的合成。

- 懷孕期輕微缺乏時，腦部RNA減少。
- 懷孕期嚴重缺乏時，有水腦症之虞。
- 嬰幼兒期嚴重缺乏時，智力易損傷。

■ 維生素E

- 助長腦部血液循環組織之發育。
- 促進新毛細血管的增生。
- 維生素A、維生素E均可使腦組織中有足夠的氧氣供應。

相關維生素E與腦部發育的研究

- 維生素E不足造成胎兒腦部缺氧，損傷智力。
- 維生素E可以降低因難產而使胎兒腦部受損的程度。
- 出生時因缺氧而全身發紫的嬰兒，智力會受損，補充維生素E可以預防嬰兒發生智能障礙。
- 早產兒之發生與維生素E缺乏有關，早產兒易發生腦部發育不良、[34]__________症、腦性麻痺。

■維生素B_1

- 維生素B_1是[35]____________代謝中不可或缺的輔酵素。
- 維生素B_1缺乏使腦神經細胞膜構造改變、腦部發育異常，引起行為發展異常、腦神經傳導物質(GABA、acetylcholine)分泌不良，造成心神不定、疲勞、焦躁情形。
- 維生素B_6是[36]____________代謝中重要的輔酵素。
- 維生素B_6缺乏使髓鞘形成不良(hypomyelination)，造成腦中[37]__________分泌不足，引起學習能力不良，導致行動困難。

■維生素B_{12}

- 維生素B_{12} 參與[38]____________以及RNA之合成。
- 缺乏時會造成脫髓鞘現象(demyelination)，引起中樞神經系統受損，造成記憶力衰退、學習能力降低、反應遲鈍，因而會有憂鬱傾向。

■ 維生素C

維生素C具有以下功能：

- 促進腦血管正常發育。

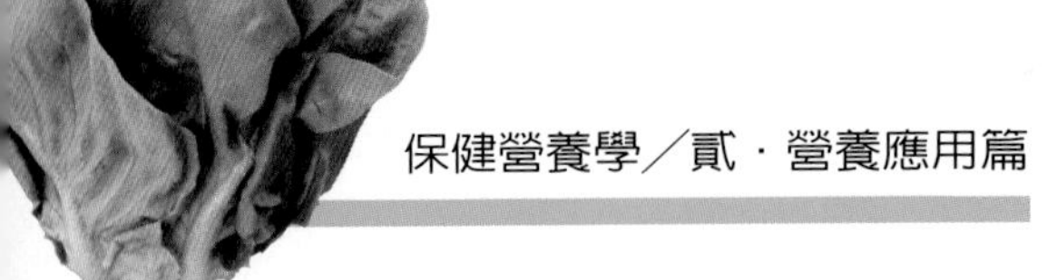

- 幫助腦部具有毒性的重金屬之排泄，雖為間接影響，但有研究指出，體內維生素C含量正常的小孩，其[39]______________較高。

■菸鹼素(niacin)

是醣解作用中重要的輔酵素，缺乏時會造成腦神經元變性(degeneration)，引起喪失記憶、失眠、恐懼、精神錯亂。

■葉酸

與[40]____________之代謝有關，缺乏時DNA以及RNA合成減少，會影響智力及行為發展，醫學上用來治療憂鬱症(depression)。

6-13.礦物質與腦部發育有關

■鐵質

- 酵素之構成成分。
- 酵素反應中重要的輔因子。
  例如：酪胺酸羥化酶、色胺酸羥化酶。
- 影響腦部中[41]______________________之合成，神經傳導物質之合成與退化(degradation)。

鐵質的相關研究

- 缺乏鐵質，6～24個月嬰幼兒的智力較正常嬰幼兒低。
- 9～11歲缺鐵兒童的研究中，補充鐵質者，IQ較無補充者為高，[42]____________能力亦較強。

■鋅

- 與DNA以及[43]____________之合成有關。
- 與蛋白質代謝有關。
- 懷孕後期之婦女缺乏鋅，新生兒的頭重量、腦中DNA、RNA與蛋白質皆會偏低。

■碘

- 構成甲狀腺素的必須礦物質，對於胎兒腦部發育非常重要。

碘的相關研究

- 老鼠的實驗：老鼠胎兒時期缺乏碘，血液中碘含量降低，致使大腦皮質形成異常、神經元數目減少、網狀組織稀疏。
- 有關碘缺乏的實例：碘會穿過胎盤，碘缺乏的母親，胎兒也會缺乏，造成甲狀腺素缺乏而阻礙腦部發育，造成生長發育受阻、智力降低，稱為呆小症(cretinism)。
- 有關碘缺乏的流行病學調查指出：100位長期碘缺乏的9～12歲兒童中，嚴重缺乏兒童之[44]____________能力低於中度碘缺乏的兒童；而[45]____________能力也低於中度碘缺乏的兒童。

6-14.重金屬中毒與腦部發育有關

■鉛中毒

環境中鉛中毒的來源為油漆、灰塵、石油、工廠廢煙與排水、受污染的飲水及用具。

鉛中毒的相關研究

- 有關鉛中毒的動物實驗
  - －腦部神經元之成熟作用異常(abnormal neuronal maturation)
  - －髓鞘形成遲緩(retardation in myelination)
  - －神經細胞構造改變
- 有關鉛中毒之流行病學調查
  - －曝露於鉛環境下之6～15歲兒童，其智力、集中注意力以及記憶力均較正常兒童為低。

■汞中毒

汞中毒會造成：

- 腦神經細胞構造異常(destruction)。
- 脫髓鞘作用。
- 研究指出，嬰兒攝食了含汞的母奶會有腦部損傷的現象。

■ 懷孕期的三大毒物

懷孕期間的三大毒物，會經胎盤進入胎兒體內造成腦部[46]____________的傷害：

- 麻藥、毒品。

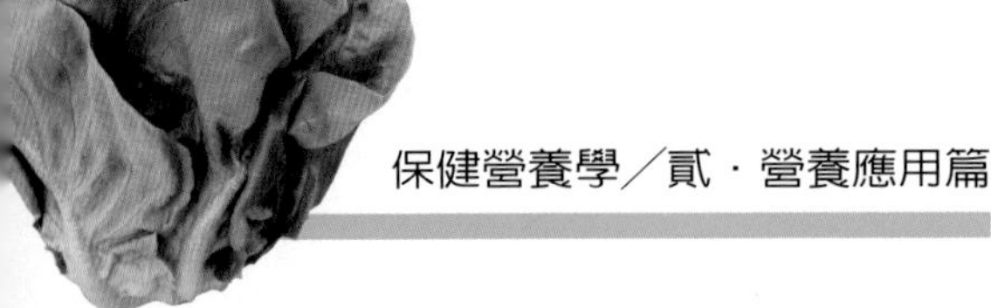

- 酒精：胎兒肝臟無分解酒精的功能，酗酒的母親所產下之嬰兒，會有智商低、成長遲緩、畸形、小頭、缺唇等情形，稱為胎兒酒精症候群。
- 香煙：香煙中所含之尼古丁可經由胎盤進入胎兒體內，造成阻礙腦神經細胞之[47]____________作用，會使血管收縮造成腦血液循環不良。

■ **輻射與腦部發育**

環境中的輻射線會造成腦中遺傳物質產生[48]____________。

營養對行爲發展的影響

6-15.早期營養不良對生長的限制

■嬰幼兒時期營養受限制時，會影響其後之行為發展。

■老鼠的實驗研究指出，發現如果在早期營養受到限制，長大之後會發生：

- 運動[49]__________機能較差。
- [50]__________能力差。
- 情緒穩定性差，易受刺激。
- 社會性差，具侵略性。
- 受壓力時，腎上腺皮質酮分泌的反應較差。

6-16.營養不良干擾學習與行為的可能機制

- 由於生態、[51]____________或生理上的異常，腦部的正常功能降低，比如學習能力的降低。
- 由於腦發育的泉湧期受損，不容易接受外來的[52]____________，也減少了應有的[53]____________行為。
- 學習步驟可能因性情、[54]____________、行為上的改變而受到阻斷。此等改變將可干擾人與人之間的關係，於是減少了學習的經驗。
- 根據對於多數兒童的追蹤研究，營養不良的兒童表現出行為異常，學習能力低，注意力不集中，而且會對人格形成不良的影響，如：性格消極、依賴心強、神經質等現象。

6-17.飢餓對智力或學業成績的影響

- 當一個人飢餓時，[55]__________往往會發生改變，如：小孩子不能充分獲得食物時，由於得不到適時所需的熱量，會有無法滿足健康愉快的感覺，因此，上課注意力會不集中以致影響學業成績。
- 常飢餓或營養不良的小孩，在[56]__________上會有顯著的改變，比如無情、冷淡、注意力不集中、怠惰等，所以早餐特別重要，所謂健康的早餐是美好一天的開始。
- 飢餓的學童可能由於過份注意食物而對學習的刺激失去[57]__________。而學習能力是有層次而逐步發展的，每一層次為後一層次的發展基礎。早年受到飢餓或營養不良的兒童，由於對早期學習層次的刺激無[58]__________，所以後期的學習經驗也就不能發揮得恰到好處。

6-18.如何使孩子更聰明?

■懷孕前的準備

- 避免[59]__________。
- 保持良好的營養狀況。
- 儘量不抽煙、不喝酒。
- 不亂服用藥物。
- 規律的生活。

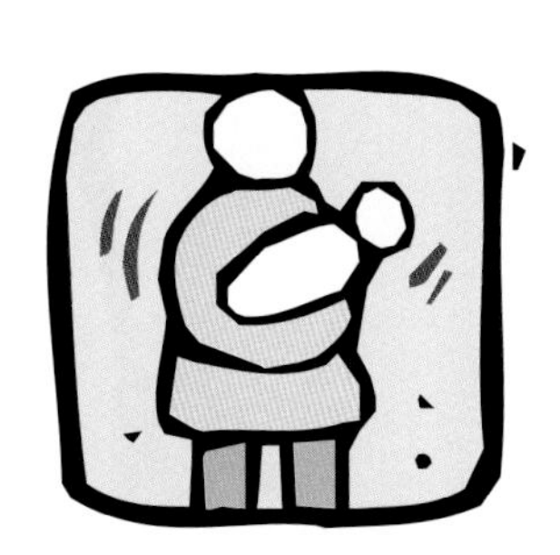

■懷孕期間(尤其前三個月)

- 營養均衡的飲食生活。
- 規律的生活，避免過度疲勞。
- 不喝酒、不抽煙、不亂服用藥物。
- 避免[60]__________傷害。
- 避免感染，如：病毒、德國麻疹、流行性感冒等。
- 若母親本身患有疾病，必須經常與醫師聯繫。

■生產以後

- 接受新生兒先天性代謝異常篩檢。
- 若有異常，立刻治療可以使嬰兒智力損傷減至最低。新生兒先天性代謝異常篩檢項目包括[61]__________症、先天甲狀腺低能症、高胱胺酸症、

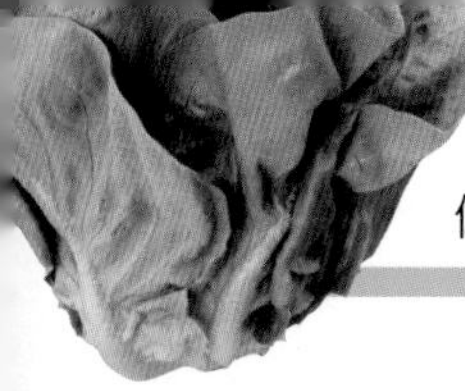

[62]＿＿＿＿＿＿症、蠶豆症。及早發現，及早治療！

- 儘量以母奶餵哺。
- 以母奶餵哺者，飲食中應注意多補充[63]＿＿＿＿＿＿＿＿。
- 無法以母奶餵哺時，應謹慎選擇適當的嬰兒奶粉。
- 嬰兒期[64]＿＿＿＿＿＿＿＿之添加。
- 注意幼兒期營養均衡，避免[65]＿＿＿＿＿＿＿＿。
- 適當地補充營養補充劑，如：綜合維生素、鈣質或鐵質等。

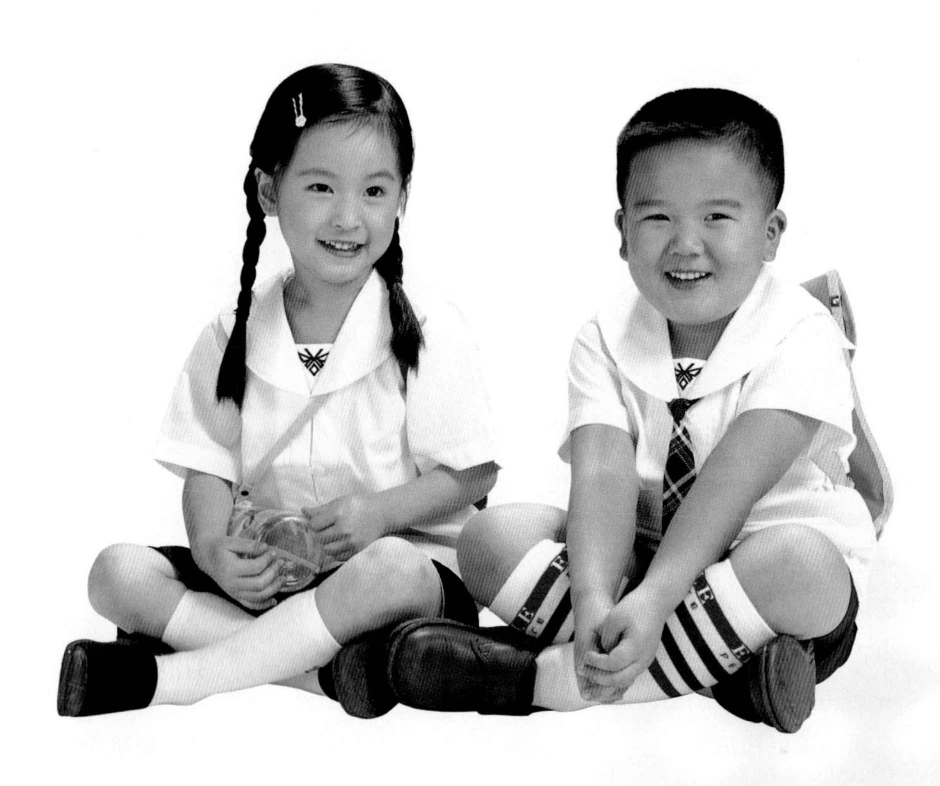

第六章 營養和智力 解答

1. 髓鞘
2. 2
3. 2
4. 2
5. 4
6. 永久
7. 行為
8. 懷孕
9. 嬰幼兒
10. 輻射
11. 髓鞘
12. 樹狀突
13. 突觸
14. 重量
15. 頭圍
16. 數目
17. 5
18. 磷脂質(phospholipid)
19. 色胺酸(Tryptophan)
20. 鐵(Fe)
21. B_6
22. B_6
23. 淡漠
24. 暴躁
25. 小
26. 脂質
27. 視
28. 髓鞘
29. 髓鞘
30. 脂質
31. 學習
32. DHA
33. RNA
34. 自閉
35. 葡萄糖
36. 蛋白質
37. 血清素
38. DNA
39. IQ
40. 核酸
41. DNA
42. 語言
43. RNA
44. 學習
45. 運動
46. 損傷
47. 呼吸
48. 突變
49. 協調
50. 學習
51. 生化
52. 刺激
53. 反應
54. 人格
55. 行為
56. 行為
57. 興趣
58. 反應
59. 肥胖
60. 輻射
61. 苯酮尿
62. 半乳糖血
63. 蛋白質
64. 副食品
65. 偏食

第七章

營養與美容

營養是構成美麗基礎

7-1.美麗構築於健康身心基礎之上，營養為維繫健康身心不可或缺的元素

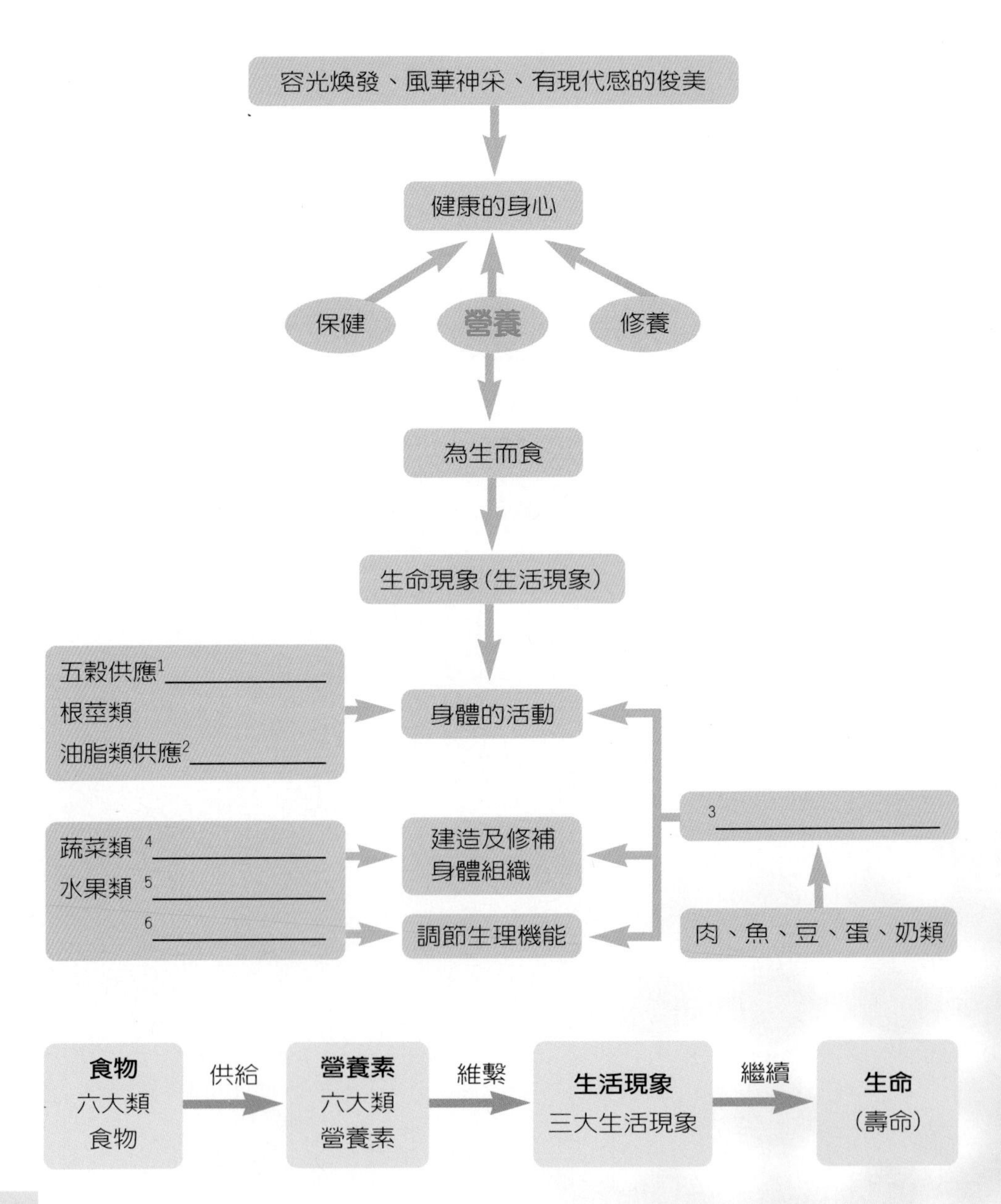

7-2.均衡的營養

每天吃的每一餐，都要從六大類食物中，選擇三～四樣食用。

7-3.營養與美容的評估方法

- A－Anthropometric(人體測量)
- B－Biochemical(生化檢驗)
- C－Clinical(臨床檢查)
- D－Dietary history(膳食調查)
- E－Emotional(心理檢查)
- F—Functional(機能性評估)

臨床症狀檢查範例

■頭髮

正常現象	缺乏症狀	可能缺乏的營養素	可能過量的營養素	可能並非營養素所引起
有光澤，髮根固定，不易拔扯	● 缺乏光澤，乾燥	● [7]______ ● [8]______		過份染髮 遺傳性禿頭
	● 稀少	● [9]______ ● [10]______ ● [11]______	● [12]______	
	● 呈現多種顏色(因頭髮脫色所致)	● [13]______ ● [14]______		
	● 頭髮容易拔起，卻不會疼痛，易斷落	● [15]______		

■嘴唇

正常現象	缺乏症狀	可能缺乏的營養素	可能過量的營養素	可能並非營養素所引起
平滑、粉紅、潮濕、無龜裂、潰瘍或腫	● 口角炎(嘴角潰瘍、變白) ● 口唇病變(嘴唇發紅、腫大且乾燥，下唇有龜裂現象)	● 維生素B_2 ● [16]______ 尤其是[17]______ ______的缺乏		● 有時會因假牙裝置不當、過度流口水而導致

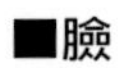

■臉

正常現象	缺乏症狀	可能缺乏的營養素	可能過量的營養素	可能並非營養素所引起
皮膚顏色均勻、光滑、粉紅色、健康、無水腫、面部表情對稱，無不隨意動作	● 臉色蒼白、擴散性脫色現象	● 18 ________		
	● 鼻唇二側脂溢性皮膚炎（白色脂肪性分泌物）	● 19 ________		● 皮脂性異常，衛生不良、尋常瘡
	● 臉部圓腫，如圓月臉	● 20 ________		● 黏液性水腫、嚴重甲狀腺機能過低、腎病徵候群、庫氏徵候群……
	● 尋常粉刺	● 維生素C、維生素E	● 脂肪、醣類、刺激性食物	● 青春期、青春期後月經期、便秘、皮膚過敏
	● 酒糟鼻痤瘡	● 維生素B_2	● 油膩食物、刺激性飲料、調味料	● 飲酒過量
	● 眼睛周圍因色素沉積，呈現發黑、黃褐斑	● 21 ________ ● 22 ________		● 睡眠不足、懷孕期使用口服避孕藥、日光曝曬

■指甲

正常現象	缺乏症狀	可能缺乏的營養素	可能過量的營養素	可能並非營養素所引起
堅實、粉紅	● 薄脆、無光澤、長得慢	● 23 ________ ● 24 ________		
	● 破裂起稜	● 25 ________ ● 26 ________		
	● 匙狀甲、指甲顏色蒼白	● 27 ________		

■眼睛

正常現象	缺乏症狀	可能缺乏的營養素	可能過量的營養素	可能並非營養素引起
清亮、有神、眼結膜呈粉紅色及濕潤，角膜周圍無血管增生、充血現象	● 眼結膜蒼白	● 28______		
	● 眼睛發炎、角膜周圍毛細血管增生、充血	● 29______		
	● 眼睛畏光、眼瞼發癢	● 30______		
	● 畢氏斑點、眼結膜、角膜乾燥、角膜軟化症	● 31______		
	● 角膜周圍和鞏膜有色素沉積（如黃色）夜盲症	● 32______	● 高血脂症	● 黃疸

■牙齒

正常現象	缺乏症狀	可能缺乏的營養素	可能過量的營養素	可能並非營養素所引起
牙齒有光澤，無蛀牙，無疼痛	● 斑齒 ● 蛀牙、掉牙		● 33______ ● 糖	● 牙周病

■皮下組織

正常現象	缺乏症狀	可能缺乏的營養素	可能過量的營養素	可能並非營養素所引起
脂肪量正常，無水腫	● 水腫	● 34______ ● 35______	● 體內鈉鹽	● 懷孕期靜脈曲張
	● 皮下脂肪太少	● 消瘦症 ● 蛋白質		
	● 皮下脂肪太多		● 熱量（肥胖症）	

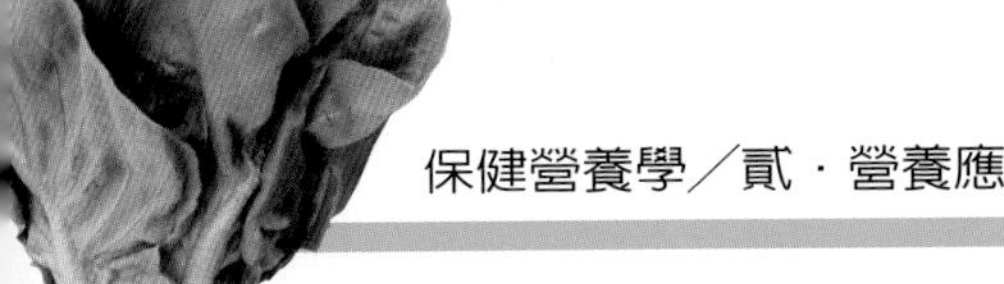

■皮膚

正常現象	缺乏症狀	可能缺乏的營養素	可能過量的營養素	可能並非營養素所引起
無發疹狀或腫，沒有異常黑點、斑疹、白點、曬斑，且膚質潤澤、充實而有彈性	● 鱗狀皮膚乾燥症	● 36 ____ ● 37 ____ ● 38 ____		● 環境或衛生因素、皮膚老化
	● 毛囊性皮膚角化症 ● 點狀皮下出血（毛囊周圍有充血斑紅點） ● 紫斑症	● 39 ____ ● 40 ____ ● 41 ____		● 甲狀腺機能過低、尿毒症 ● 創傷、肝病、血液異常（如血小板缺乏）、抗凝血劑過量
	● 青春成長期之毛囊皮膚症	● 42 ____		● 內分泌不平衡
	● 皮膚不緊實缺乏彈性	● 43 ____		
	● 黃色瘤		● 高血脂症	
	● 魚鱗症			● 先天遺傳
	● 表皮顯著角質化乾燥，症狀類似皮膚乾燥症			
	● 皮膚顏色改變，如如變成褐色、古銅色			● 日曬、遺傳、懷孕、愛迪生症、某些腦下腺腫瘤黑色素及黑鐵質沉積
	● 皮膚顏色變藍			● 焦慮、寒冷或心肺疾病
	● 黃疸			● 肝病、紅血球溶血
	● 顏色呈黃色		● 44 ____	● 黏液性水腫、腦下腺機能過低 ● 糖尿病

■皮膚

正常現象	缺乏症狀	可能缺乏的營養素	可能過量的營養素	可能並非營養素所引起
	● 顏色呈淡色	● 貧血		● 水腫、昏厥、休克
	● 皮膚炎，癩皮病型	● 45 ________		● 曬傷、化學或熱創傷
	● 瓜西奧科兒症型溼疹	● 46 ________ ● 47 ________ ● 48 ________ ● 49 ________		● 便秘、腎臟病
	● 蕁麻疹			● 蟲咬、冷熱、光線刺激、藥物過敏、食物過敏
	● 斑駁皮膚病	● 50 ________ ● 51 ________		
	● 陰囊或陰道皮膚炎	● 52 ________		● 感染
	● 牛皮癬	● 53 ________	● 牛磺酸	
	● 尋常粉刺（即痤瘡）		● 脂肪、醣類	● 便秘 ● 月經不順
	● 皮膚傷口組織復原修補延長	● 54 ________ ● 55 ________ ● 56 ________		

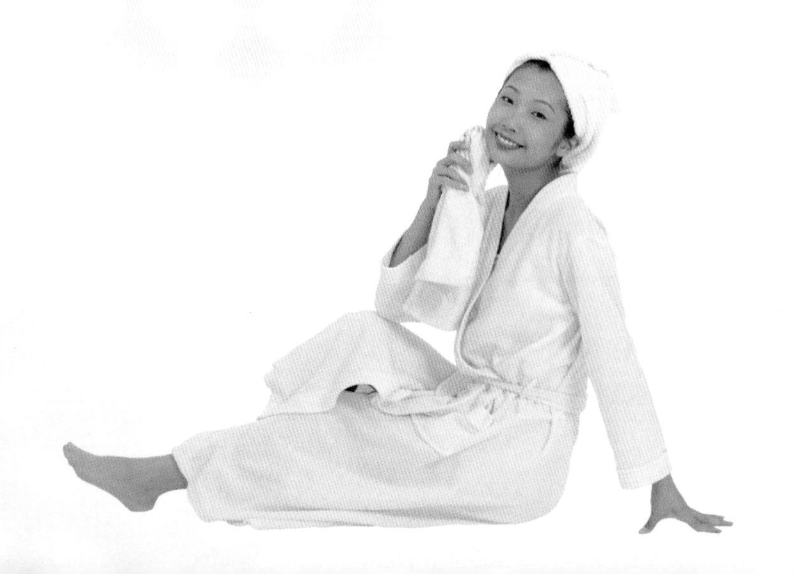

7-4.富含各種營養素的食物來源

營養素		食物來源
蛋白質		奶類、蛋類、豆類、魚類、肉類
必須脂肪酸		紅花籽油、玉米油、黃豆油(沙拉油)
維生素類	維生素A	肝臟、蛋黃、牛奶、深綠色及深黃色蔬菜、水果
	維生素E	穀類(胚芽米)、米糠油、小麥胚芽、小麥胚芽油、蛋黃、綠葉蔬菜
	維生素K	小麥胚芽、蛋黃、肝臟
	維生素B_1	豬肉、帶皮花生、芝麻、酵母、豆類、胚芽米、蔬菜
	維生素B_2	牛奶、內臟類、酵母、蛋類、綠葉蔬菜
	維生素B_6	肉類、魚類、酵母、肝、腎、牛奶、蔬菜
	維生素C	番石榴、柑桔類水果(橘子、柳丁、文旦、柚子、葡萄柚、蕃茄、深綠色蔬菜
菸鹼素		肝臟、酵母、全穀類、瘦肉、蛋、牛奶、魚類、綠葉蔬菜
生物素		內臟、肉類、蛋黃、莢豆類
礦物質	鐵	肝臟、蛋黃、瘦肉、動物血液、貝類、豆類、綠葉蔬菜
	鋅	海產類、內臟、酵母、小麥胚芽
	銅	肝臟、蚌肉、瘦肉、硬穀果類

7-5.營養健康美容小要訣

項目	小要訣
營養	● 不偏食，避免太多的油脂、鹽、糖。 ● 不要吃太多精製的加工食品，適量攝取富含纖維質的蔬菜、水果。 ● 每天要攝取6-8杯水，三餐定時定量。 ● 少攝取酒精性飲料及刺激性食物。
保養	● 維持理想體重。 ● 適當的運動，充足的睡眠。 ● 皮膚保養。
修養	● 保持心情愉快

第七章 營養和美容 解答

1．醣類	20．蛋白質	39．維生素A
2．脂質	21．營養不良	40．必需脂肪酸
3．蛋白質	22．菸鹼素	41．維生素C
4．礦物質	23．熱量	42．維生素K
5．維生素	24．蛋白質	43．營養不良
6．水	25．維生素A	44．胡蘿蔔素
7．蛋白質	26．蛋白質	45．菸鹼素
8．必需脂肪酸	27．鐵	46．蛋白質
9．蛋白質	28．鐵（缺鐵性貧血）	47．必需脂肪酸
10．生物素	29．維生素B_2	48．生物素
11．鋅	30．維生素B_2	49．維生素B_6
12．維生素A	31．維生素A	50．維生素A
13．蛋白質	32．維生素A	51．必需脂肪酸
14．銅	33．維生素B_2	52．維生素B_2
15．蛋白質	34．蛋白質	53．泛酸
16．維生素B群	35．維生素B_2	54．蛋白質
17．氟	36．維生素A	55．維生素C
18．蛋白質	37．必需脂肪酸	56．鋅
19．維生素B_1	38．鋅	

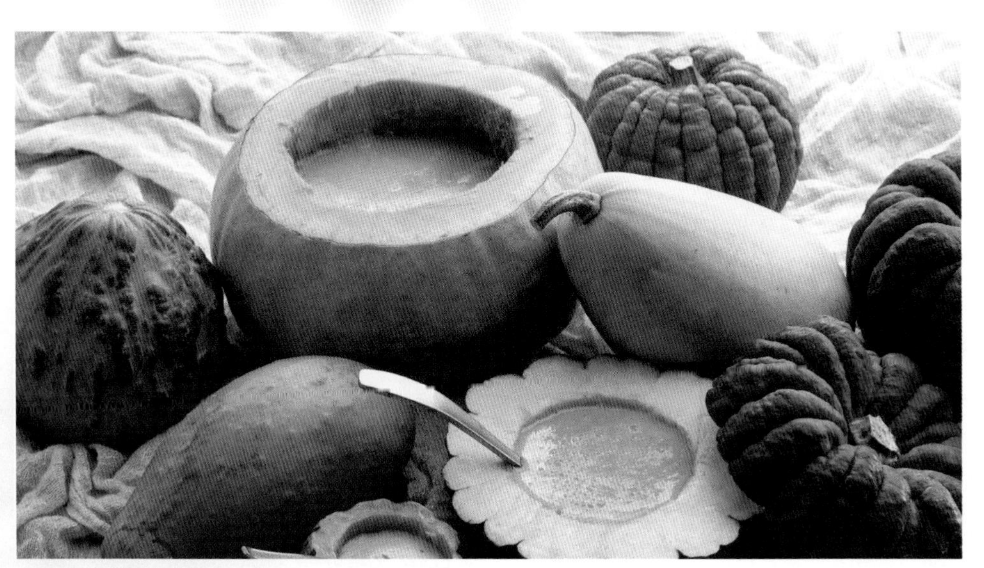

第八章

營養與免疫

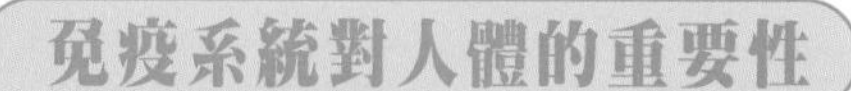

8-1.身體的防衛者

免疫系統是人體健康的第一道防禦系統，在入侵者損毀人體之前，先辨認、追蹤，然後再將其摧毀。入侵者有自傷口進來的細菌、碎片、傷風病毒或癌細胞等，會企圖接管人體各細胞組織並索取身體的營養，如果它們一旦成功，則人體就會生病了，甚至死亡。

■免疫系統具有以下的作用

- 主宰身體防禦疾病的能力。
- 影響一個人的精力與創造水準。
- 與一個人的情緒及心情息息相關。
- 會影響人體的[1]＿＿＿＿＿＿＿＿。
- 增強身體健康的守護者。
- 改善人體的健康。
- 免疫系統。
- 排除體內足以削弱生命力的[2]＿＿＿＿＿＿＿＿及化學物質。
- 不易罹患傷風、流行性感冒及其他濾過性病毒引起的傳染病。
- 燃燒囤積在身上的脂肪，恢復健壯適中的體型。
- 每日都能享受充沛的體力，可以安穩而不受干擾的[3]＿＿＿＿＿＿＿＿。
- 消除使人日趨消沉的無名[4]＿＿＿＿＿＿＿＿及無端的頭痛。
- 增強注意力。
- 積極性的感覺，樂觀進取，精神煥發。
- 擁有一個長遠、健康、有活力而成功的生命……。

8-2.免疫系統成員

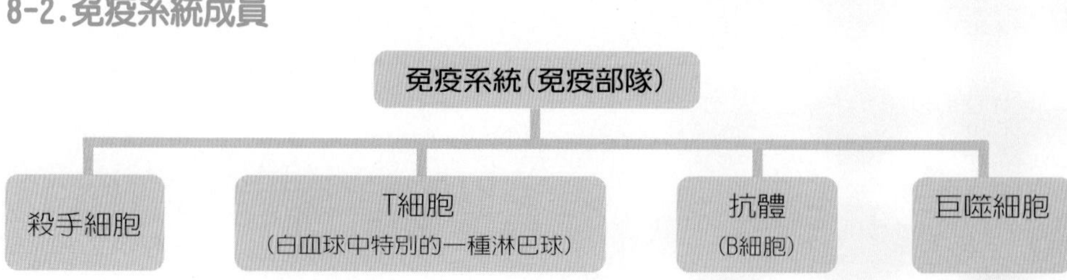

8-3.免疫系統的防禦作用

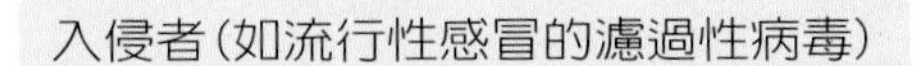
入侵者(如流行性感冒的濾過性病毒)

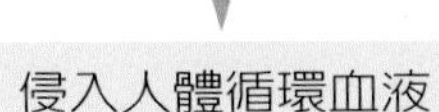
侵入人體循環血液

免疫系統→辨認、循環追蹤、發出警報

T細胞開始增產並與病毒作戰

自然殺手細胞包圍，並展開與入侵者進行保衛戰的反擊
(即攻擊被濾過性病毒所污染的細胞)

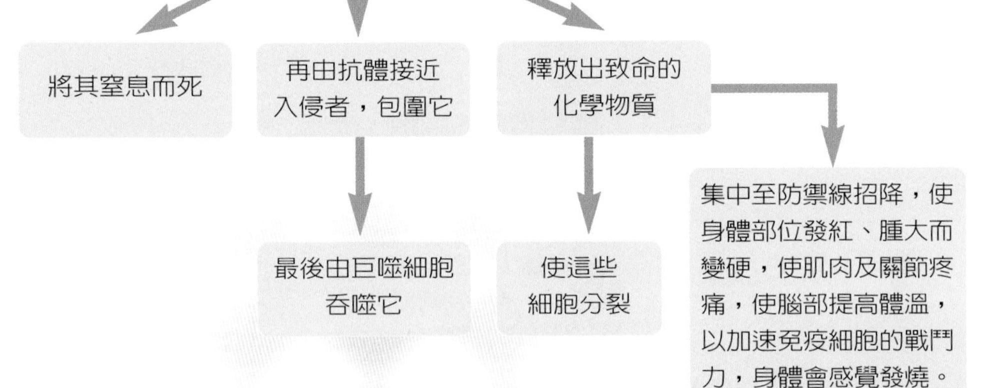
將其窒息而死
再由抗體接近入侵者，包圍它
釋放出致命的化學物質
最後由巨噬細胞吞噬它
使這些細胞分裂
集中至防禦線招降，使身體部位發紅、腫大而變硬，使肌肉及關節疼痛，使腦部提高體溫，以加速免疫細胞的戰鬥力，身體會感覺發燒。

8-4.免疫系統受到飲食的影響

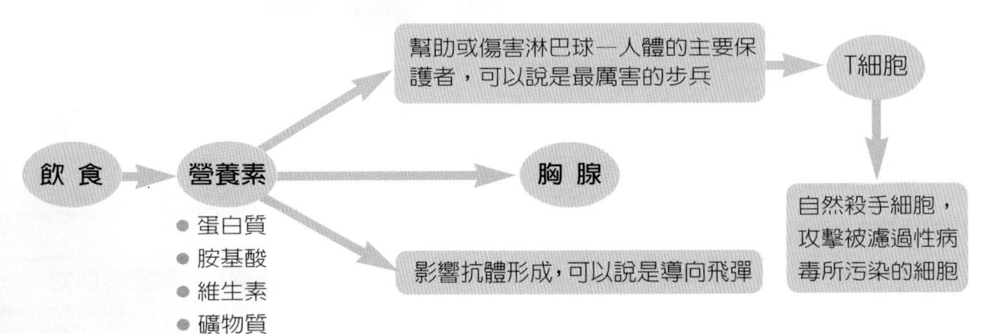
飲 食
營養素
● 蛋白質
● 胺基酸
● 維生素
● 礦物質
幫助或傷害淋巴球—人體的主要保護者，可以說是最厲害的步兵
T細胞
胸 腺
影響抗體形成，可以說是導向飛彈
自然殺手細胞，攻擊被濾過性病毒所污染的細胞

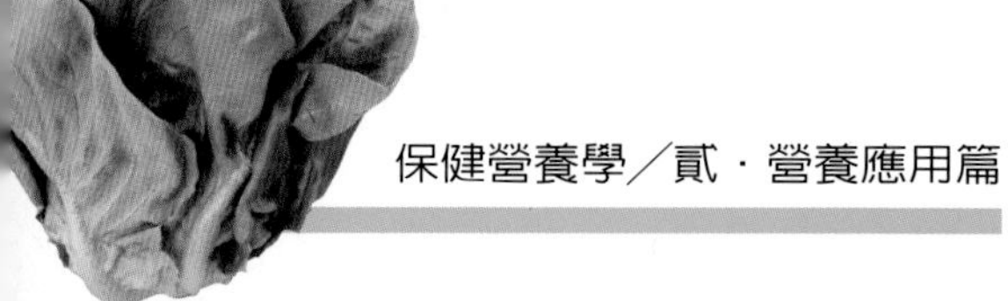

8-5.不當的飲食對身體的影響

- 不當的飲食使人身體變弱、變胖、變懶、變笨、降低抵抗力而使人生病……。
- 這就是因為不當的飲食削弱了人體的[5]＿＿＿＿＿＿系統之故。

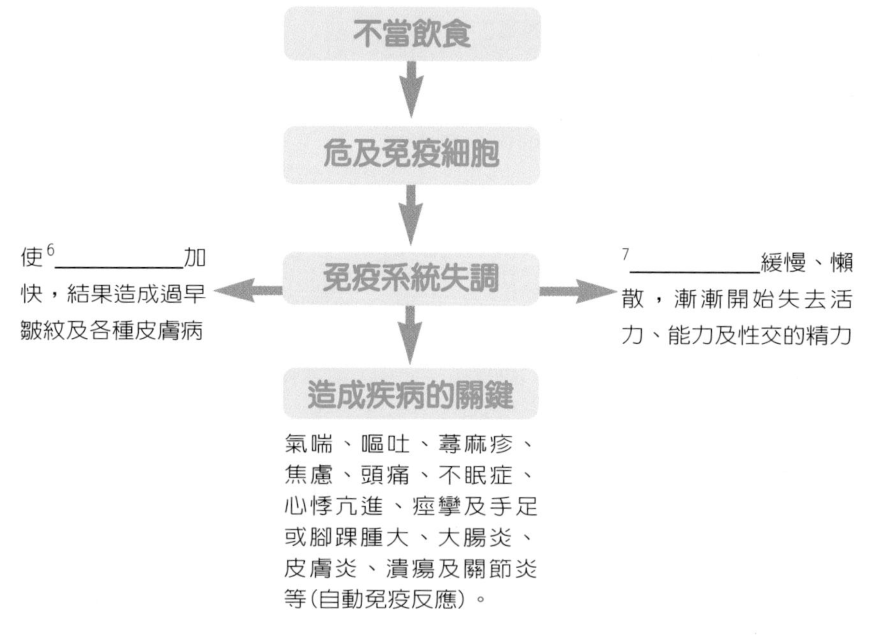
不當飲食
危及免疫細胞
免疫系統失調
造成疾病的關鍵
使[6]＿＿＿＿＿加快，結果造成過早皺紋及各種皮膚病
[7]＿＿＿＿＿緩慢、懶散，漸漸開始失去活力、能力及性交的精力
氣喘、嘔吐、蕁麻疹、焦慮、頭痛、不眠症、心悸亢進、痙攣及手足或腳踝腫大、大腸炎、皮膚炎、潰瘍及關節炎等(自動免疫反應)。

8-6.蛋白質對身體的影響

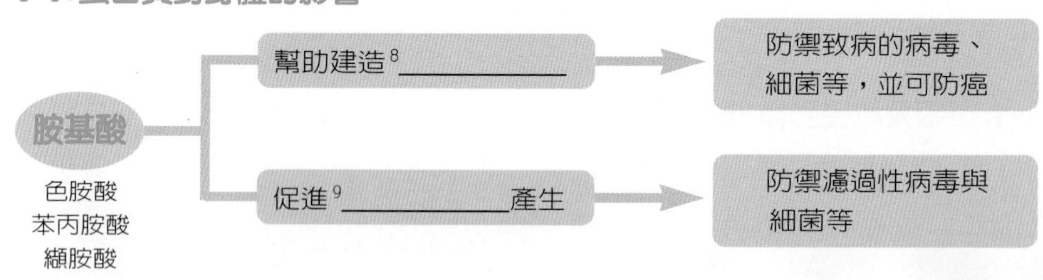
胺基酸
色胺酸
苯丙胺酸
纈胺酸
幫助建造[8]＿＿＿＿＿＿
防禦致病的病毒、細菌等，並可防癌
促進[9]＿＿＿＿＿＿產生
防禦濾過性病毒與細菌等

8-7.增強免疫系統的營養素

1.維生素A

維生素A → 維持及增強免疫能力

- 摧毀自由基
- 擴大免疫細胞的活力
- 增加免疫細胞量

2. 維生素E

維生素E → 維持及增強免疫能力

刺激人體的防禦功能，增強防禦各種傳染病及癌症的效果

- 自由基的剋星
- 自由基最強烈的解毒劑
- 解除或減少自由基對人體細胞的摧毀
- 促進抗體的產生
- 增強免疫細胞的作用能力

3. 維生素B群

維生素B群（八種） → 維持及增強免疫能力

- 維持正常的免疫組織
- 維持正常的抗體反應

4. 維生素C

維生素C → 維持及增強免疫能力

- 增大免疫系統組織（胸腺、淋巴球）
- 增強免疫細胞功能（摧毀、吞噬……）
- 幫助身體產生「誘發抗體生產」的一種化學物質
- 增加抗體含量
- 提升血液中的 10 ______________ 含量

5. 維生素缺乏對身體的影響

維生素B_6、維生素C 缺乏 → 削弱身體的抵抗力

影響體內疾病防禦的細胞

維生素A缺乏 → 降低T細胞生產的數目

維生素B群缺少（尤其維生素B_6、B_{12}） → 降低抗體的形成

維生素C缺乏 → 影響巨噬細胞的活動

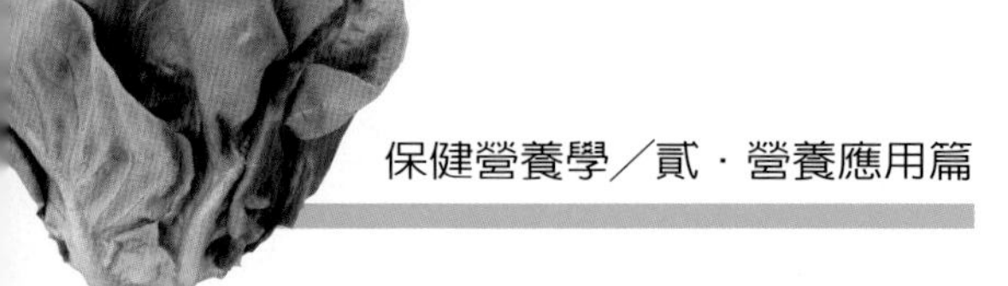

6. 礦物質不足或過量對身體的影響

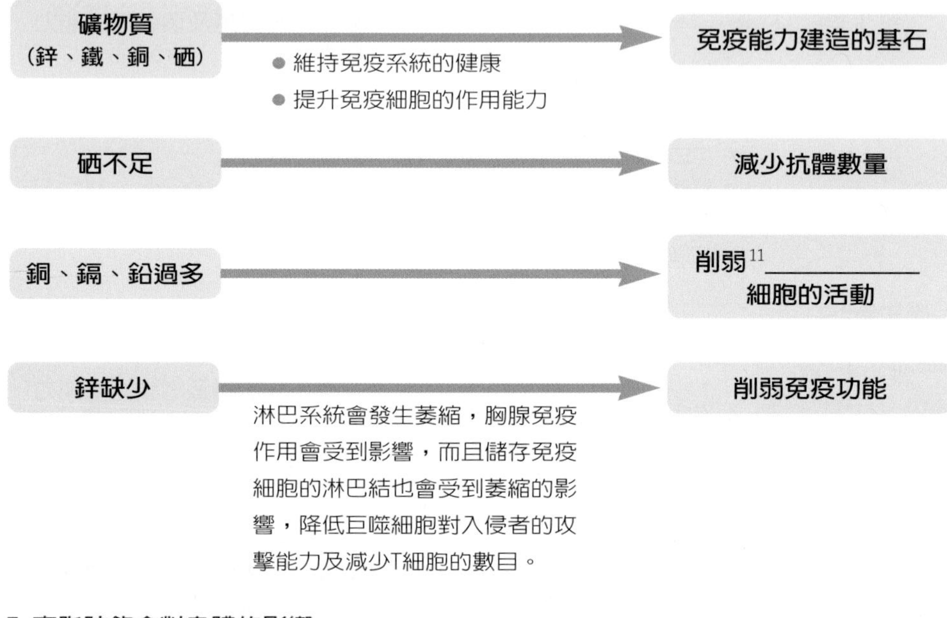
礦物質
（鋅、鐵、銅、硒）
免疫能力建造的基石
● 維持免疫系統的健康
● 提升免疫細胞的作用能力
硒不足
減少抗體數量
銅、鎘、鉛過多
削弱[11]____________細胞的活動
鋅缺少
削弱免疫功能
淋巴系統會發生萎縮，胸腺免疫作用會受到影響，而且儲存免疫細胞的淋巴結也會受到萎縮的影響，降低巨噬細胞對入侵者的攻擊能力及減少T細胞的數目。

7. 高脂肪飲食對身體的影響

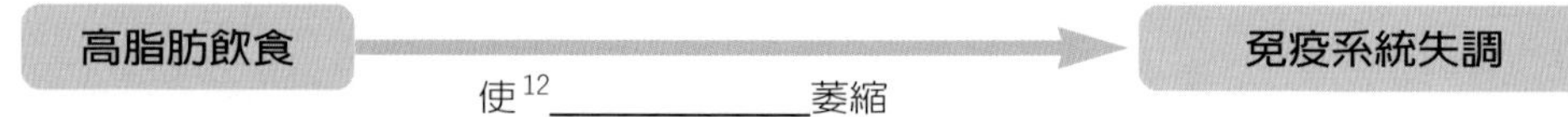
高脂肪飲食
免疫系統失調
使[12]____________萎縮

8-8. 免疫功能受損對身體的影響

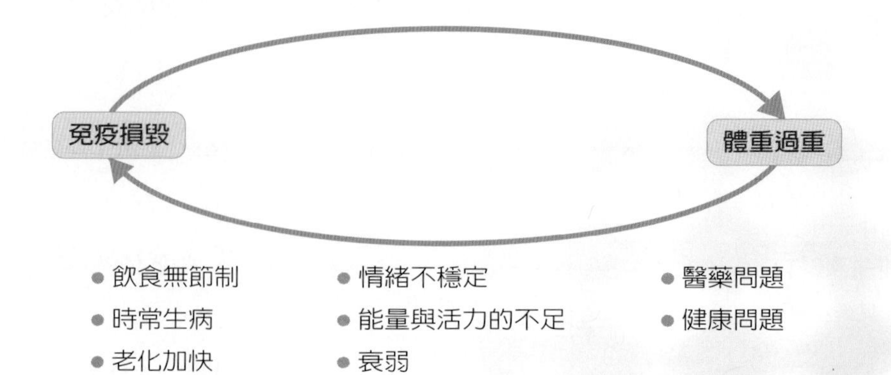
免疫損毀
體重過重
● 飲食無節制
● 時常生病
● 老化加快
● 情緒不穩定
● 能量與活力的不足
● 衰弱
● 醫藥問題
● 健康問題

Health Life

8-9.如何增強免疫能力

為增強免疫能力而吃，吃出健康來

- 食物多種類，經常變換攝取不同種類食物
- 飲食均衡性，食物多變化
- 適量補充營養補助食品、機能性食品

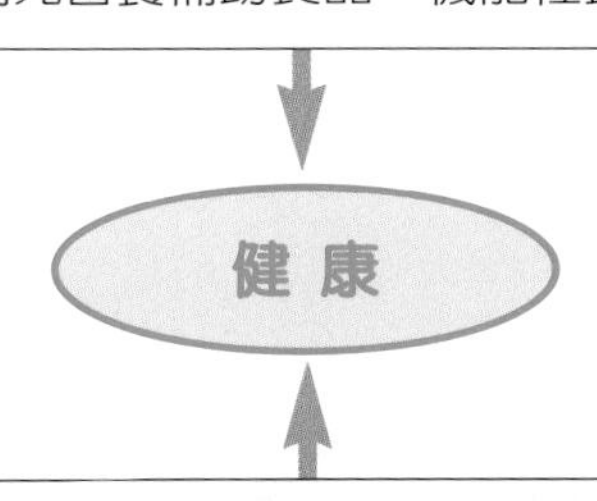

消除損害免疫系統的各種因素

- 生活中不良習慣(如抽煙、酗酒)
- 工作及生活環境的不衛生
- [13]＿＿＿＿＿＿＿＿＿＿
- 缺少[14]＿＿＿＿＿＿＿＿＿＿
- 體重過重、肥胖

8-10.健康的維護

健康的維護端賴[15]＿＿＿＿＿＿＿＿＿＿，

也只有自己才能真正掌控自己的免疫健康。

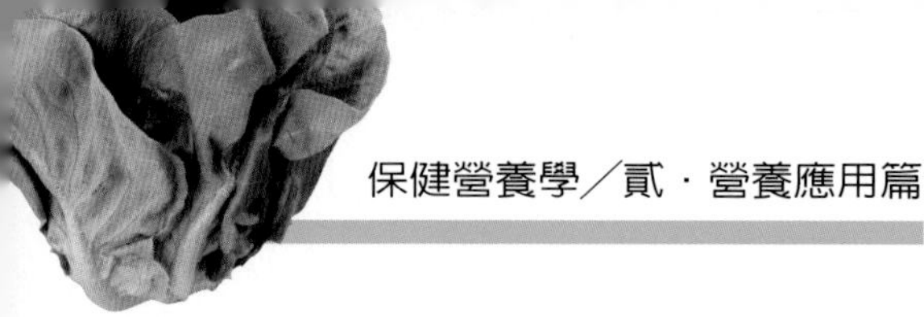

第八章 營養與免疫 解答

1.體重	6.老化	11.T
2.毒素	7.生長	12.胸腺
3.睡眠	8.白血球	13.壓力
4.疼痛	9.抗體	14.運動
5.免疫	10.干擾素	15.自己

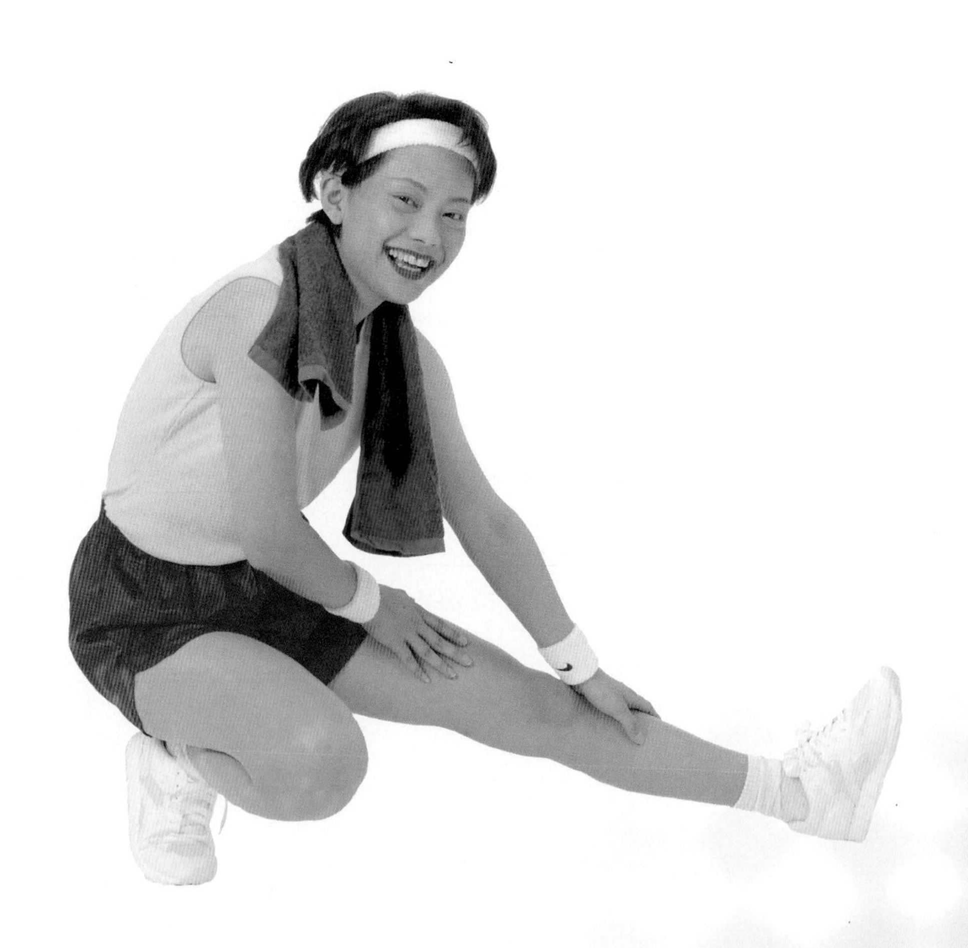

第九章

運動與營養

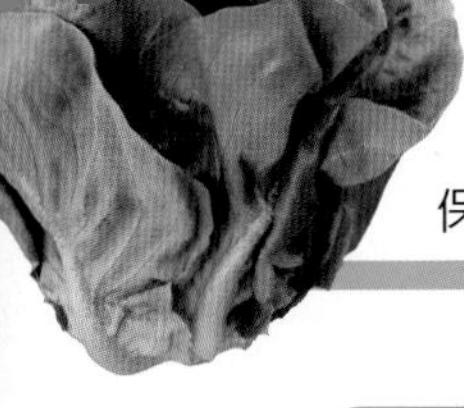

運動與營養關係

9-1.健康靠自己

運動與營養為維持身體健康的二大要素，如同一車之雙輪，一鳥之雙翼，缺一不可，且二者關係密切，均衡的飲食營養和適量補充健康食品，可維持良好體適能，增加身體的活動量；而透過適當的運動，會使體適能愈好，透過促進健康飲食的好處，身體也會愈加健康。

俗語說：「健康不是一切，但沒有健康就沒有一切。」增進健康、擁有健康和享受健康不是靠醫生或靠藥物，而是要靠自己的飲食習慣(均衡的營養)和生活習慣(適度的運動)，以及切實的付諸行動、持之以恆的決心和毅力(修養)，所以個人的身體健康要靠自己，要靠自己生活中的三養－營養、保養、修養。

9-2.運動的好處

日常生活中規律的運動，可增進體適能和健康體能，使身體常感精神充沛、精神飽滿，充滿活力完成每日的工作，同時可參與隨興或隨時發起的活動，以及應付偶發的事情，而不會感覺力不從心。

■**規律運動的好處簡述如下：**

- 可以改善攝氧能力，增進細胞[1]____________功能，進而促進營養素的代謝。
- 可改善攝氧能力，使細胞較不易缺氧，以致精神較飽滿，不易疲勞，注意力較能集中。
- 可增加心搏出量，減低安靜時[2]____________速率，減輕[3]____________負擔，因而可增進心肺功能，使人較鎮靜，較不敏感，也較易入睡。
- 可提升高密度脂蛋白膽固醇(所謂「好的膽固醇」)，降低低密度脂蛋白膽固醇(所謂「壞的膽固醇」)，所以能夠降低[4]____________以及[5]____________之罹患。
- 規律運動可降低交感神經對小動脈之刺激，因而可以減低[6]____________所造成的緊張情緒。規律運動並可以減少腎臟對鈉的再吸收率及二氧化碳排出量增加，使得腦部毛細血管擴張，而有降低[7]____________之功能。
- 可增加[8]____________之代謝，延長[9]____________耗盡之時間，使身體可從事較長時間的運動，並且能夠提高[10]____________，增加熱量消耗，有助於維持理想體重以及幫助減重。

- 可維持[11]______________的質量、彈性和強度，維持骨質密度，減少[12]______________的發生。

9-3.運動和營養的關係

運動和營養的關係密切，對一般人來說，「均衡的營養」和「適度的運動」為維持身體健康的不二法門。對運動員而言，營養調配對於維持「運動員的健康」及「運動成績之提高」具有舉足輕重之影響。

■運動員的營養

良好營養可以增進運動員的健康，提高運動成績，因此一位傑出的運動員除了靠後天的訓練和培育外，更需注重日常[13]______________。另外，更必須注意[14]______________飲食之調配、[15]______________之補充及[16]______________體能之恢復與營養素補給，才能創造更傑出的佳績。

■不同運動項目之運動員日常飲食

1.肌肉型及速度型運動員

如舉重、投擲、摔角及拳擊等運動員，為了強健肌肉組織，必須補充大量具高品質之[17]______________，每日每公斤體重之蛋白質量約需[18]______________公克。

2.耐力型運動員

如中長距離長跑、400米以上的游泳及各類球類運動的運動員，為增強其耐力，對於[19]______________的需求較高，此類運動員需要大量容易消化之[20]______________，每公斤體重之每日醣需要約為[21]______________公克。

3.不同訓練階段之飲食

■賽前飲食

運動員在比賽前常會有神經高度緊張情形，而造成消化機能減弱及食慾不佳問題，故賽前飲食係以保持其最佳的體重與[22]______________百分比為目的。賽前飲食原則如下：

- 提供適當的能量。
- 攝取[23]______________含量豐富的食物。
- 多選用蔬菜及水果，以增加體內[24]______________與[25]______________之儲存量。

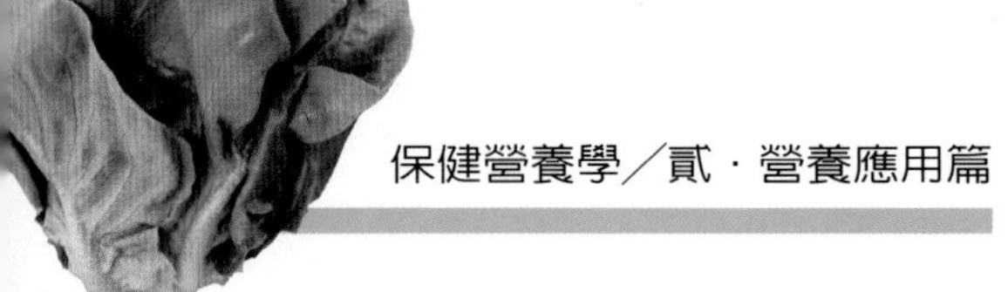

- 攝取容易消化、體積以及重量小的食物。
- 避免攝取[26]＿＿＿＿＿＿＿＿、刺激、[27]＿＿＿＿＿＿＿＿、含纖維素多的粗糙穀類雜糧及易產氣的[28]＿＿＿＿＿＿＿＿等食物。

■比賽當日的飲食原則

- 提供充足的熱量。
- 食物的體積以及重量宜小，可增加食物營養密度。
- 對腸胃道無刺激、易消化的食物。
- 避免提供大量的[29]＿＿＿＿＿＿＿＿以及含[30]＿＿＿＿＿＿＿＿多的食物。
- 可於賽前或當日補充[31]＿＿＿＿＿＿＿＿。
- 符合運動員的喜好與習慣。
- 應於賽前[32]＿＿＿＿＿＿＿＿小時進餐完畢。
- 比賽環境熱時，應在比賽前補充約[33]＿＿＿＿＿＿＿＿毫升的水分。
- 賽前不可服用含有[34]＿＿＿＿＿＿＿＿之飲料。

■比賽中的飲食原則

- 補充含糖或[35]＿＿＿＿＿＿的飲料。
- 補充容易消化吸收的液體或半固體食物，以預防[36]＿＿＿＿＿＿或飢餓感。
- 食物體積宜小且營養密度大，以免影響[37]＿＿＿＿＿＿。

■比賽後的飲食原則

- 比賽後15分鐘，可提供流質性[38]＿＿＿＿＿＿食物，以迅速補充血中血糖及肌肉之肝醣，例如：含糖的電解質飲料或果汁飲料。
- 賽後2～3天仍應提供足夠的熱量、蛋白質、維生素及礦物質，以促進肌肉中肝醣之儲存、補充電解質以及維生素之濃度。
- 供應[39]＿＿＿＿＿＿飲食。

9-4.運動與水分

■水分對運動的重要性

- 預防脫水狀態：運動員因為攝取高蛋白、高脂肪、低醣類飲食（即高運動表現飲食）或因[40]＿＿＿＿＿＿消耗增加，使得水分流失增加及[41]＿＿＿＿＿＿等因素而發生脫水的現象。
- 調節體溫

■運動時用水的智慧

- 比賽時，用水來冷卻肌膚。
- 運動或比賽前約[42]＿＿＿＿＿＿分鐘飲用二杯清水。
- 運動或比賽中每[43]＿＿＿＿＿＿分鐘，至少飲用一杯清水。
- 在運動前12小時內，若是飲用了含咖啡因的飲料，比如可樂、茶、咖啡等，則需要多喝一杯清水。
- 冷水比熱水容易由胃部吸食送入血液，而且冷水也有助於降低上升的體溫。

9-5.特殊營養與運動

藉適當的營養性體力增補劑提高運動員運動能力的表現，經常被使用的營養性體力增補劑如下：

■醣類

- 葡萄糖：適量補充可維持[44]＿＿＿＿＿＿、延緩疲勞發生時間及提高耐力。
- 蔗糖：可以維持運動中的血糖、提高耐力，其效力與葡萄糖相同。另外，蔗糖也有促進醣類氧化作用，以刺激運動時所需之熱量的功能。
- 果糖：通常於[45]＿＿＿＿＿＿補充，可增加肝臟中的[46]＿＿＿＿＿＿的合成，且可使體力迅速恢復。

■高蛋白質食品

- 增加體力與耐力，建造肌肉組織。

■維生素

- 維生素B_1、B_2、以及B_{12}：可增加[47]＿＿＿＿＿＿物質之產生，具有鎮定作用。
- 維生素B_6：可促進肌肉中[48]＿＿＿＿＿＿轉變為熱量。
- 抗氧化維生素：以運動生理學的觀點而言，運動傷害（如扭傷、關節發炎等）與自由基之激增有密切的關係。人體中多多少少有自由基的存在，一般而言，並不會對身體造成威脅。但是一旦體內的組織受傷，體內的自由基會大量的增加，而引起受傷組織的腫脹、[49]＿＿＿＿＿＿及[50]＿＿＿＿＿＿等症狀，此時若不及早修復受傷組織，自由基甚至會攻擊正常的組織細胞，造成不良的後遺症。以關節發炎為例，大量的自由基會使關節間之軟骨受損，侵蝕軟骨中的[51]＿＿＿＿＿＿，即使發炎痊癒後，關節仍然無法恢復正常的機能，而常感僵硬、疼痛等關節[52]＿＿＿＿＿＿的現象。

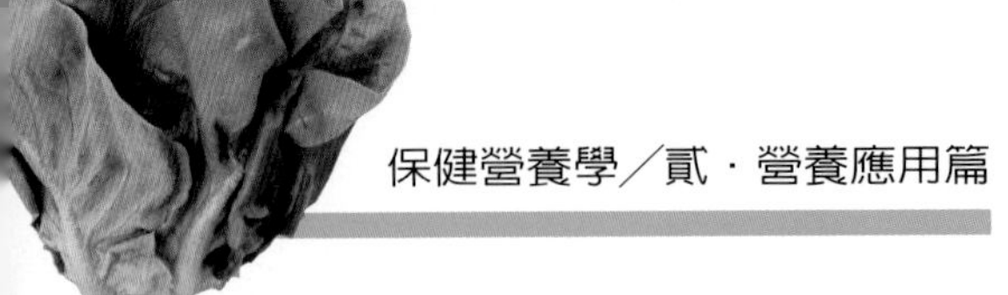

■礦物質

- 鐵質：可以增加血紅素生成，而間接地提高紅血球的攜氧能力，對於耐力型選手及[53]____________運動員尤需注意補充。
- 鈉和鉀：可防止長時間運動後所發生的低血鈉症，補充體內電解質之流失，維持體內電解質之平衡，以防止[54]____________、肌肉抽筋等現象。
- 碳酸氫鈉：可促進肌肉的氫離子以及[55]____________的流出，減少細胞內的[56]____________，延緩肌肉疾病的出現時間。

9-6.受傷組織中自由基之產生情形

從研究中顯示，抗氧化劑可以捕捉或消除體內多餘的自由基，而各種抗氧化劑中又以抗氧化維生素，比如維生素E、維生素C以及β-胡蘿蔔等的[57]__________最高。除了可以消除體內自由基，預防過早老化以外，亦可使運動傷害（如發炎、扭傷）等快速恢復及提高最大[58]__________。因此，抗氧化維生素的維生素E、維生素C以及β-胡蘿蔔素，常被作為運動員之營養性體力增補劑。

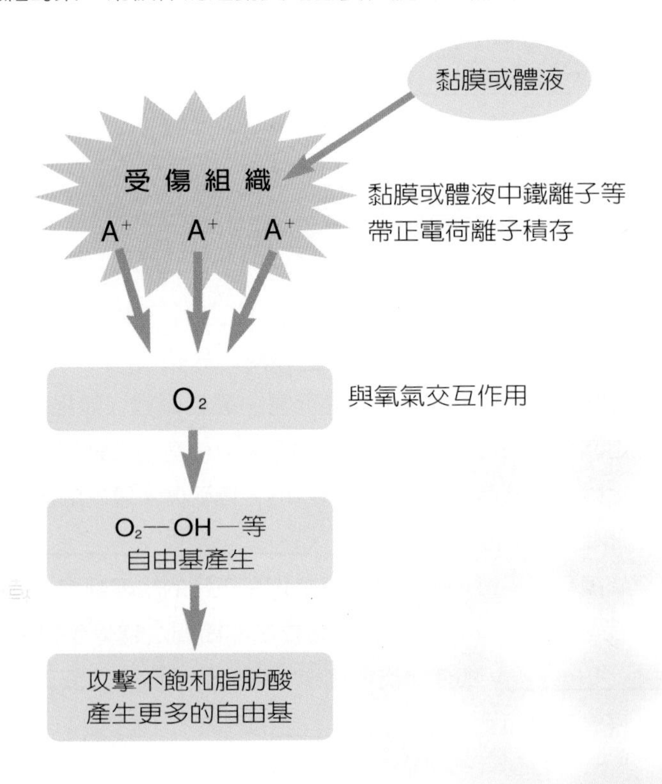

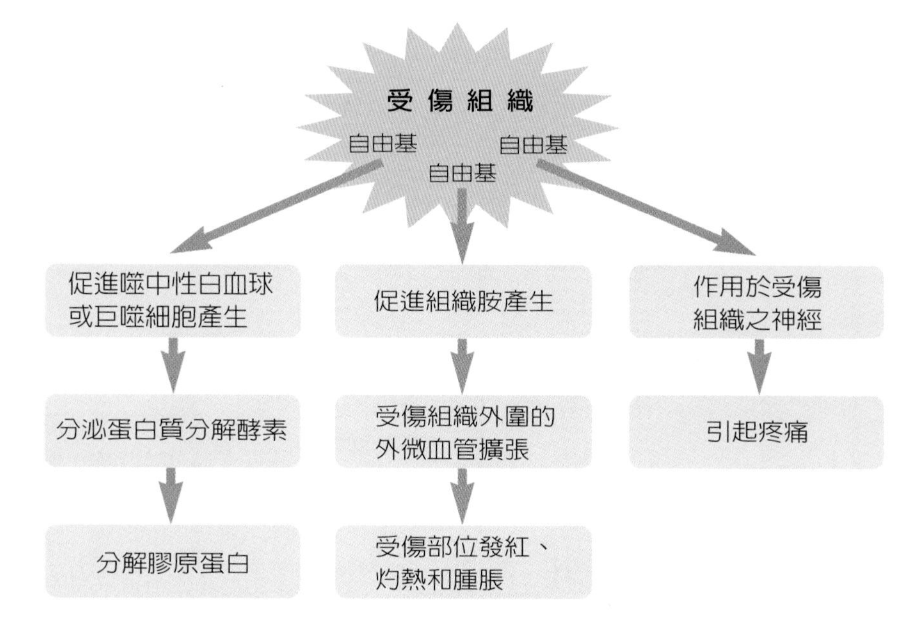

9-7.飲食營養、運動與減肥

減肥的不二法門是經由低熱量營養均衡的飲食控制，輔以運動，並持之以恆始可奏效。運動可增加熱量的消耗、減少體脂肪、維持或增加肌肉質量，並可以提升基礎代謝率，所以有助於減肥。

■有計劃性減肥

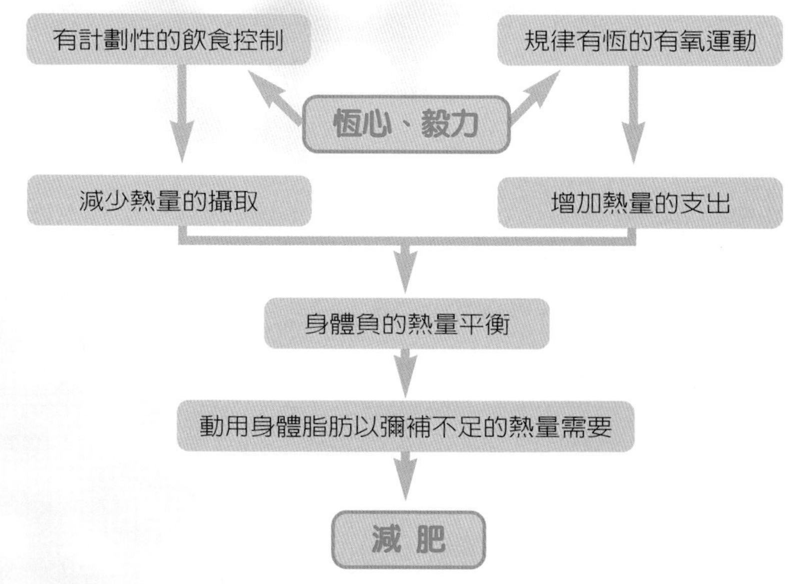

9-8.三養減肥法的理想體重

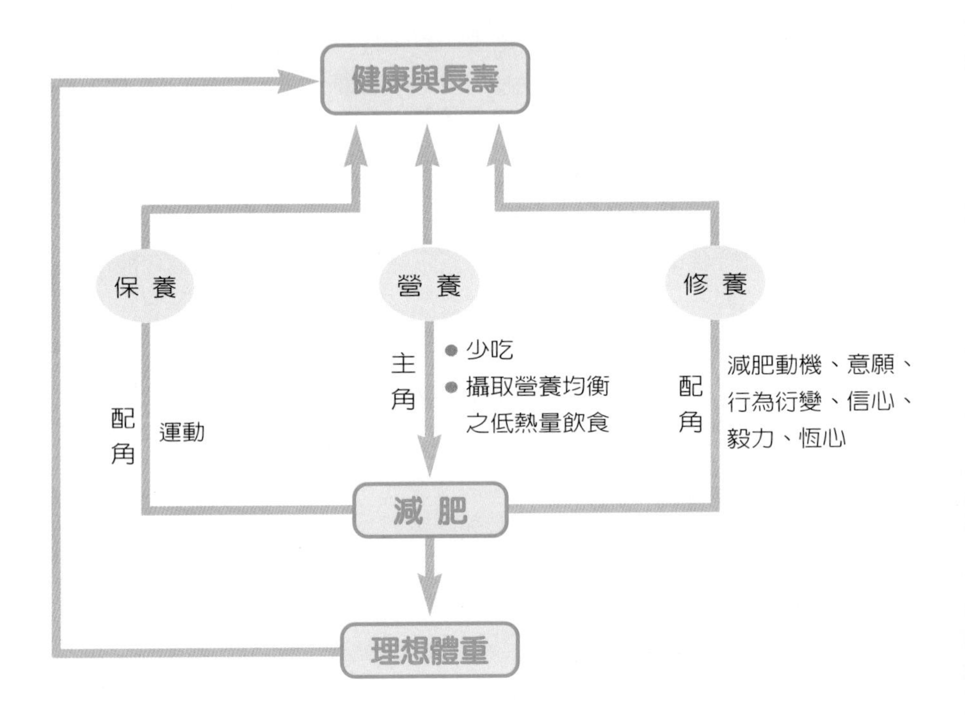

■用不同運動消耗相同熱量達到減輕1公斤體脂肪所需時間之比較表

運動項目	時間(小時)	運動項目	時間(小時)
用腦思考	1000	網球	35
閱讀	500	爬山	25
散步	60	跑步	20
郊遊	45	跳繩	20
洗衣服	40	足球	18
高爾夫球	40	籃球	17
排球	35	馬拉松	6
騎腳踏車	35	賽跑	6

■運動減肥與飲食減肥的比較表

運動減肥	飲食減肥
● 59＿＿＿＿＿熱量消耗	● 60＿＿＿＿＿熱量攝取
● 短時間61＿＿＿＿＿減肥效果	● 短時間即有減肥效果
● 減少脂肪，維持或增加62＿＿＿＿＿	● 減少脂肪以及63＿＿＿＿＿質量
● 64＿＿＿＿＿基礎代謝率	● 65＿＿＿＿＿基礎代謝率
● 積極心理鼓勵	● 消除剝奪限制
● 促進健康，增強體能	● 無法增進體能或健康
● 改善心理壓力	● 無法改善心理壓力
● 消除焦慮以及沮喪	● 不能消除焦慮以及沮喪
● 可能會降低食慾	● 容易復胖

■健康靠自己

日常規律的運動有種種的好處，你可以擬定運動目標，有助於提高運動之動機，並有助於規律習慣之養成，再配合均衡飲食及營養，並適當補充保健食品，可以保持最佳的66＿＿＿＿＿＿＿與體力。運動和營養為追求身體健康的不二法門，追求健康沒有假日，也不會嫌晚，付之67＿＿＿＿＿＿＿吧！

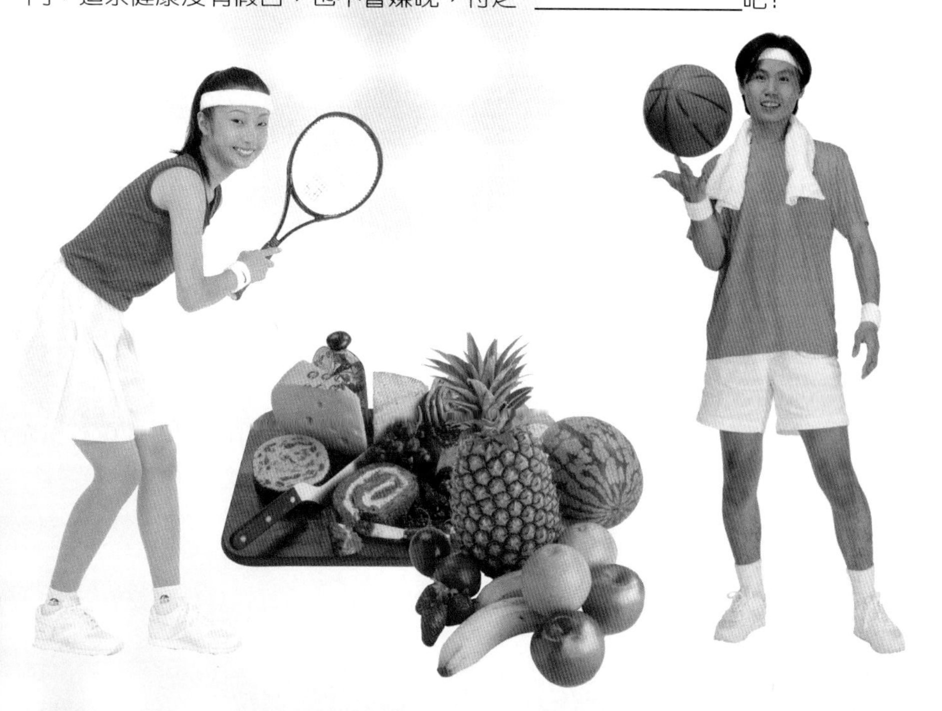

第九章 運動與營養 解答

1.氧化	24.維生素	47.神經傳導
2.心跳	25.礦物質	48.肝醣
3.心臟	26.辛辣	49.灼熱
4.動脈粥狀硬化	27.鹽漬	50.疼痛
5.心血管疾病	28.豆類、瓜類	51.膠原蛋白
6.壓力	29.肉類	52.老化
7.血壓	30.脂肪	53.女性
8.脂肪	31.綜合維生素製劑	54.心律不整
9.肝醣	32.2	55.乳酸
10.BMR	33.500	56.酸度
11.肌肉	34.酒精	57.安全性
12.骨質疏鬆症	35.電解質	58.攝氧量
13.飲食與營養	36.低血糖	59.增加
14.賽前	37.呼吸	60.減少
15.競賽中	38.高醣類	61.無
16.比賽後	39.低脂肪	62.肌肉
17.蛋白質	40.熱量	63.肌肉
18.2～3	41.流汗	64.增加
19.熱量	42.15	65.減少
20.醣類	43.15～30	66.體適能
21.10	44.血糖	67.行動
22.體脂肪	45.運動後	
23.醣類	46.肝醣	

第十章

體重控制

熱量代謝與體重變化

10-1.熱量需要的特性

[1]＿＿＿＿＿性、[2]＿＿＿＿＿性及一定性。

■熱量需要的用途

- 維持生命力活動的[3]＿＿＿＿＿熱量需要量的[4]＿＿＿＿＿，如心臟跳動、肺臟的呼吸、血液的循環、腎臟的濾尿、細胞內外滲透壓平衡的維持等。
- 維持身體從事各種不同活動所需的[5]＿＿＿＿＿熱量需要量。身體從事各種不同活動所需的熱量需要量與[6]＿＿＿＿＿、[7]＿＿＿＿＿、[8]＿＿＿＿＿、[9]＿＿＿＿＿、[10]＿＿＿＿＿等成正比。
- 為攝取食物所增加之熱量需要量的[11]＿＿＿＿＿效應或食物的生熱效應，即因攝取食物而導致增加熱量的需要量，這些熱量乃利用[12]＿＿＿＿＿分泌和活化[13]＿＿＿＿＿、[14]＿＿＿＿＿等作用。
- 其他：生長、懷孕、哺乳及其他特殊生理或病理情況之熱量需要。

■熱量的代謝依據原則

依熱量不滅定律，即熱量不能[15]＿＿＿＿＿亦不能[16]＿＿＿＿＿。

■熱量平衡與體重的變化

- 因熱量不能創造，故需由外界攝取，由食物中的[17]＿＿＿＿＿、[18]＿＿＿＿＿和[19]＿＿＿＿＿來得到熱量，而熱量不能毀滅，只是一種型式的轉變。
- 熱量攝取量多於熱量消耗量的正熱量平衡時，多餘的熱量及轉變為以[20]＿＿＿＿＿為主的方式儲存於體內，可能導致體重增加之[21]＿＿＿＿＿或肥胖。
- 熱量攝取量少於熱量消耗的負熱量平衡時，不足的熱量就會動用身體所儲存或已有的熱量來彌補，這些熱量來自於[22]＿＿＿＿＿、[23]＿＿＿＿＿，甚至於[24]＿＿＿＿＿組織，所以會達成體重減輕之效應。
- 熱量攝取量約等於熱量消耗量之熱量平衡時，則體重無多大的變化。

10-2.體重

■理想體重估算方式

- 以身體質量指數(Body mass index,BMI)表示

  BMI = 體重(公斤)/身高(公尺)^2=[25]____________

  即理想體重=身高(公尺)^2×[26]____________

- 正常體重

  理想體重±[27]____________%

- 體重過重

  體重比理想體重多[28]____________%以上,[29]____________%以下

- 肥胖

  體重較理想體重多[30]____________%以上

  -初度肥胖

  -中度肥胖

  -嚴重肥胖

- 體重過輕
- 消瘦

10-3.肥胖的原因

■遺傳因素

- [31]____________活性的改變
- [32]____________異常
- 改變[33]____________之調節

■環境因素

[34]____________

[35]____________

[36]____________

[37]____________

[38]____________

[39]____________等

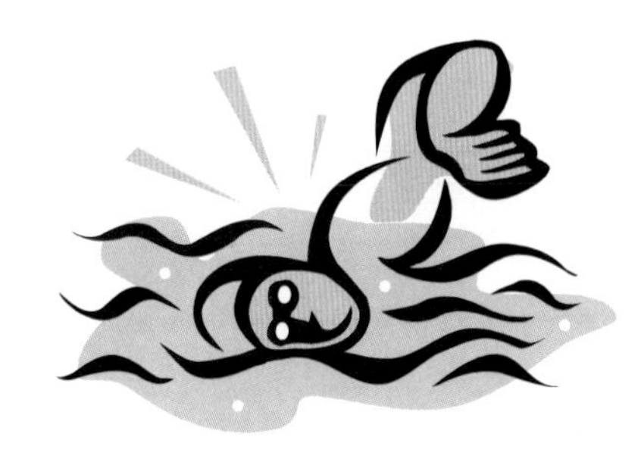

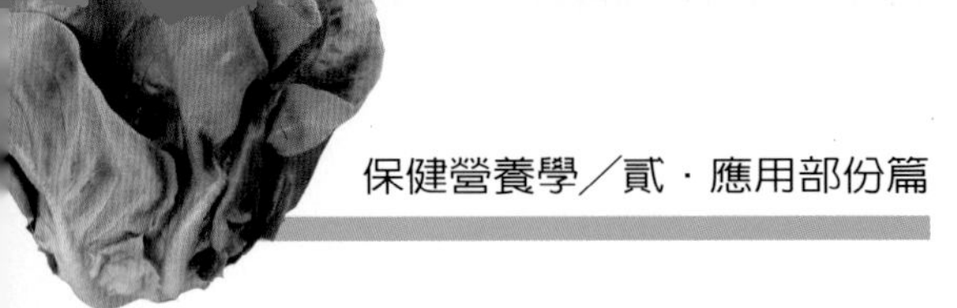

10.4.肥胖對健康之不良影響

- 肥胖給人帶來的[40]______________，遠超過[41]______________的外表。
- 肥胖容易罹患的疾病(從頭到腳，全身性的)

－頭部：[42]______________

－肺臟：[43]______________

－心臟：[44]______________、[45]______________

－肝臟：[46]______________

－膽囊：[47]______________

－胰臟：[48]______________

－腎臟：[49]______________

－卵巢：[50]______________

－關節：[51]______________

－血液：[52]______________

－癌症：[53]______________

－壽命：[54]______________

10-5.理想的減肥方法

- 營養、保養和修養減肥法—三養減肥法
- 維持窈窕身材
- LEARN減肥法

L：[55]______________

E：[56]______________

A：[57]______________

R：[58]______________

N：[59]______________

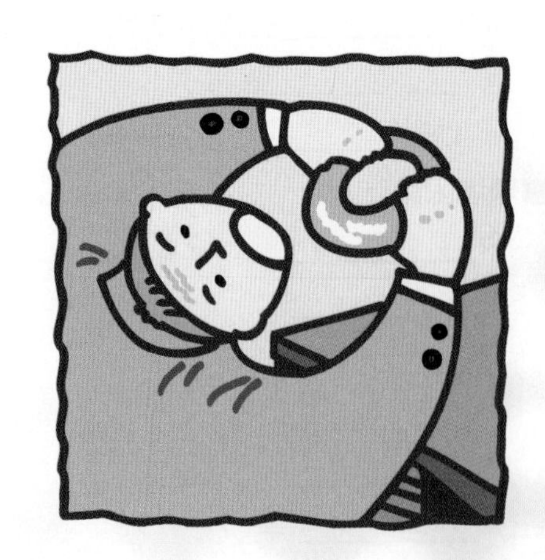

不當減肥方法及對健康的不良影響

10-6.不當醫藥方法

■安非他命

作用在抑制下視丘「[60]＿＿＿＿＿＿＿＿中樞」，興奮中樞神經，使人不想進食，[61]＿＿＿＿＿＿＿＿不好，體重自然下降。

長期或大量服用會上癮，失眠，便秘，產生視幻覺、聽幻影等症狀。副作用包括話多、緊張、情緒激動、易怒，少數病人還有自殺、暴動傾向，造成人格方面的嚴重變化，以及慢性精神病的發生，一旦養成對藥物的依賴性後，停藥後還會有[62]＿＿＿＿＿＿＿＿情形出現。

■利尿劑

[63]＿＿＿＿＿＿＿＿，使體重暫時下降，但作用不在減少脂肪，副作用有嘔吐、暈眩、虛弱、血壓下降，引發[64]＿＿＿＿＿＿＿＿、破壞腎功能，甚至會危及生命，停止服用，體重即上升。

■甲狀腺素

促使[65]＿＿＿＿＿＿＿＿功能消耗較多熱能而減輕體重，對肥胖者而言，可能會引發心臟系統及其他疾病。

■瀉藥

作用為間歇性發生腹瀉，並使[66]＿＿＿＿＿＿＿＿減少食慾減退，體重因而下降。但停止服用，體重會回升，如經常服用則會有[67]＿＿＿＿＿＿＿＿及腸胃疾病。

■膨脹劑

攝取大量不能消化的膳食纖維或合成多醣體，因其吸水性、保水性高，使胃腸有飽脹的感覺，得以減少食量。大量服用可能影響其他營養素的吸收，導致營養不良。

■外科手術

- 局部切除或抽出皮下脂肪

  用手術割除或抽出腹部、臀部及太肥部份過多之脂肪。血手術後若再度發胖，就很麻煩。

- 胃部切除法

  切除胃容積[68]＿＿＿＿＿＿%，藉以減少胃部的容積，以降低食物攝取的目的，

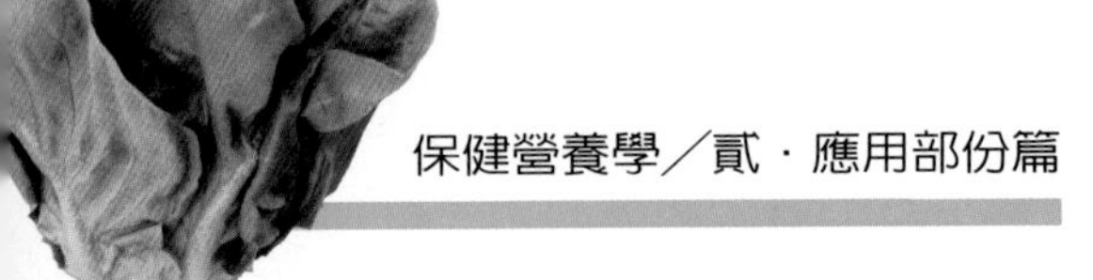

但會減少消化道的正常消化吸收，有可能危及健康。

- 小腸迴路法

即截短小腸，計有二種手術，一為空腸的斷端和迴腸的側邊吻合，二為空腸迴腸斷端吻合，二種皆可減少營養的吸收，體重也伴隨直線下降。小腸迴路法對身體的不良影響可能有膽結石、腸結石、關節炎、酸中毒、高血脂、肝功能不良、[69]＿＿＿＿＿＿、[70]＿＿＿＿＿＿等。

10-7.飲食療法

■減肥茶或減肥糖

因食慾下降、攝食量減少，而達到減重的目的。但易引起營養不良、虛弱、不能持續長久，而不服用時，體重又恢復原狀。

■液體飲食

其成份均勻易控制，[71]＿＿＿＿＿＿平衡尚能維持。唯臨床上發現有[72]＿＿＿＿＿＿、[73]＿＿＿＿＿＿、高血壓及高膽固醇等不良影響。

■偏食

指偏重吃某些食物的方法，量亦不多，體重自然下降。唯其主要的副作用為影響正常代謝功能，會造成營養不良、虛弱、不能持續長久，且有[74]＿＿＿＿＿＿、[75]＿＿＿＿＿＿、健忘、注意力不能集中、[76]＿＿＿＿＿＿……等現象。

■高蛋白質飲食

是一種吃肉、不吃飯的減肥方式，因耐餓、增加代謝速度，自可減輕體重，但對心臟、高血壓患者不適宜，會增加腎臟負擔，可能影響腎臟機能，長期食用，可能造成[77]＿＿＿＿＿＿、抽筋等現象。

■飢餓法

是一種空腹法，不進食或只進食極少量食物。多喝水，可迅速清除多餘體重。但此法不能持久，易造成體[78]＿＿＿＿＿＿負平衡，水及[79]＿＿＿＿＿＿之大量流失而影響身體電解質平衡。

10-8.其他減肥方法

■三溫暖、鹽液綳帶、低周波電子蒸氣浴

藉著[80]＿＿＿＿＿＿作用，達到減去脂肪目的，但是無法長期燃燒脂肪。

■**減肥束腰帶、推脂**

不費力，但無效，試問脂肪推往何處去？

■**針灸指壓、耳朵餓點穴位**

能降低食慾，控制多餘的甜食吃進身體，但不能持久，即使經過按壓後，有降低食慾的改善，可是日後不能瞭解食物的選擇技巧，沒有以實際的運動、食物選擇等方法進行減肥，仍會使體重上升。

減肥要有方法

10-9.找出肥胖原因

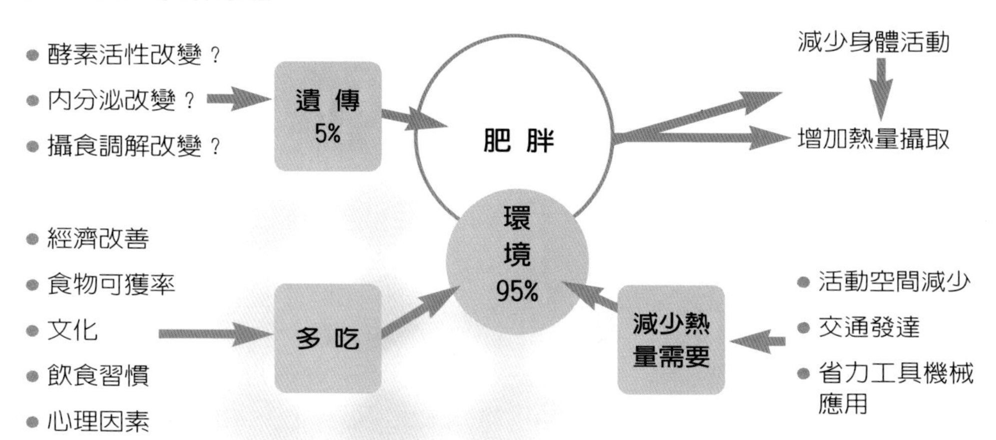

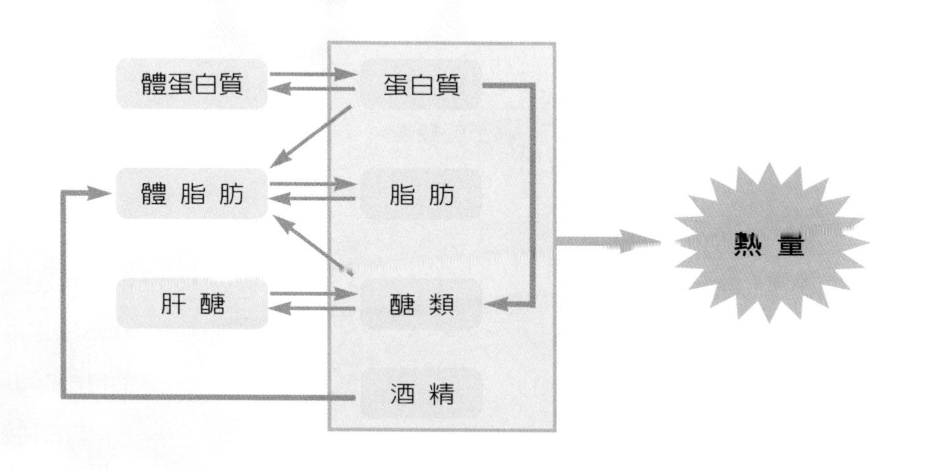

我們對於熱量的需要是[81]＿＿＿＿＿＿、[82]＿＿＿＿＿＿，但每個人每日也需要約[83]＿＿＿＿＿＿熱量，熱量如攝取過多則會轉變為脂肪。

一個人攝取過多的熱量 → 導致體脂肪的合成增加 → 體重過重 → 肥 胖

10-10.造成肥胖原因

肥胖係指身體儲存有過多的[84]＿＿＿＿＿＿組織。脂肪組織主要存在於皮下組織、臟器周圍及[85]＿＿＿＿＿＿等處，由[86]＿＿＿＿＿＿構成。肥胖者的脂肪細胞較[87]＿＿＿＿＿＿，脂肪細胞數目亦較[88]＿＿＿＿＿＿。

■脂肪細胞變大變多原因

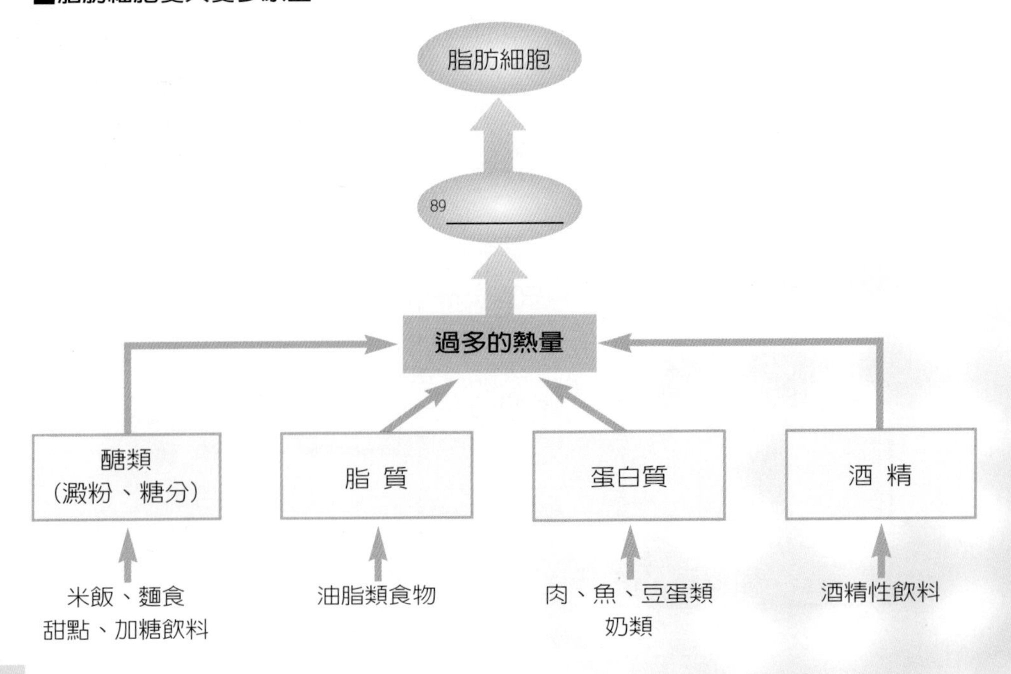

■三酸甘油酯與肥胖關係

三酸甘油酯製造處有二個地方，一為[90]＿＿＿＿＿＿＿＿，一為[91]＿＿＿＿＿＿＿＿，一旦攝取過多的熱量，脂肪內的三酸甘油酯會愈來愈增大，於是變成肥大的脂肪細胞。

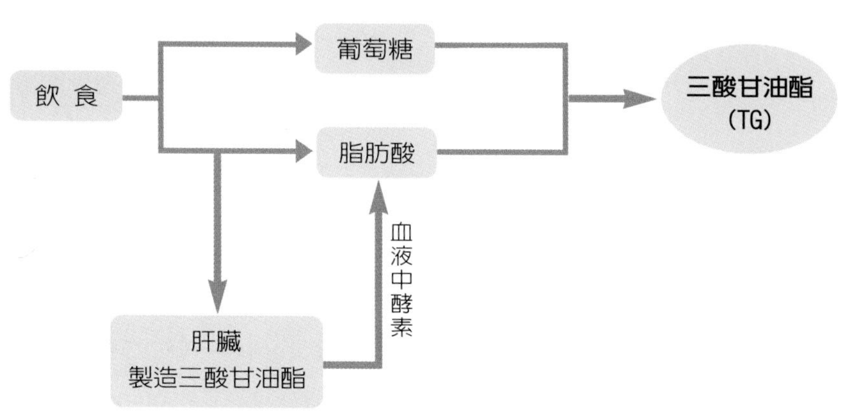

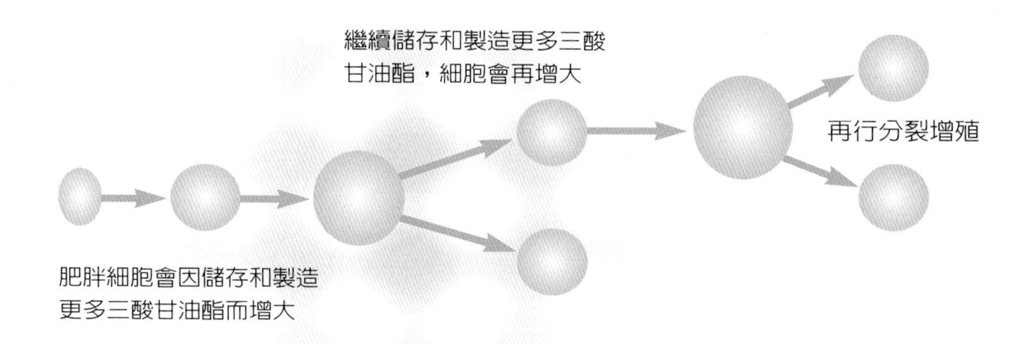

依此類推，脂肪細胞會繼續增加和增大
每個脂肪細胞再儲存和製造三酸甘油酯而增大

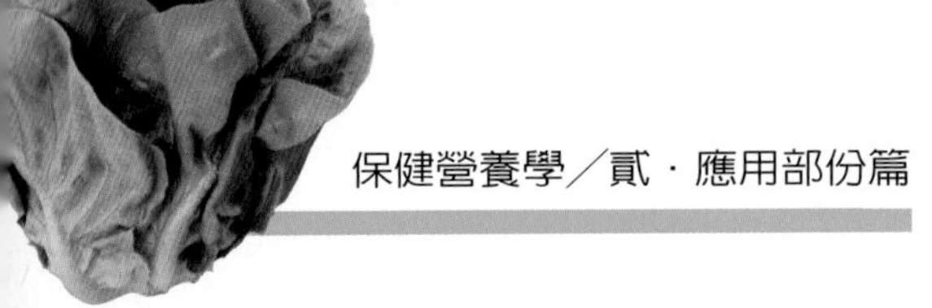

■肥胖是過多脂肪組織的結果

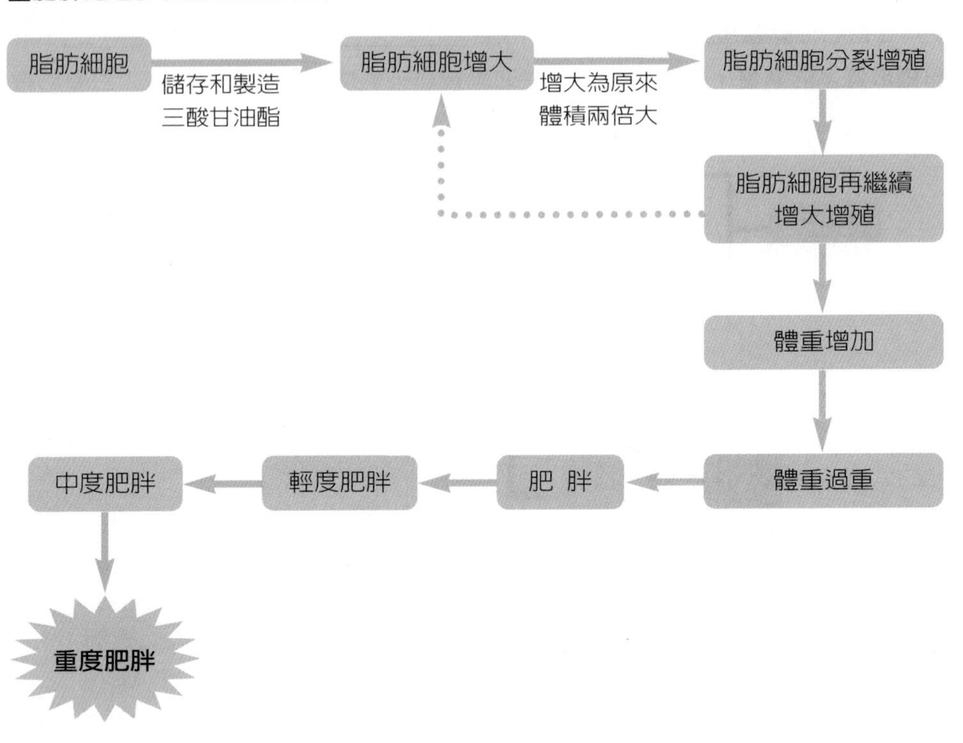

10-11.減肥減什麼?

減肥是使[92]____________，減少過多體脂肪組織，使體脂肪佔體重的百分比降低。

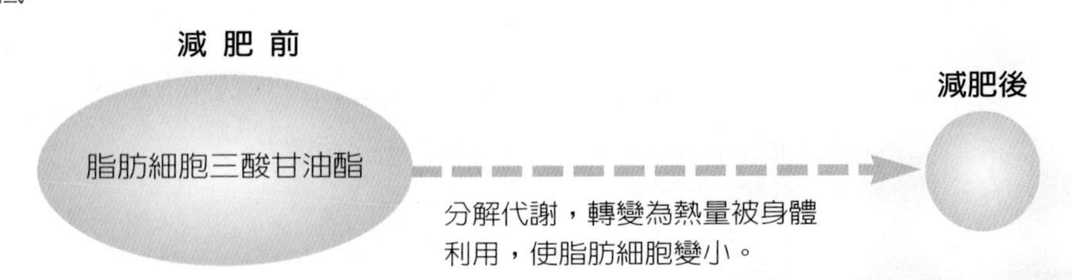

減肥使脂肪細胞中過多的[93]＿＿＿＿＿＿分解代謝，轉變為熱量被身體利用，減少三酸甘油酯的儲存量，使[94]＿＿＿＿＿＿。

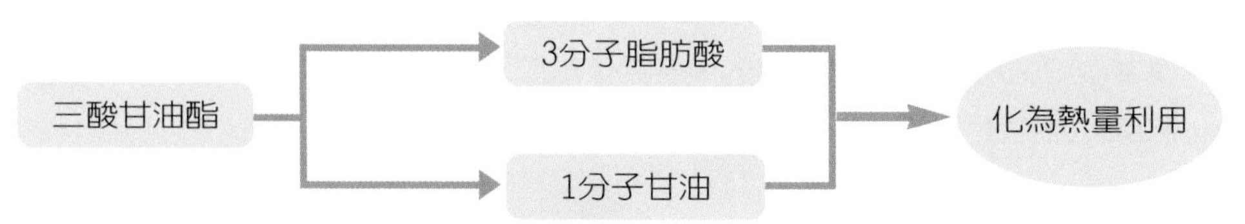

■減肥範例

體　重	149公斤	103公斤	75公斤
每個脂肪細胞大小	0.9微克	0.6微克	0.2微克
脂肪細胞數目	750億	750億	750億

■減肥的生化過程

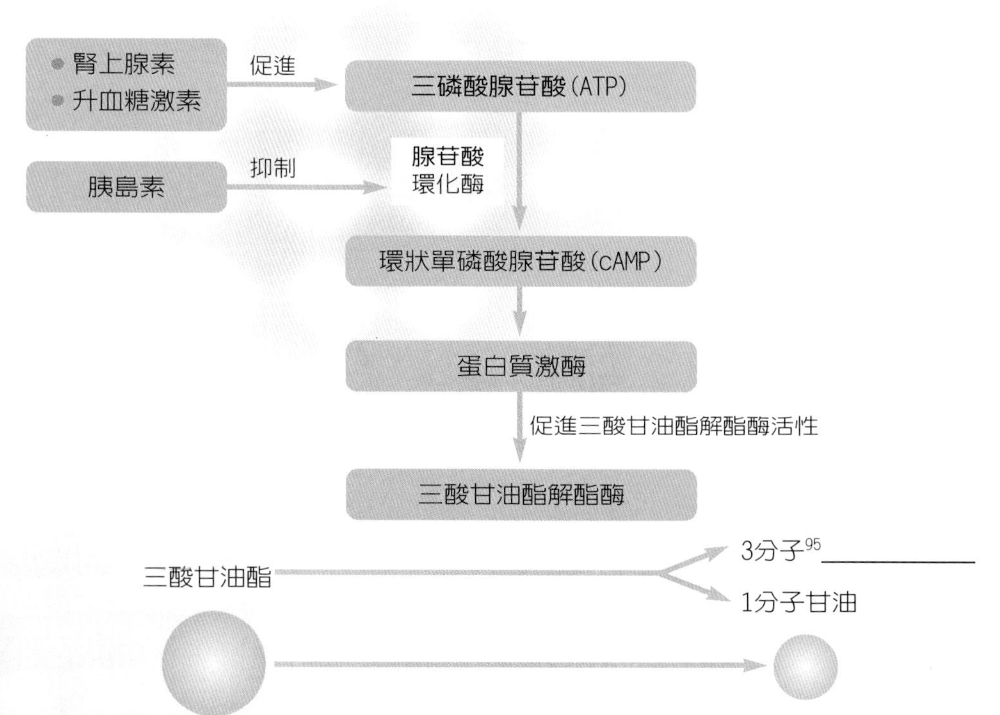

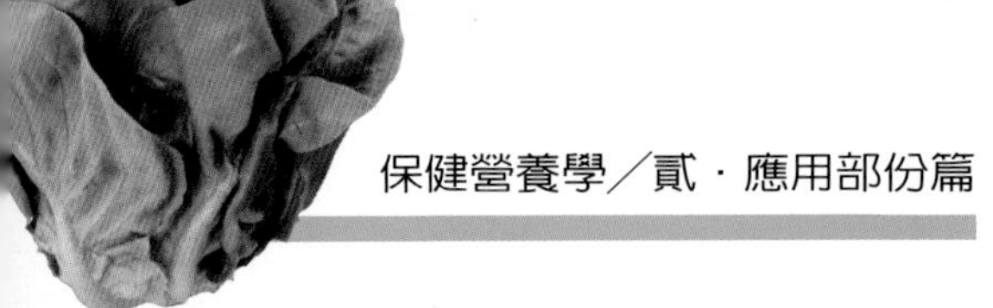

■減肥的關鍵

- 提高三酸甘油酯[96]____________的活性。
- 提高三酸甘油酯分解之主要產物──[97]____________之利用效率。

其實減肥就是「燃燒吧！脂肪」，要動員脂肪（三酸甘油酯），使更多的脂肪被氧化利用，也就是「體脂肪儲存」＜「體脂肪利用」。

10-12.減肥三原則

1. 減少體脂肪之[98]____________
2. 增加體脂肪之[99]____________
3. 促進體脂肪之[100]____________

■原則1：減少體脂肪之儲存量

減少熱量攝取量，由減少[101]____________和醣類之攝取量，而不減少蛋白質、維生素、礦物質等營養素之[102]____________，一共包括3點：

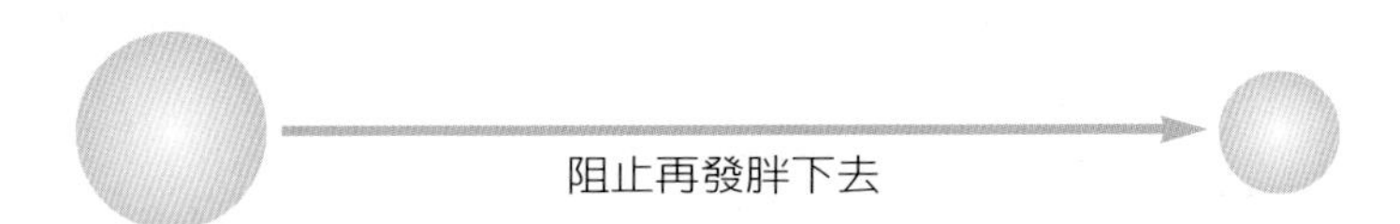

1. 減少脂質之攝取量

脂質之攝取量必須減少，但要維持足夠量的[103]____________。

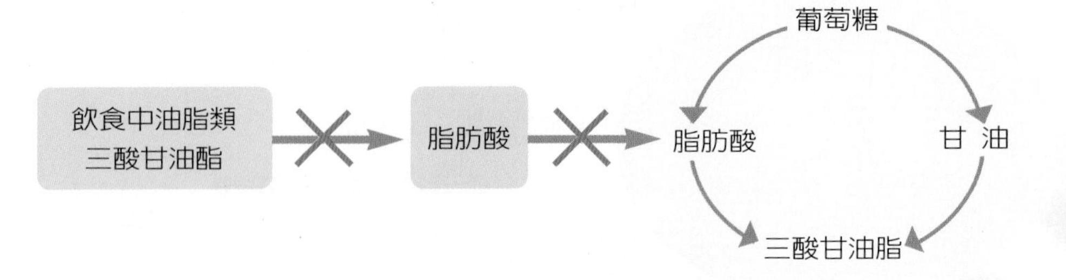

Health Life

2. 減少醣類攝取量

- 減少[104]＿＿＿＿＿＿的可獲得率
- 減少進入脂肪細胞的葡萄糖量，減少[105]＿＿＿＿＿＿的製造量。
- 促進來自飲食及脂肪細胞分解產生的[106]＿＿＿＿＿＿為身體組織所利用。

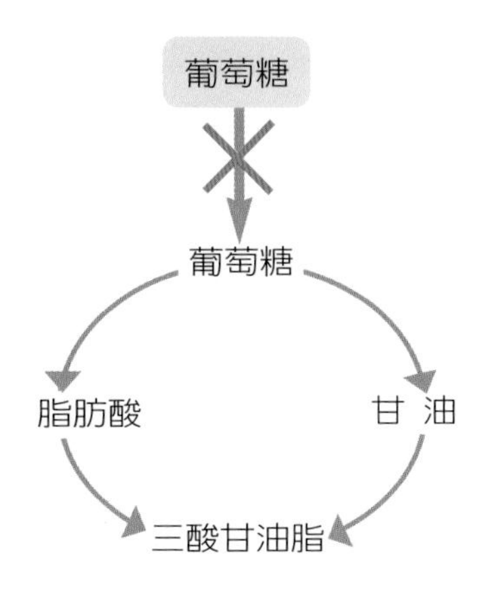

3. 蛋白質之攝取量不可減少

- 來自肉、魚、豆、蛋及奶類的蛋白質量攝取足夠，但不過量。

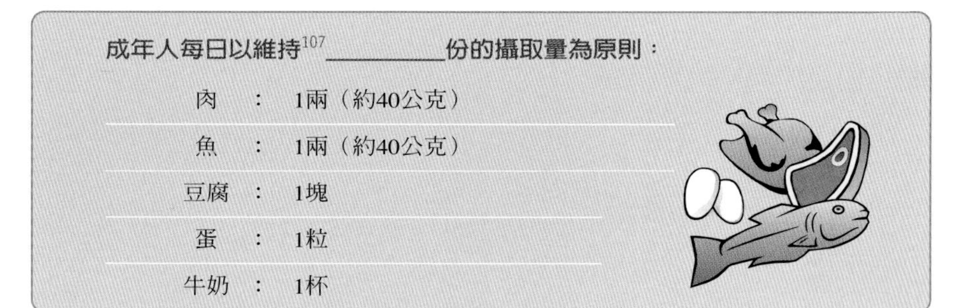

成年人每日以維持[107]＿＿＿＿＿份的攝取量為原則：

肉	：	1兩（約40公克）
魚	：	1兩（約40公克）
豆腐	：	1塊
蛋	：	1粒
牛奶	：	1杯

- 攝取足量的蛋白質，維持身體的氮平衡，以避免瘦體組織（肌肉組織）的分解。

4. 維生素、礦物質之足夠量攝取

- 來自蔬菜及[108]＿＿＿＿＿＿的攝取量可增加，以供應足量的維生素和礦物質，可維持身體之正常代謝及飽食(足)感。
- 每餐有蔬菜，每餐半碗～1碗以上。每天有水果，每天3～4顆。

5. 足夠的水或低糖飲料之攝取

- 每天約6杯水、淡茶或低糖高纖營養性飲料

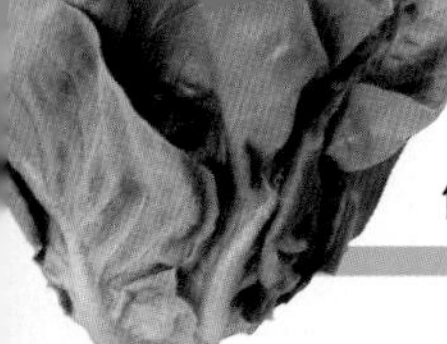

低熱量營養均衡的飲食原則

● 一定要吃，但可多吃的食物：

1. [109]＿＿＿＿＿＿類　　2. 水果類

● 一定要吃，但也不能多吃的食物：

1. [110]＿＿＿＿＿＿　　2. 奶類

● 不能不吃，但一定要少吃的食物：

1. 五穀根莖澱粉類、糖類　　2. [111]＿＿＿＿＿＿

● 要改變吃飯的順序，先喝湯，再吃菜、吃肉、魚，接著配飯，最後吃水果。

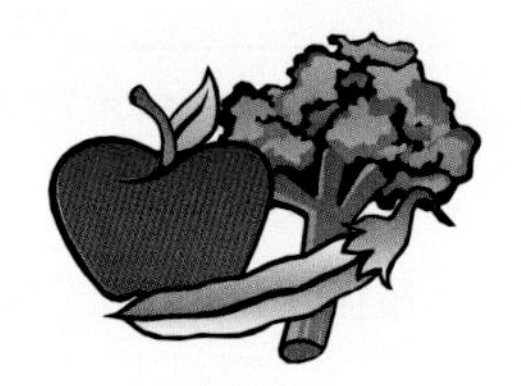

■原則2：增加體脂肪之分解量

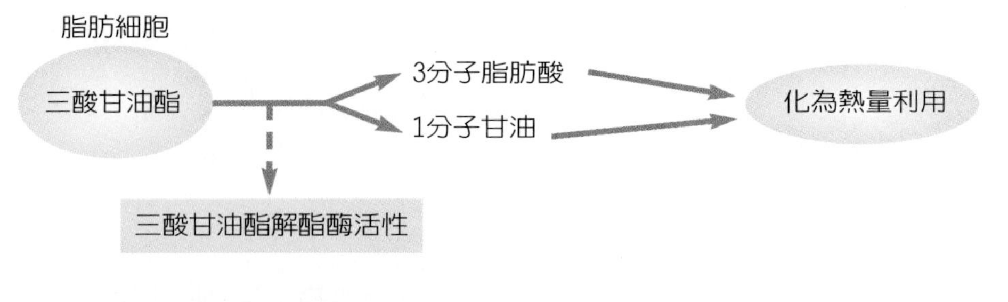

● 如何提高體脂肪脂分解量？

1.提高[112]＿＿＿＿＿＿活性

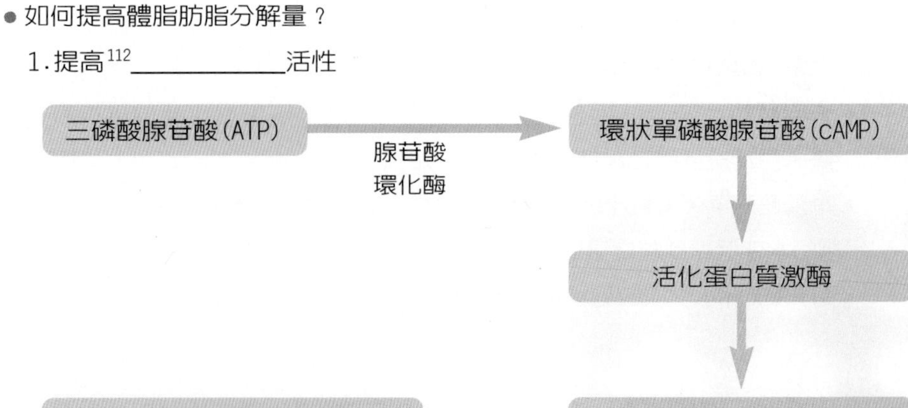

2. 提高三酸甘油酯解脂酶之活性的方法

(1) 降低[113]____________的攝取

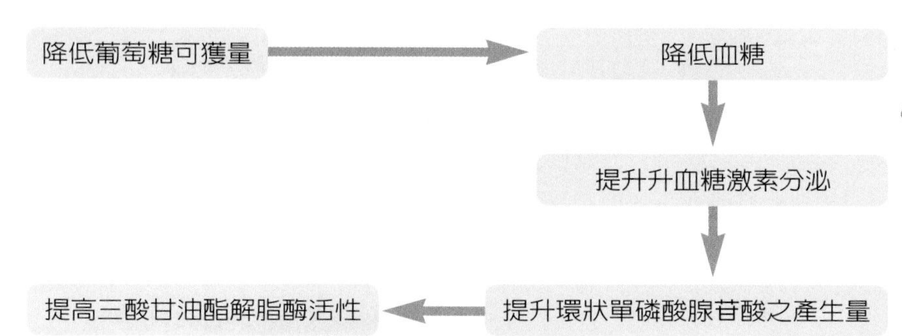

(2) 減少[114]____________食物攝取量

減少胰島素分泌

降低胰島素對腺苷酸環化酶活性的抑制作用，維持環狀單磷酸腺苷酸之正常生成

(3) 喝茶或咖啡

攝取低熱量營養均衡的飲食，再搭配喝茶或咖啡，利用茶中的茶鹼或咖啡中的咖啡因等生物鹼成分，可抑制磷酸雙酯酶活性，以抑制環狀單磷酸腺苷酸之分解。

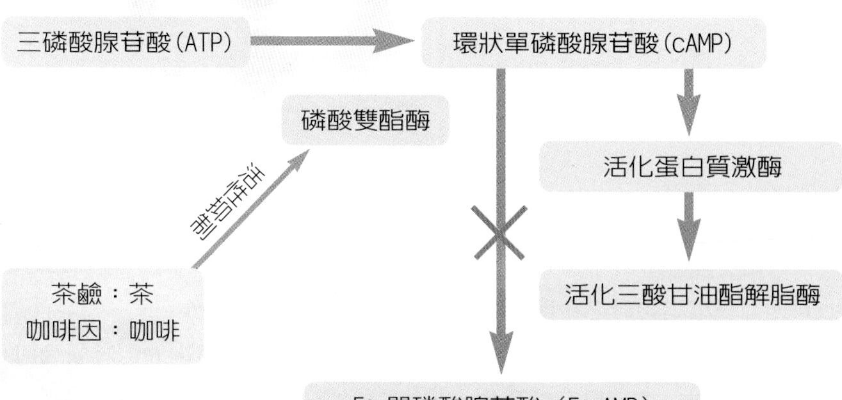

(4)生活緊張、壓力及忙碌

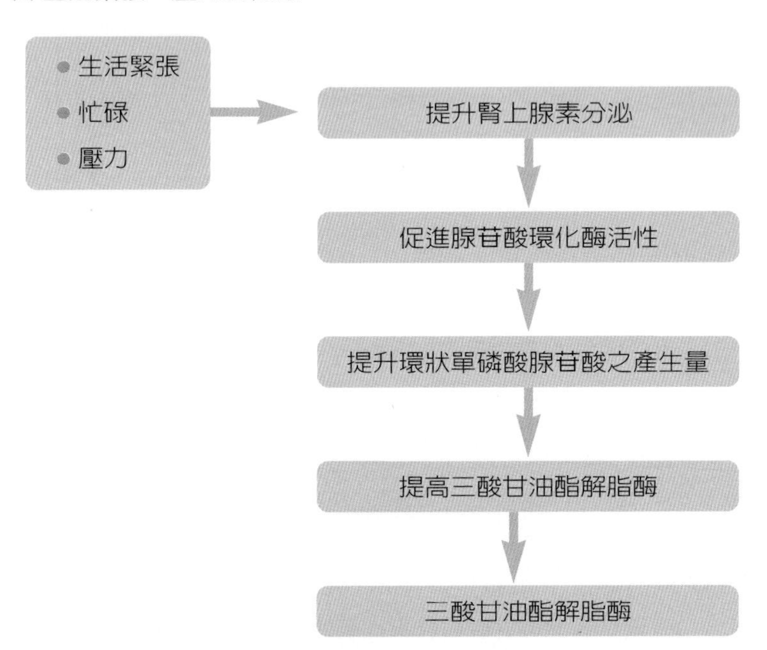

■原則3：促進體脂肪之利用量

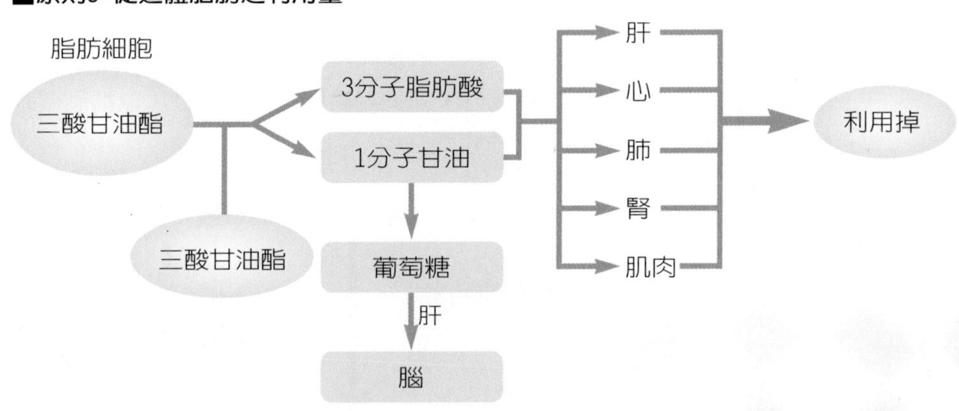

- 如何提高脂肪酸之利用率？

  1. 減少飲食中[115]＿＿＿＿＿＿之攝取量，以減少脂肪酸之消化吸收及可利用量。
  2. 多運動，尤其是有氧運動。

10-13.運動與高脂肪利用率

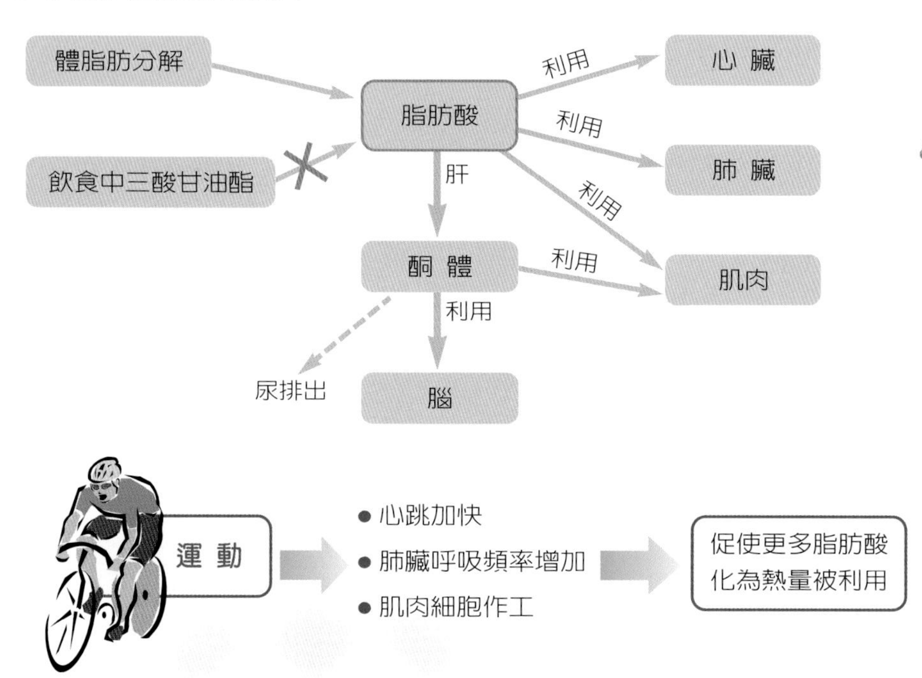

10-14.減肥三原則與三養之道

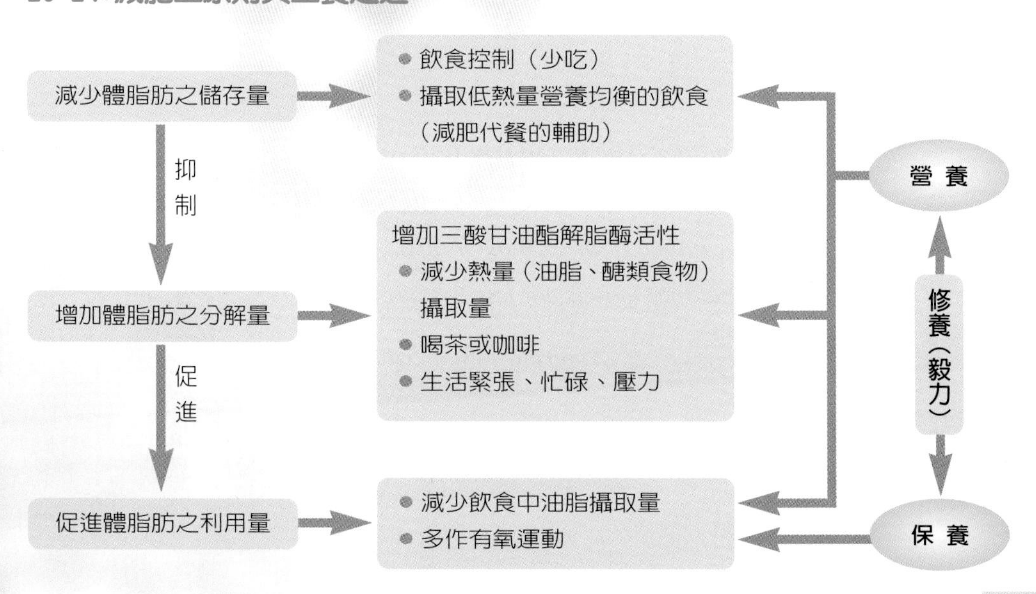

10-15.利用營養知識、運動達到理想體重

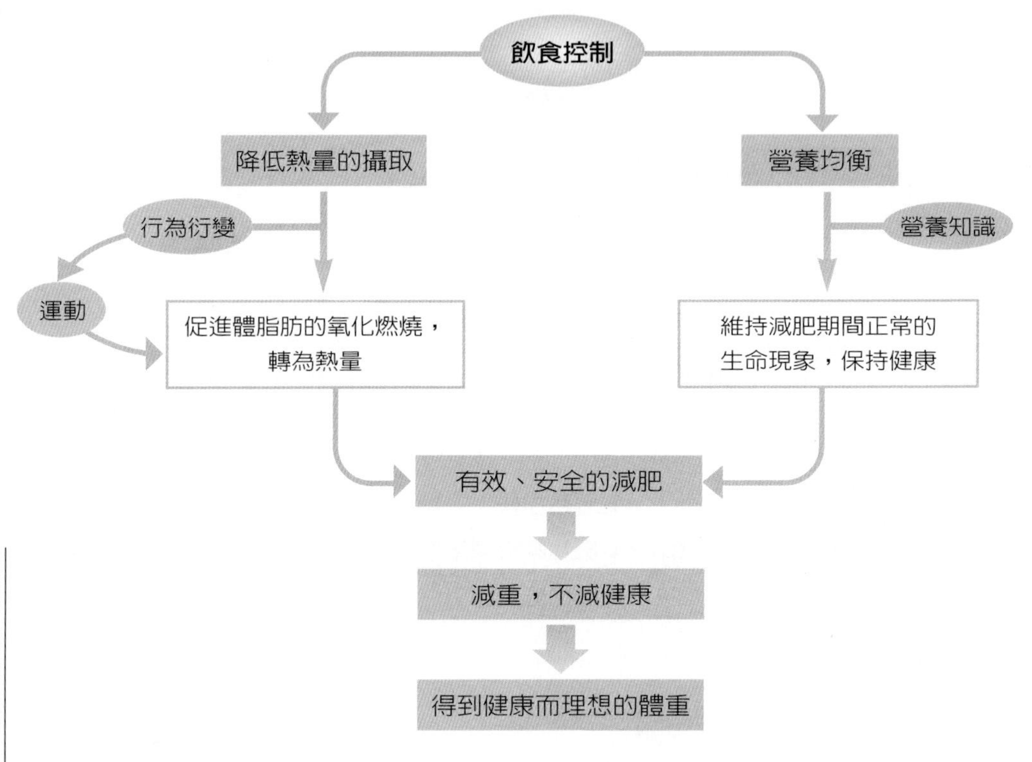

「No matter how much you huff and puff.
You can't shake it off, rock it off, roll it off,
knock it off or bake it off......
The only way is eat less & exercise.」

--American Medical Association

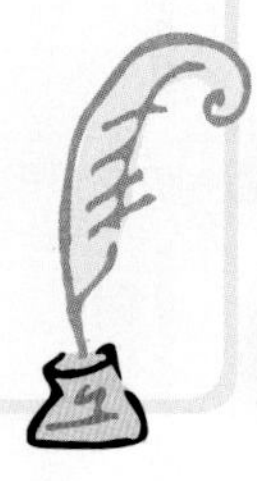

減肥計劃

10-16.實施減肥計劃的減肥成效

■減肥計劃

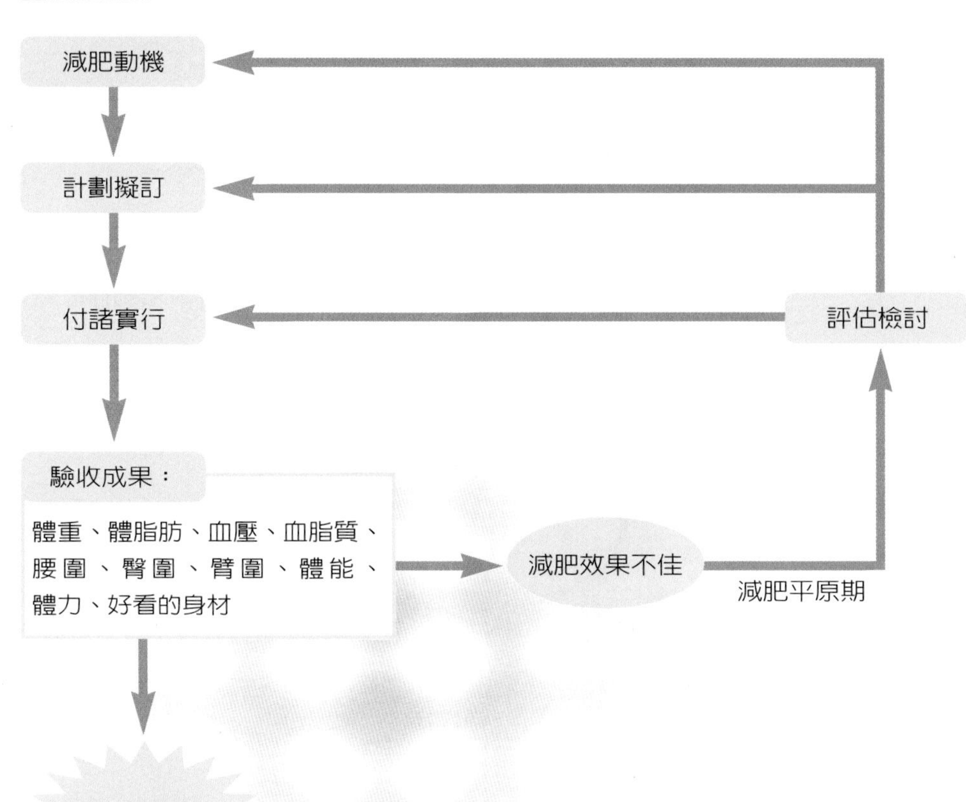

■動機來自於明瞭

肥胖(症)為健康的威脅，為各種慢性疾病的根源

■肥胖與慢性病疾病

肥胖與生活及飲食習慣不良有關，經常是累積而來，由於現在的人飲食習慣偏向高油脂、高鹽及高糖，遂造成肥胖者的年齡下降，而肥胖常是提高罹患慢性疾病率上升的原因，以下是肥胖與疾病之間的關聯性：

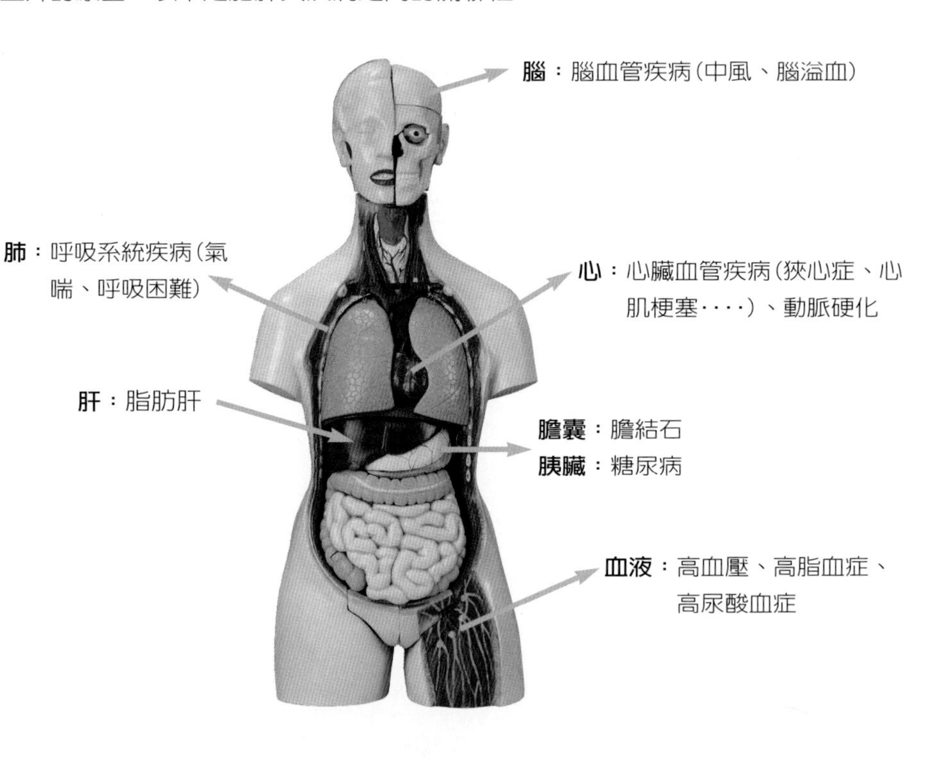

腎：腎臟病
卵巢：月經不順
關節：關節炎、關節痛
癌症：乳癌、子宮癌、攝護腺癌、大腸癌、膽囊癌……
壽命較短

■肥胖者因明瞭減肥是為了自己的健康

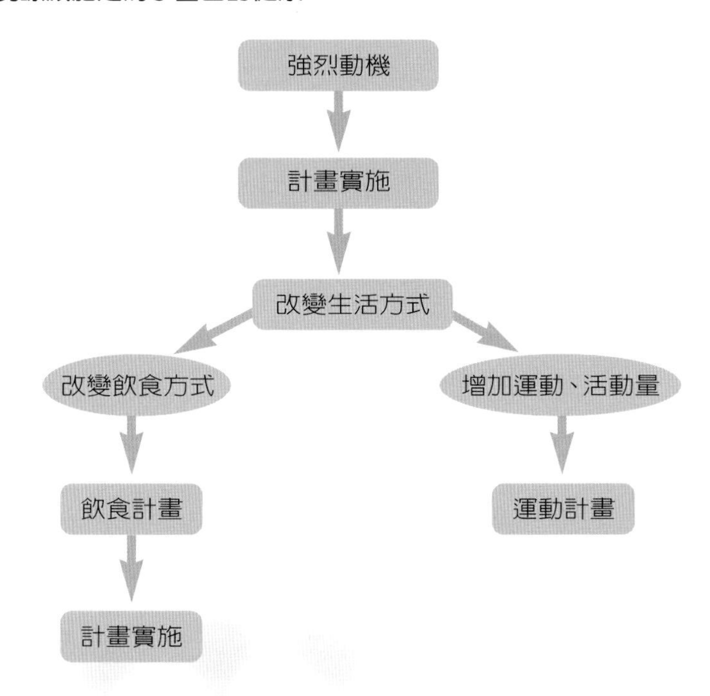

■要為改變飲食方式做好飲食計劃

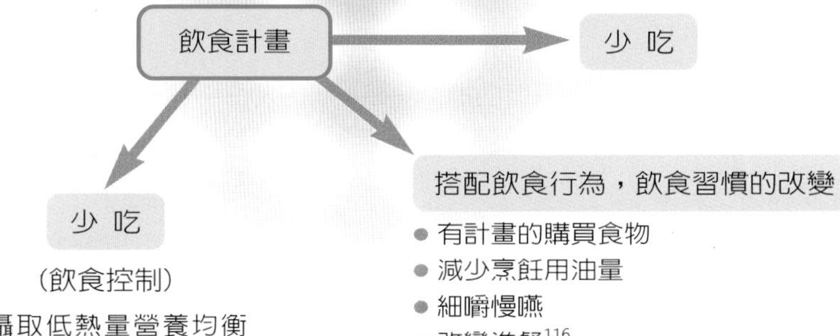

(飲食控制)

- 攝取低熱量營養均衡的飲食
- 各類食物都可以吃，也都必須吃，但要減少醣類(澱粉、糖分)及油脂(油膩)類食物的攝取量

- 有計畫的購買食物
- 減少烹飪用油量
- 細嚼慢嚥
- 改變進餐[116]___________
- 吃到不餓，不要吃到飽
- 一定在餐桌上用餐
- 飯後立刻離開餐桌，去刷牙
- 常注意自己所吃的食物，有一餐多吃了，下一餐一定要少吃
- 儘量避免吃零食、消夜
- 想吃零食時，可打電話給朋友，找人講話等轉移情緒的行為……。

■計劃實施中的飲食計劃

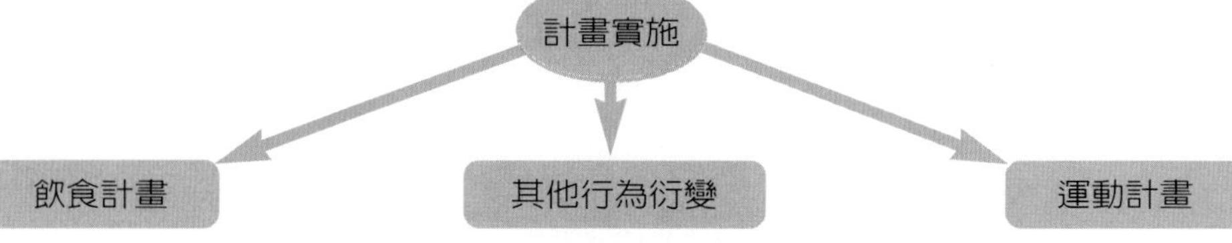

- 常照鏡子(浴室中)才能真正知道自己肥胖的程度而堅定減肥的決心
- 公開宣佈自己要減肥
- 避免用糖，可用代糖
- 吃水果，少喝果汁
- 儘量少吃油炸、油炒食物
- 專心吃，避免下意識的吃或不餓也吃
- 吃東西要用腦袋去吃，用眼睛去吃
- 體重一旦減輕，趕快換上小一號的衣服……

■均衡飲食計劃的攝取及調適

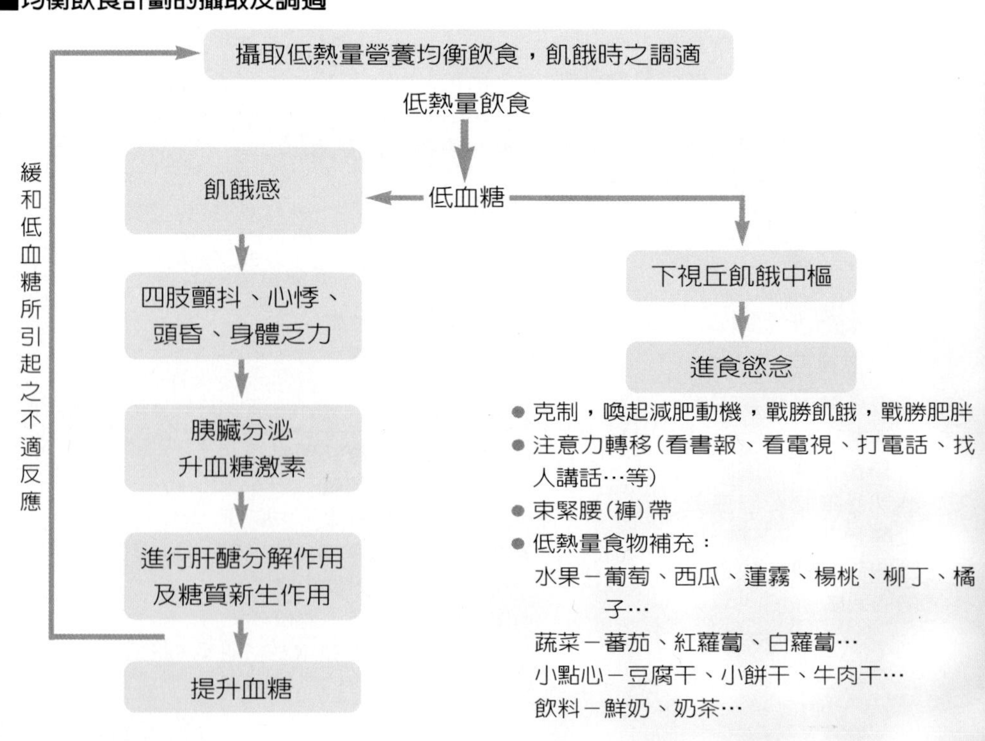

- 克制，喚起減肥動機，戰勝飢餓，戰勝肥胖
- 注意力轉移(看書報、看電視、打電話、找人講話…等)
- 束緊腰(褲)帶
- 低熱量食物補充：
  水果－葡萄、西瓜、蓮霧、楊桃、柳丁、橘子…
  蔬菜－蕃茄、紅蘿蔔、白蘿蔔…
  小點心－豆腐干、小餅干、牛肉干…
  飲料－鮮奶、奶茶…

■計劃實施中的運動計劃

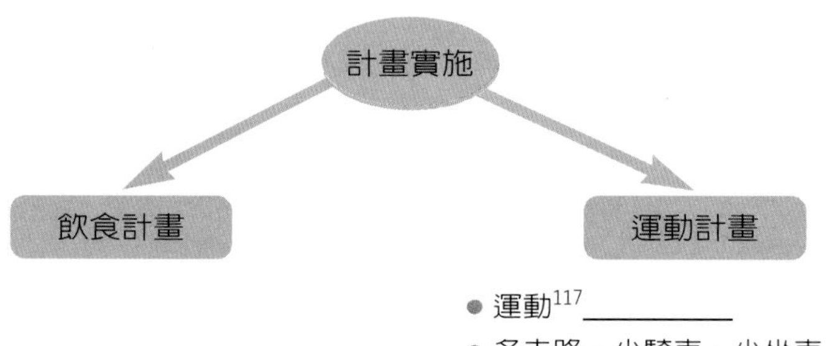

- 運動[117]__________
- 多走路，少騎車，少坐車
- 多走樓梯，少坐電梯
- 多站，少坐；多坐，少躺著
- 在目的地前二、三站下車，走路到達
- 車停遠一點
- 訂出運動量目標，並每日加以記錄

■運動（有氧運動）－燃燒吧！脂肪

運動可以減少脂肪細胞中脂肪，使脂肪細胞變小。有規律的運動，多燃燒體[118]__________，故有助於維持體重和減肥。

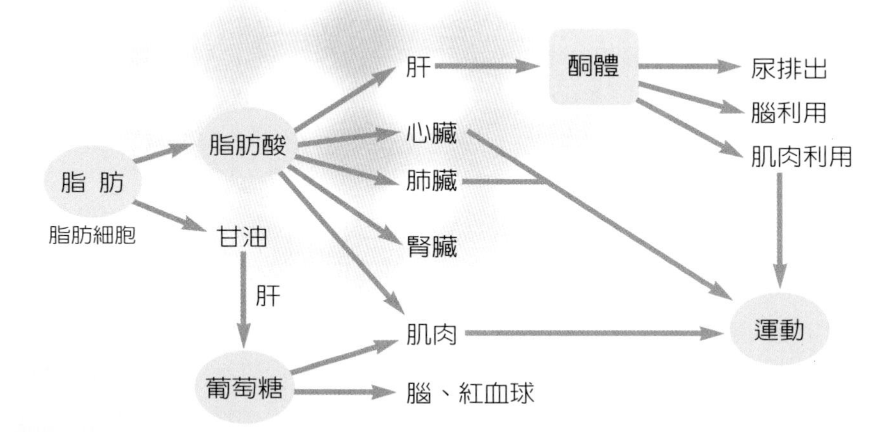

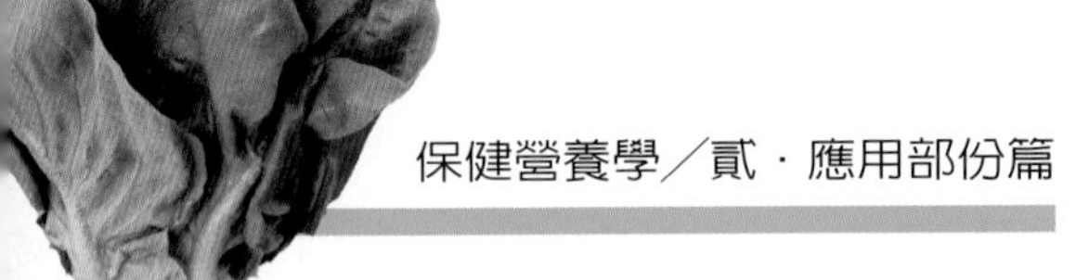

■運動的組合

- 靜態運動 → 肌力訓練
- 調整力，柔軟性 → 體操
- 動態運動 → 走路、快步走、慢跑……
  - 一分鐘走80公尺（或約130步）
  - 早晚各步行20分鐘
  - 每日約走10,000步
  - 每日跑4公里
  - 每週或每月跑幾十公里……。

■運動搭配的重要性

- 可增加[119]＿＿＿＿＿＿消耗。
- 可使體內脂肪細胞[120]＿＿＿＿＿＿。
- 可維持肌肉的緊張力與肌肉[121]＿＿＿＿＿＿。
- 可增強[122]＿＿＿＿＿＿功能。
- 可使基礎代謝率提升或維持不降。
- 可降低血液中低密度脂蛋白膽固醇、三酸甘油酯量。
- 可降低心血管性疾病、乳癌和生殖系統疾病之罹患率。
- 能增加骨骼中的[123]＿＿＿＿＿＿含量。
- 可降低[124]＿＿＿＿＿＿。
- 可提高信心及心理健康

■飲食控制才是減肥主角

減肥族一定要永遠記得運動是配角，飲食控制才是減肥的主角。因為進食幾百大卡熱量很容易，要運動消耗幾百大卡熱量卻相當辛苦。如多吃一碗白米飯（或二湯匙油），約有270大卡，而走路運動則需要走[125]＿＿＿＿＿＿小時才能消耗掉270大卡。

■要搭配適當的運動

減肥時，在飲食控制過程中如果搭配適當的運動，可能會因增加肌肉組織量，而降低了體重減重的效果，但仍有減肥效果。

運動時，要依賴自己本身的力量去「運」動，而不是藉助運動搖擺器，運動振盪器等器材來扭動身軀。從事身體運動時的熱量消耗與運動時間的長短、運動速度的快慢、運動時使用肌肉量的多少、體重的輕重成正比。

■飲食行為的改變有助於減肥

減肥飲食行為的改變對於減肥具有關鍵的因素，因為：

- 肥胖是單純的熱量攝食過多而造成
- 肥胖者吃得過多
- 肥胖者對食物的刺激，較非肥胖者敏銳
- 肥胖者攝食方式與非肥胖者之間，有很大的不同之處

如果能夠引導肥胖者的飲食行為如同非肥胖者一樣，就可以使他們的體重下降。

10-17.減重平原期(停滯期)

減肥期間，體重的減輕主要來自體內肝醣分解及身體水分的流失，之後再開始分解體內脂肪，當體內水分流失少，又因攝食低熱量飲食的關係，會使身體基礎代謝速率下降，當身體活動量自然減緩時，減少了身體的耗能而使體重不易降低，這種生理上的「調適現象」稱為「減重平原期」或「減重停滯期」。

減重平原期通常會維持一、二週，如果減肥者沒有這種生理常識，就很容易誤認努力是無效的，而放棄減重計畫。事實上，多數人減肥失敗都是在這個階段放棄的。

在減重平原期時，體內對食物的利用效率會提高，以調節熱量的生產，換言之，我們身體已經自動調節到能以少量食物來勉強保持體重，並維持體內的代謝平衡。

■如何克服減重平原期？

1.一定要先評估(打✓)：

☐日常的進食量是否過量？

☐活動量(運動量)是否減少很多？

☐飲食是否不定時又不定量？

☐是否有疾病或服藥？

☐是否有嗜睡情形？

☐生活作息是否有更動？

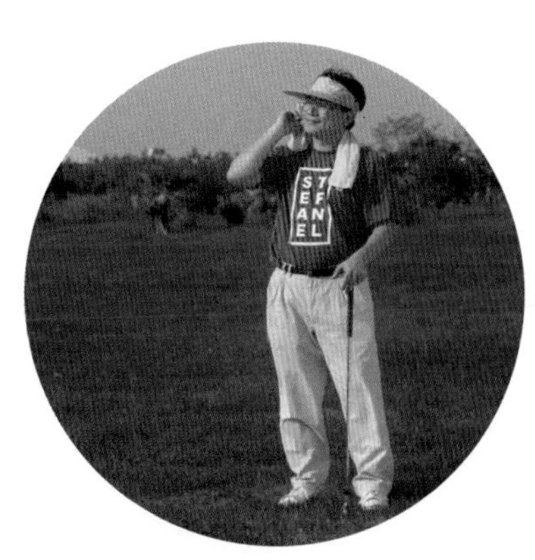

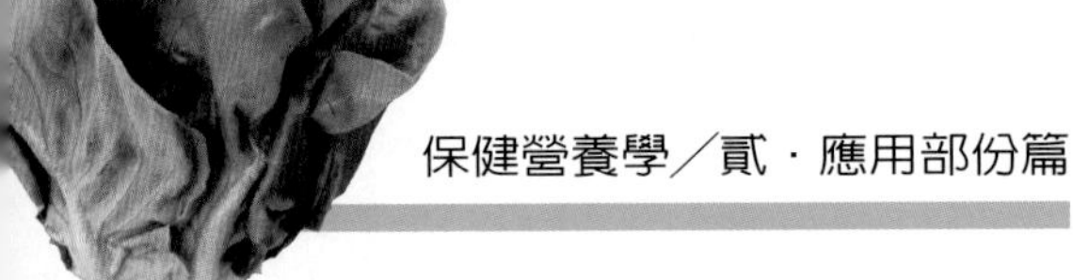

2.強化減重動機及想瘦的慾望

3.重新建立減重所應維持低熱量[126]＿＿＿＿＿＿的飲食正確觀念

4.再減少食物的攝取量

5.建立運動習慣並增加運動量，尤其是[127]＿＿＿＿＿＿運動

6.尋求「減重代餐」的輔助

■**體重下降並非呈現直線下降，而是類似梯狀下降(階梯性下降)**

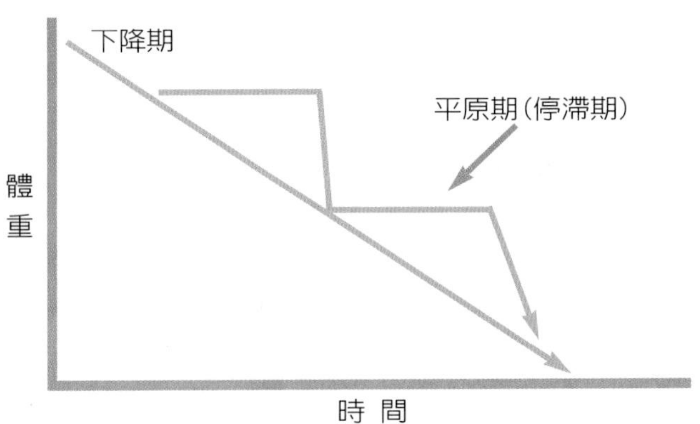

理想減肥

10-18.理想減肥應有的知識

減肥不要求快速，不是愈快愈好，要顧及減重效果外，更要顧及身體的健康。

- 減肥一星期以減[128]＿＿＿＿＿＿公斤為宜。
- 減肥需先有為自己健康而減的強烈動機。
- 減肥必需採用低熱量，[129]＿＿＿＿＿＿的飲食。
- 減肥必需搭配[130]＿＿＿＿＿＿。
- 減肥如果搭配適當的運動，可能會降低體重減輕的重量成果，但仍有減肥效果。
- 減重不全等於減肥。
- 不能局部消瘦，減肥是要恢復全身結實的健康體格。
- 減肥比較容易，要[131]＿＿＿＿＿＿減去的體重不再復胖最困難，故要有毅力、[132]＿＿＿＿＿＿與體重維持抗戰。

■用飲食控制理想體重

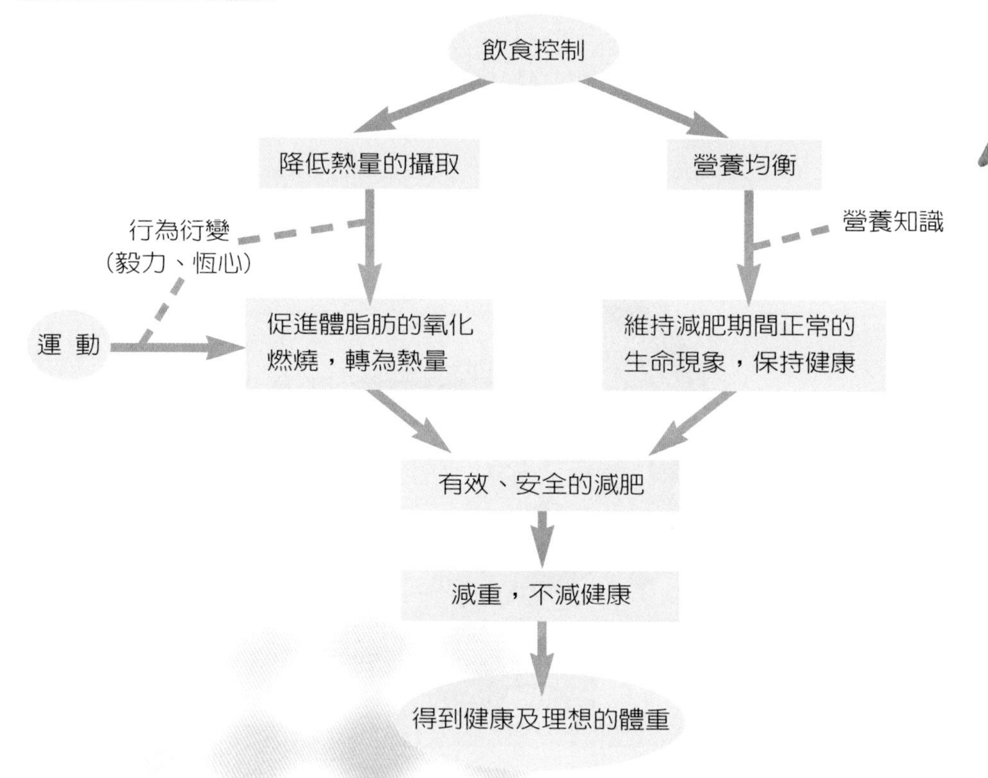

■理想減肥的營養、保養與修養

1. 修養——心理建設，心裡感覺

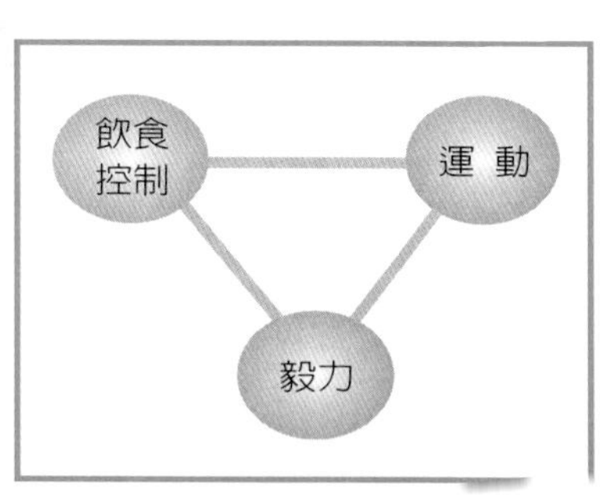

- 維持理想體重，不使再復胖的企圖心
  - 信心
  - 恆心
  - 毅力
- 心想身軀的肥胖，對自身形象、自尊的影響，尤其是對身體健康的傷害，肥胖者易罹患的疾病——從頭到腳，全身性的。
- 定期(一星期1~2次)量體重的習慣。如體重稍增1、2公斤，則要立即矯正回來。
- 正確量體重的方法。

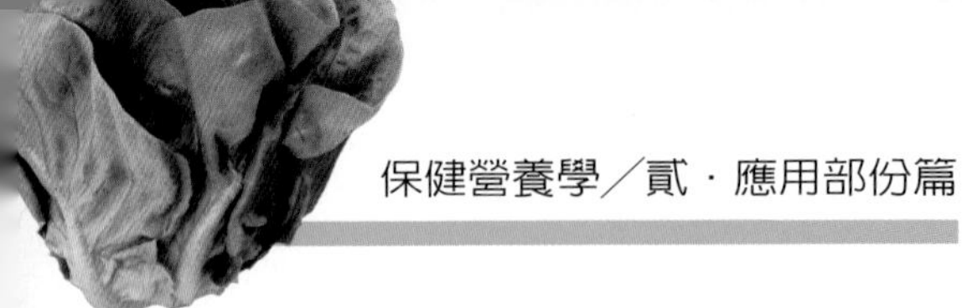

2.營養 ── 飲食控制

- 均衡飲食的大原則

－什麼食物都必須吃，但什麼食物都要適量的吃

－飲食的食物內容要多種類、富變化

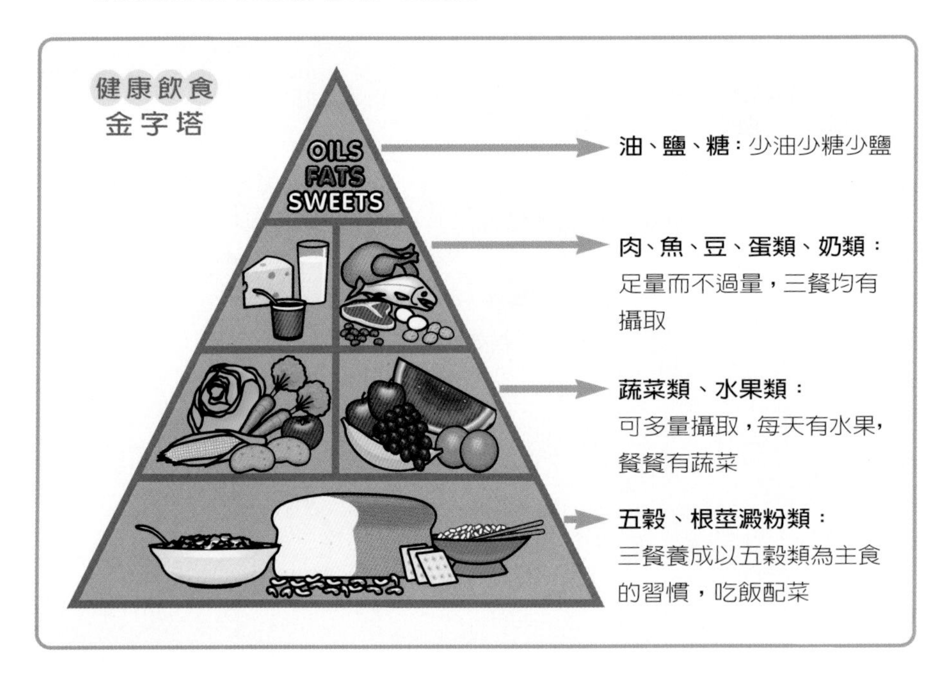

- 儘量避免暴飲暴食，如有一餐多吃(如應酬)，則前一餐或下一餐就要少吃。
- 碰到甜食、油膩(油炸、油炒)的食物，一定要少吃。
- 一定要吃，但也不能多吃的食物：

－133______________類

－134______________類

- 一定要吃，但可多吃的食物：

－135______________類

－136______________類

- 一定要少吃，且不能不吃的食物：

－137______________類

－138______________類

- 儘量少喝加糖的飲料、果汁，如要甜味，儘量用[139]______________。代糖(EQUAL)是淺藍色包裝。
- 阿斯巴甜(Aspartame)甜度約為蔗糖200倍，可減少熱量攝取量。
- 早餐可吃豐盛些，午餐簡單些，晚餐則儘量攝取多樣食物，但避免攝取多量(過量)，尤其避免吃消夜。如果晚餐攝取量太多，或吃了消夜，則儘可能晚睡些。
- 餐別的進食量：一天三餐或四餐，比如說，早餐、中餐、晚餐；早餐、午餐、午點、晚餐；早餐、早點、午餐、晚餐。晚餐儘量吃少一點，避免消夜，或吃過多的零食。
- 用餐的次序

 1.先喝湯。

 2.再吃菜、肉、魚或蛋類。

 3.最後吃飯。

 4.細嚼慢嚥。

 5.吃到不餓，不要吃的太飽。

 6.餐後養成刷牙的習慣。
- 飲食注意事項

 1.千萬不要用不均衡的飲食方式(少數幾種食物組合而成的飲食)來控制體重，也不要用[140]______________方式來控制體重。

 2.不一定要把便當或套餐的食物吃完，尤其是富含[141]______________的食物。

 3.飯後養成刷牙的習慣，避開同事的午點(茶會聚餐)。

 4.想吃零食時，可打電話給朋友、找人講話等轉移想吃的情緒。
- 如有一餐不餓，可不吃，如無法支持到下一餐，可吃些點心、水果或喝一杯飲料(奶茶、牛奶等)。
- 不要相信：

 －60分鐘可瘦8吋的快速減肥方式。

 －想瘦那裡就可以瘦那裡的論調。

 －減肥拖鞋、減肥戒指、減肥霜、減肥面具、減肥眼鏡、減肥貼布……等減肥工具——一星期可減肥多於[142]____________公斤的方法，理由很簡單，一公斤體脂肪約可提供7700大卡熱量，一位成年人之總熱量需要量約為2100

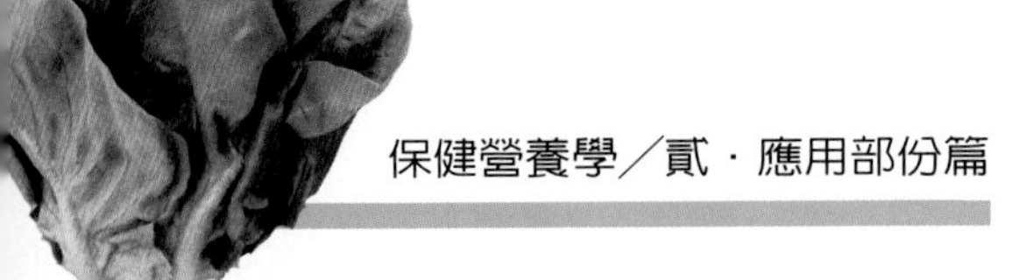

大卡，如果完全不吃，減肥一公斤也需要3.6日(7700÷2100)。

- 改善不當的飲食及[143]＿＿＿＿＿＿＿＿習慣，最有助於體重控制。
- 算一算可以減重幾公斤？

有一名減肥者每天熱量需要量為2500大卡，每天減重計劃為吃一餐的正常餐，一次減肥代餐，可取代二餐，快走半小時。請問一個星期(7天)可以減重幾公斤？

減肥代餐	正常餐	運動
取代二餐	一餐	快走路半小時
約300大卡熱量	約600大卡熱量	約消耗130大卡熱量

計算公式：

＊2500-【(300+600)-130】大卡＝1730大卡／天

＊1730大卡／天×7天／週＝12110大卡／週

＊12110大卡／7700大卡＝1.57公斤體脂肪

說明：

1公斤體脂肪約可產生7700大卡熱量，如持之以恆，一週約可減1～1.5公斤體重(體脂肪)

3.保養——多運動

- 積極從事體力活動是減肥計畫中不可缺少的一環，運動有助於消耗多餘的熱量，消除過多的體脂肪。
- 運動要生活化，成為每日生活中的一部份：
  - －多走路，少坐車子。
  - －多爬樓梯，少坐電梯。
  - －多站著，少坐著。
  - －多坐著，少躺著。
- 運動要持之以恆，成為習慣。
  - －最初運動是勉強，漸漸運動是習慣，最後成自然。
  - －訣竅是要找出一套你喜歡的運動，好讓自己能堅持下去。
- 運動套餐：
  - －快走步，慢跑。
  - －輕磅的負重練習，如舉啞鈴，可鍛鍊肌肉的運動。

－運動量要加以記錄，儘量達成自己所訂的運動目標。

- 運動不僅是控制體重所必須，更是維持良好的[144]____________所必須。
- 運動之於身體的[145]____________甚於減肥，為身體健康而運動，自然有助於體重的維持，且較能持之以恆。
- 運動未必有助於體重之快速減輕，因為運動後所增加的[146]____________量和保水量會減輕了減肥的減重效果，但更有[147]____________功效，因為肌肉比脂肪重，你可以不要根據磅秤上的數字衡量你的成就，可用軟尺量腰圍、臂圍和臀圍。

10-19.理想減肥的生活方式相關事宜

■生活方式(Life-style)

- 記載進食內容——吃的內容、份量、地點、動機。
- 正確測量體重——按時稱重，以時常提醒自己保持體重下降曲線表。
- 避免下意識的吃，不餓也吃。
- 對吃東西要有警覺心：

  －吃之前的感覺、狀況（為什麼造成會吃或想吃？）

  －吃時的速度、食物的味道。

  －吃後的感覺？
- 改變會想吃東西的狀態，如不要無聊、看TV時吃東西。
- 專心吃東西。
- 固定地方吃。
- 不一定要把東西吃光。
- 吃東西中間要休息一下，不要買過多的食物。
- 購物前要先填飽肚子。
- 購物前要先列好清單，不要買過多的食物。
- 購買要事先處理的食品，避免購買簡易、快速易增胖的即食食品。

■運動(Exercise)

- 運動的好處

  －消耗熱量，燃燒吧！脂肪！

  －降低肥胖帶來的疾病。

－幫助控制食慾

－保持肌肉量

－提高代謝速率：增加熱量消耗，減少脂肪量

－提高信心及心理健康

- 由走路開始，再快步走、慢跑、有氧運動及舞蹈。
- 要做心理建設，不要覺得胖子運動是不好意思，或者很在意別人的眼光。
- 運動為長期保持理想體重的重要因素。
- 運動時要保持心情的愉快。
- 運動生活化，生活中儘量多活動，如爬樓梯。

■態度(Attitudes)

- 克服吃的渴望。

  分散注意力，冷靜面對(例如心想：好吧！我又想吃了，我可以克服它的，沒有事可難倒我的)。
- 建立目標。

  每週減重多少？多久我會看起來變苗條
- 不要急於一時的態度，而是要慢慢改善你的行為。
- 注意食物的誘惑，而是要分辨出飢餓與對食物的渴望。
- 應酬、假日時預防大吃大喝：

  －預先計劃這些日子你要吃些什麼。

  －不要空肚子去面對這些誘惑，先吃些低熱量且易飽食物再去應酬。

  －在餐桌上不要碰那些空熱量或易胖的食品。

  －吃慢一點，筷子動慢一點，少動一點。
- 保持建立一個樂觀、積極的態度：

  －建立目標，將一週減重目標改為1～3個月內。

  －積極樂觀的自我評價態度。
- 期待減肥後的種種好處。
- 防範食慾大開：

  －不要一犯再犯，造成自己有藉口放棄減重計劃。

  －定義出高危險的狀況(會想大吃大喝的狀況)。

  －要努力克服吃東西的慾望。

－做其他的活動來轉移注意力。

■人際關係(Relationship)

● 尋找同伴(友伴)

－可刺激動機和效率，當做不好時，至少有一、兩位可商量的對象。

－能了解你體重的問題，並隨時隨地能夠幫助你的人。

－同伴可陪你運動(散步)、購物。

－與同伴交換工作。

－同伴可幫助減肥者養成良好的飲食習慣，並時加鼓勵。

● 家人

－態度要和緩，不要過於嚴厲或苛責。

－可與減肥者共同計劃一些有趣愉快的事，如週末去戶外活動。

● 朋友

－有禮貌、堅定的婉拒朋友因關懷的壓力，如擔心你會餓壞，或是測試你減肥的決心而邀請「一塊吃東西」的誘惑法。

■營養(Nutrition)

● 認識熱量

多少食物有多少熱量？可供你從事活動時間多久？

● 建立熱量攝取量的目標

如：男性1500大卡，女性1200大卡。

● 飲食營養均衡

－要從各種食物群中攝取各類食物，使營養均衡。

－認識各類食物所提供的「營養素」及「食物份量代換」概念，包含：

1.肉魚豆蛋類

2.奶類

3.五穀類

4.油脂類

5.蔬菜類

6.水果類

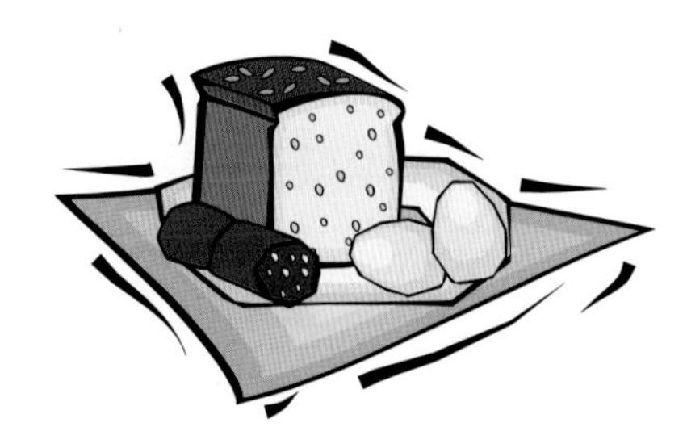

第十章 體重控制 解答

1.優先
2.必需
3.最低
4.基礎代謝
5.身體活動
6.活動的時間
7.活動的速度
8.活動時所用肌肉量
9.活動的性質
10.體重
11.攝食生熱
12.消化酵素
13.營養素的消化、吸收
14.營養素間的轉化
15.創造
16.毀滅
17.醣類
18.脂質
19.蛋白質
20.體脂肪
21.體重過重
22.肝醣
23.體脂肪
24.瘦體
25.22
26.22
27.10
28.10
29.20
30.20
31.酵素
32.內分泌
33.食物攝取
34.經濟
35.文化
36.食物可獲率
37.飲食習慣
38.心理壓力
39.交通發達、省力工具器械的應用
40.壞處
41.難看
42.腦血管疾病
43.呼吸系統疾病
44.狹心症
45.心肌梗塞
46.脂肪肝
47.膽結石
48.糖尿病
49.腎臟病
50.月經不順
51.關節疾病
52.高血壓、高脂血症、高尿酸血症
53.乳癌、子宮癌、大腸癌、腎臟癌、膽囊癌、攝護腺癌、膀胱癌……
54.縮短
55.Life style 生活方式
56.Exercise 運動
57.Attitude 態度
58.Relationship人際關係
59.Nutrition 營養
60.攝食
61.食慾
62.抑鬱
63.脫水
64.糖尿病
65.代謝
66.胃酸
67.貧血
68.15-30
69.脫髮
70.貧血
71.氮
72.脫髮
73.貧血
74.耳鳴
75.脫髮
76.皮膚鬆弛
77.骨質疏鬆
78.氮
79.電解質
80.脫水
81.優先的
82.絕對需要的
83.一定的
84.脂肪
85.動脈
86.脂肪細胞
87.大
88.多
89.三酸甘油酯
90.脂肪細胞
91.脂肪細胞
92.脂肪細胞變小

93.三酸甘油酯	111.油脂類	130.運動
94.脂肪細胞變小	112.三酸甘油酯解脂酶	131.維持
95.脂肪酸	113.熱量	132.恆心
96.解脂酶	114.醣類	133.肉、魚、豆、蛋
97.脂肪酸	115.油脂	134.奶
98.儲存量	116.次序	135.蔬菜
99.分解量	117.生活化	136.水果
100.利用量	118.脂肪酸	137.五穀、根莖澱粉
101.脂質	119.熱量	138.油脂
102.低熱量營養均衡的飲食方式	120.變小	139.代糖
	121.量	140.不均衡
103.必需脂肪酸供應量	122.心肺	141.油脂
104.葡萄糖	123.鈣	142.3
105.三酸甘油酯	124.食慾	143.生活
106.脂肪酸	125.1.5	144.體質
107.5	126.營養均衡	145.健康
108.水果類	127.有氧	146.肌肉
109.蔬菜類	128.0.5-1.0	147.減肥
110.肉、魚、豆、蛋	129.營養均衡	

第十一章

營養與老化的關係

營養與老化的關係

11-1.造成老化的原因

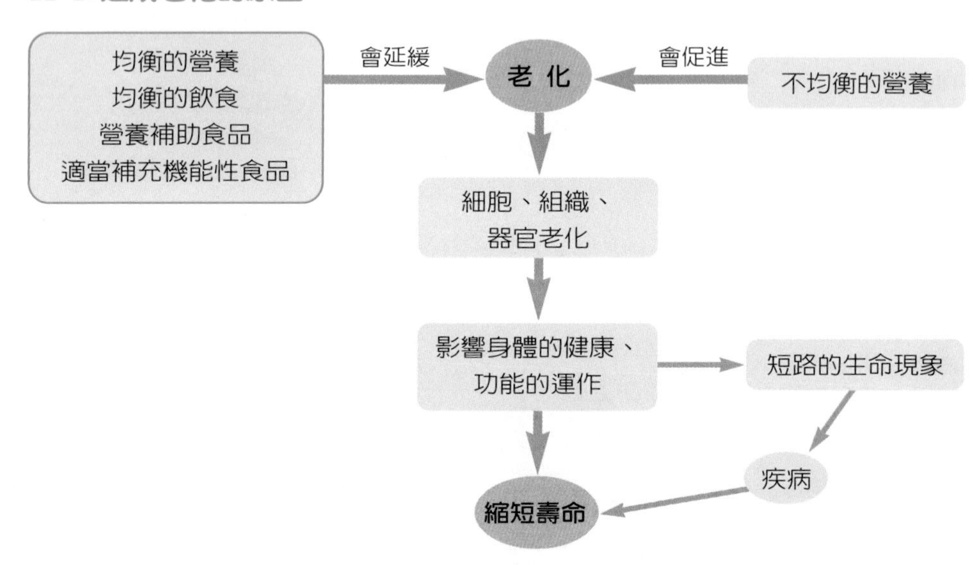

11-2.健康的定義

- 狹義的定義

  健康是身體不生病或無異常的狀態

- 廣義的定義

  健康是表示身體、精神及社會各方面都能保持良好的狀態，健康是能適應環境，能充分發揮自己能力的表現。

■健康靠自己

身體要健康，要靠自己日常生活中的三養

- 營養
- 保養
- 休養

■營養為三養之首

人為生而食、因食而生。為繼續生命現象（活命），必須進食食物，但要活得健康，必須吃得對，因為如果吃得不對，勢必影響健康而得病，甚至縮短壽命。

11-3.飲食與生命

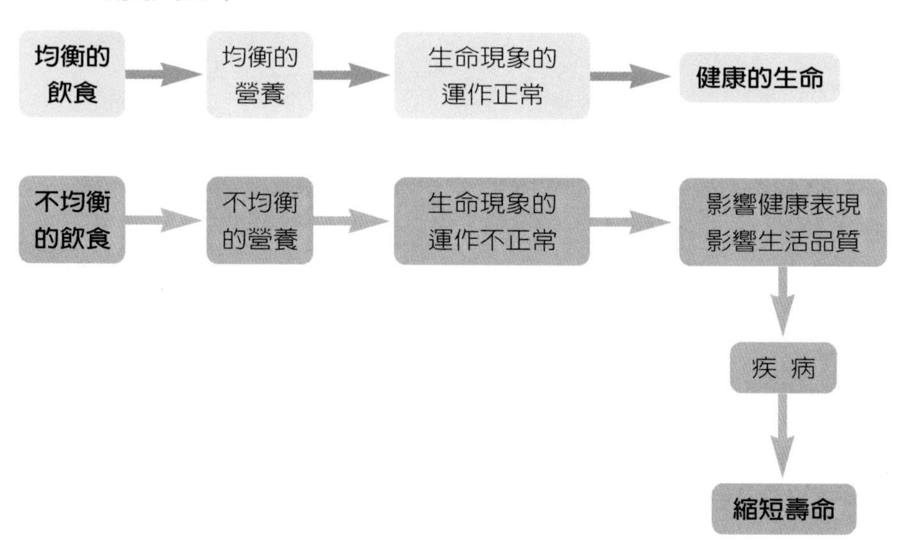

11-4.飲食與短路的生命現象和疾病

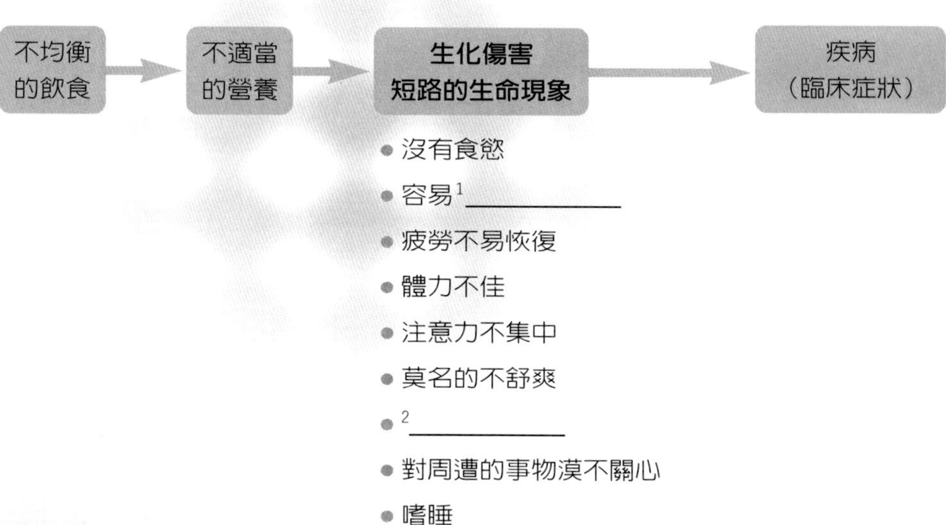

- 沒有食慾
- 容易[1]______________
- 疲勞不易恢復
- 體力不佳
- 注意力不集中
- 莫名的不舒爽
- [2]______________
- 對周遭的事物漠不關心
- 嗜睡
- 失眠……

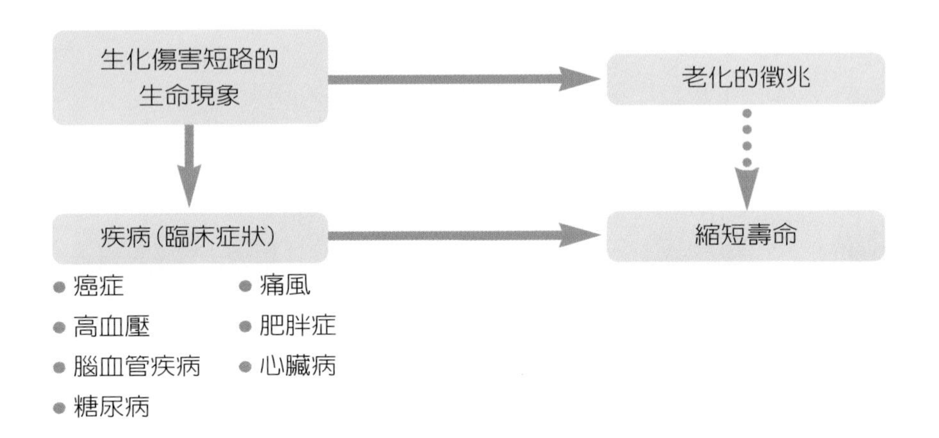

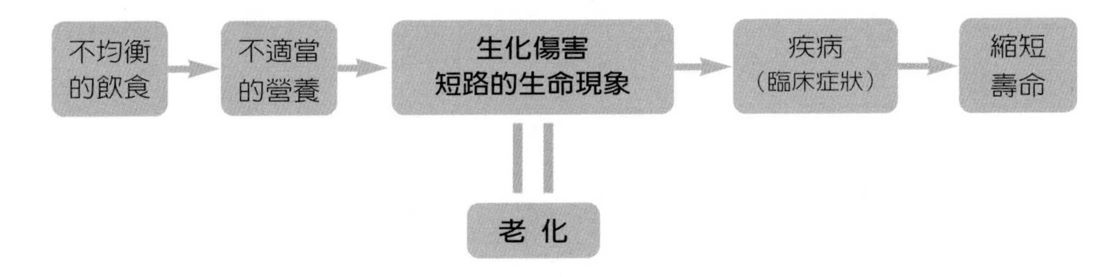

11-5.老化是自由基肆虐的結果

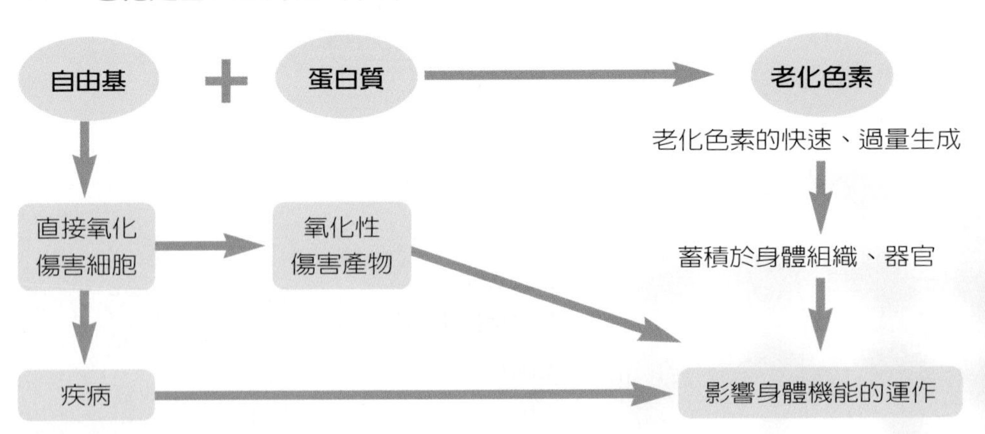

11-6.老化相關名詞及觀點

老化是一種退行性之變化，包括細胞功能性的喪失及降低人體對於疾病及毒性物質之敏感性。

■自由基

在電子軌道外圍帶有未成對電子的活性氧物質。

■老化的新觀點

衰老雖然是正常現象，可是人人不同，有的人未老先衰，有的人卻老而彌堅，衰老不會致死，絕大部分的死因不是自然衰老，而是癌症、心臟病、中風或其他疾病。老化到某一程度一定會死，但不見得是會經由罹患疾病致死。

■加速老化的其他負面因素

老化除了細胞功能喪失之外，內在的情緒變化及人格特質也會加速老化速度，原因如下：

- 沮喪和抑鬱。
- 無法將感情表達出來，無對象可以溝通，缺乏朋友。
- 覺得無力改變自己或改變他人。
- 獨居。
- 寂寞，缺乏親密的朋友。
- 缺乏規律的日常生活。
- 缺乏規律的工作。
- 工作不滿意。
- 負債，有經濟負擔。
- 習慣性的憂慮或過度煩惱。
- 後悔以前所做的犧牲。
- 易怒或發洩不出內心的憤怒。
- 挑剔自己或看別人不順眼。

■減緩老化的其他正面因素

其實老化可以透過許多正面的方式延緩，只要能以開朗的心情迎接老化，是可以老而彌堅，老而快樂。

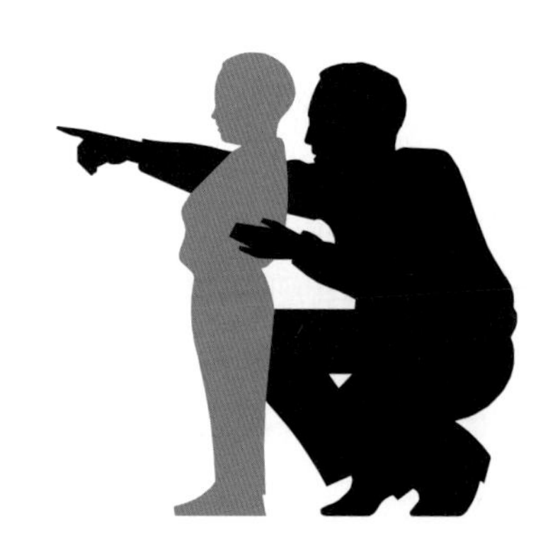

- 婚姻幸福美滿。
- 工作滿意。
- 容易發笑。
- 性生活協調。
- 能夠結交親近的朋友，並維持友誼。
- 擁有規律的日常生活。
- 覺得可以掌握自己的生活。
- 擁有愉快的休閒生活和嗜好。
- 對未來抱持樂觀的心態。
- 隨時調整自己、適應改變。

■延緩老化的飲食營養

- 均衡的飲食—吃得對。

什麼食物都必須吃，什麼食物都要適量的吃，每天（餐）由六大類食物中，每類食物選吃三、四樣，飲食的食物種類要多種類，富變化，遵守健康飲食金字塔的飲食生活方式。

- 適量補充抗氧化物質。
- 抗氧化維生素包括維生素[3]__________、維生素[4]__________、β-胡蘿蔔素、維生素[5]__________。
- 微量元素包括鐵、鋅、銅、錳、硒……。
- 適量使用去氫表雄弱酮（DHEA）。

11-7.延緩老化的作法

保養身心是延緩老化的方法，以下是幾項基本保養原則，需要每日遵守：

- 維持理想體重。

－成人理想體重＝[6]__________×身高（公尺）^{2}

－體重過重和肥胖要減重（肥），減重（肥）靠三養

休養——減肥動機、意願、信心、恆心、[7]__________。

營養——飲食控制、少吃、攝取[8]__________飲食。

保養——[9]__________。

- 適度運動，運動生活化。
- 有效的[10]____________。
- 每日舒解[11]____________。
- 時時排解[12]____________。
- 注意食品、環境衛生。
- 戒除不良習慣、嗜好。
- 定期的健康檢查。

11-8.修養——心靈的健康

老是不可避免的，面對老化，更需要重視心靈的健康，以積極的人生態度迎接老年的來臨。

- 保持自我消融、圓融的態度：爽朗、達觀、快樂的心情。
- 舒解[13]____________。
- 要有適合的[14]____________活動、休閒活動。
- 要調整自己，適應改變(主動與被動)。
- 和朋友及夥伴的關係良好(無話不談)。
- 保有自己的[15]____________。
- 不喪失愛美的心(在家也會搭配服裝)。
- 給予任何人幫助。
- 和疾病的關係(不要懼怕)。

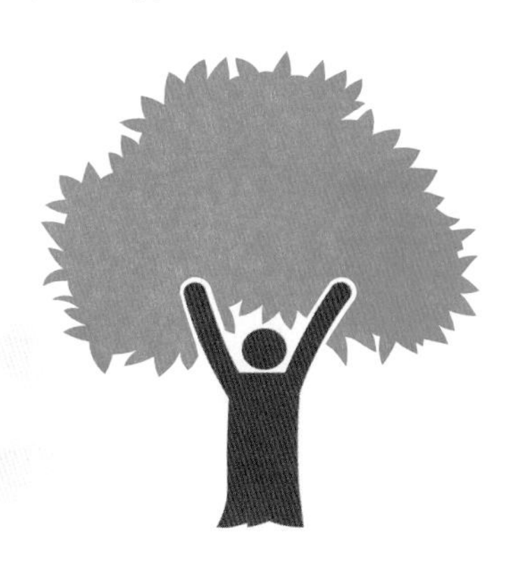

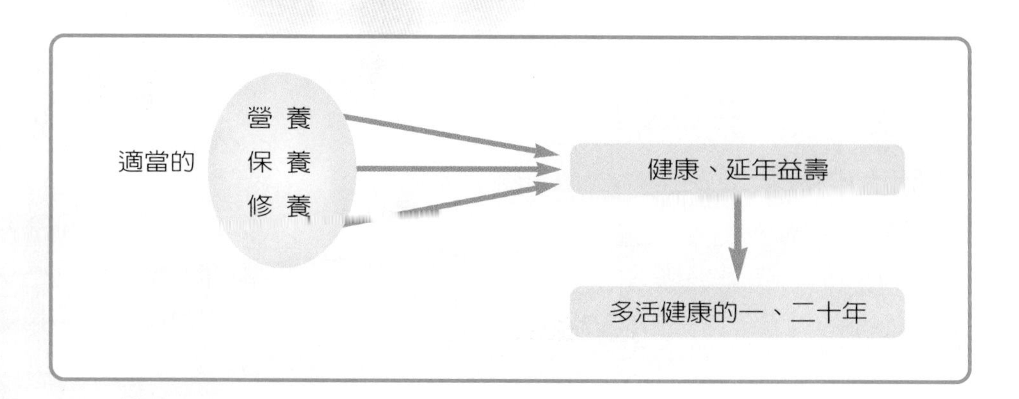

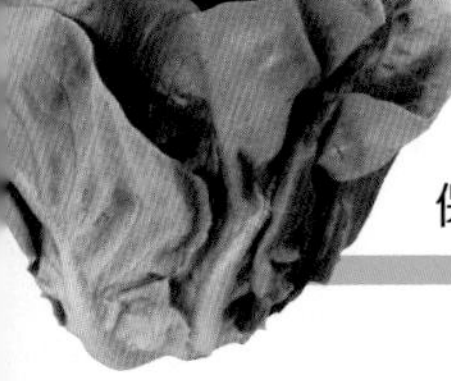

第十一章 營養與老化的關係 解答

1.疲勞	6.22	11.大便
2.淡漠	7.毅力	12.小便
3.E	8.低熱量、營養均衡	13.壓力
4.C	9.運動	14.社交
5.B_2	10.睡眠	15.興趣

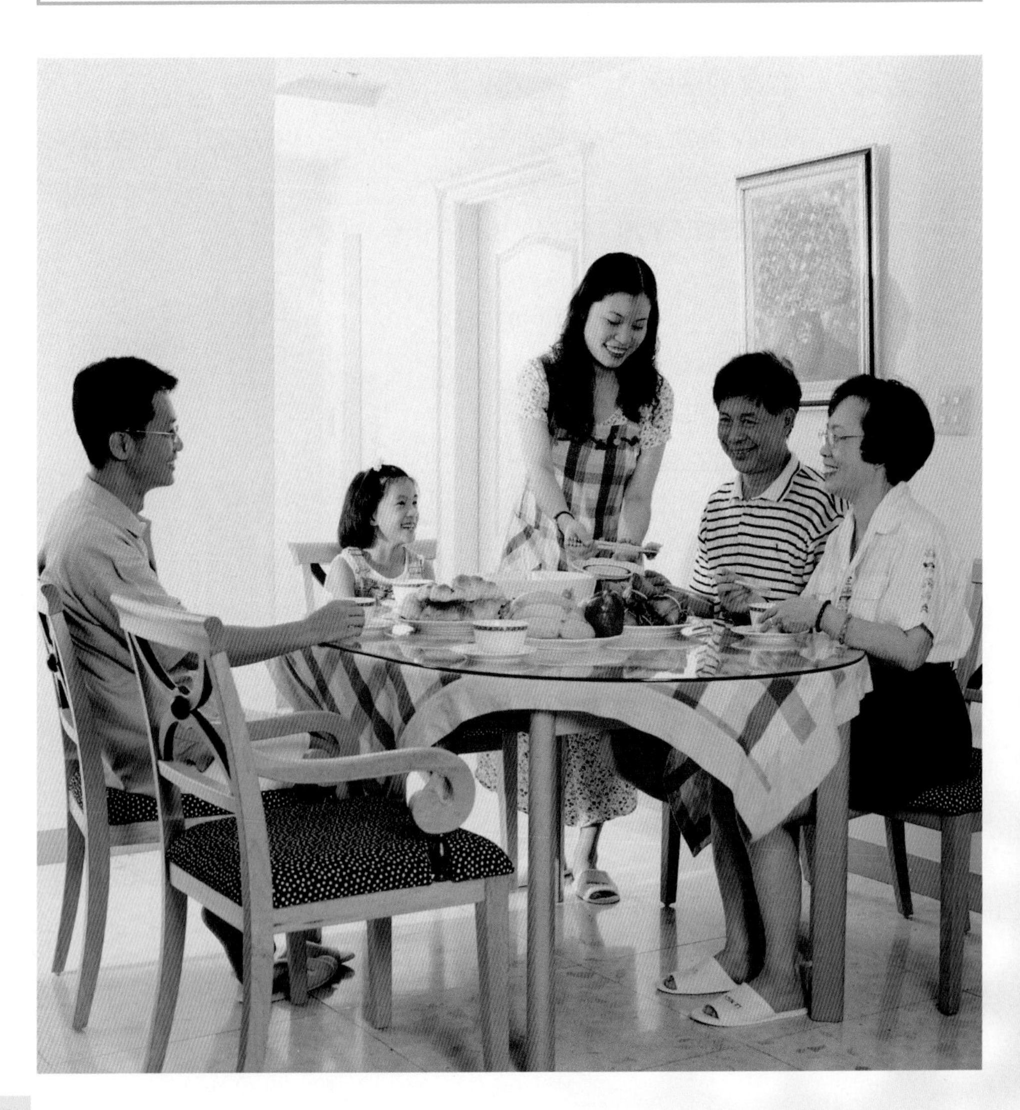

第十二章

骨質疏鬆症

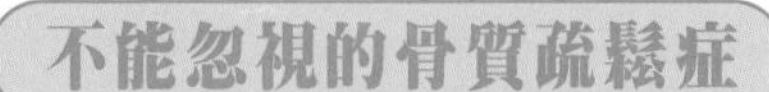

不能忽視的骨質疏鬆症

12-1.無聲無息的流行病

一種無聲無息的流行病；一種骨質密度降低，疏鬆不緻密的骨骼疾病；一種使人活動不適，生活品質降低的疾病；一個令人不能忽視且存在的事實。根據中華民國老年醫學會的調查報告，台灣地區65歲以上的老年人口中，每[1]__________位就有一名罹患骨質疏鬆症，而65歲以上的女性中，每[2]__________個人就有一位患者，這表示更年期後的婦女中，有25%受此症影響。隨著台灣地區人口的老化，可知全民罹患骨質疏鬆症的比率還會不斷的增加，因此我們不能不提高警覺，同時希望你我他將來都不要成為罹患這種疾病的一員。

12-2.什麼是骨質疏鬆症？

骨質疏鬆症是一種骨[3]__________及[4]__________沈積逐漸流失，而導致全身骨質量的減少，產生骨質弱化、骨骼裂痕增多，身高下降、臀部和背部疼痛以及脊椎骨彎曲等症狀。

骨骼是支撐、保護人體的重要器官，還肩負[5]__________及調節鈣及磷代謝等功能。

人體的骨骼自出生後便不斷地生長，隨著年齡增加，骨骼變粗、增長，骨質逐漸增多。青春期之後，骨骼不再增長，約在35歲時，骨質的總量達到巔峰。之後，年齡逐漸增長，骨質疏鬆症的危機也隨之增加。

12-3.骨質疏鬆症的發生女性多於男性

由於男性的骨質量比女性多30%，故此症主要影響女性，並由於女性在更年期之後，骨質更會快速流失，易造成所謂的停經後骨質疏鬆症。但由於年齡漸漸增加，身體各器官都會逐漸老化，骨骼也一樣，因此，老年以後不論男女多多少少都會發生骨質疏鬆症，即所謂的老年骨質疏鬆症。

12-4.為何會罹患骨質疏鬆症？

缺乏鈣質是骨質疏鬆症的主要原因

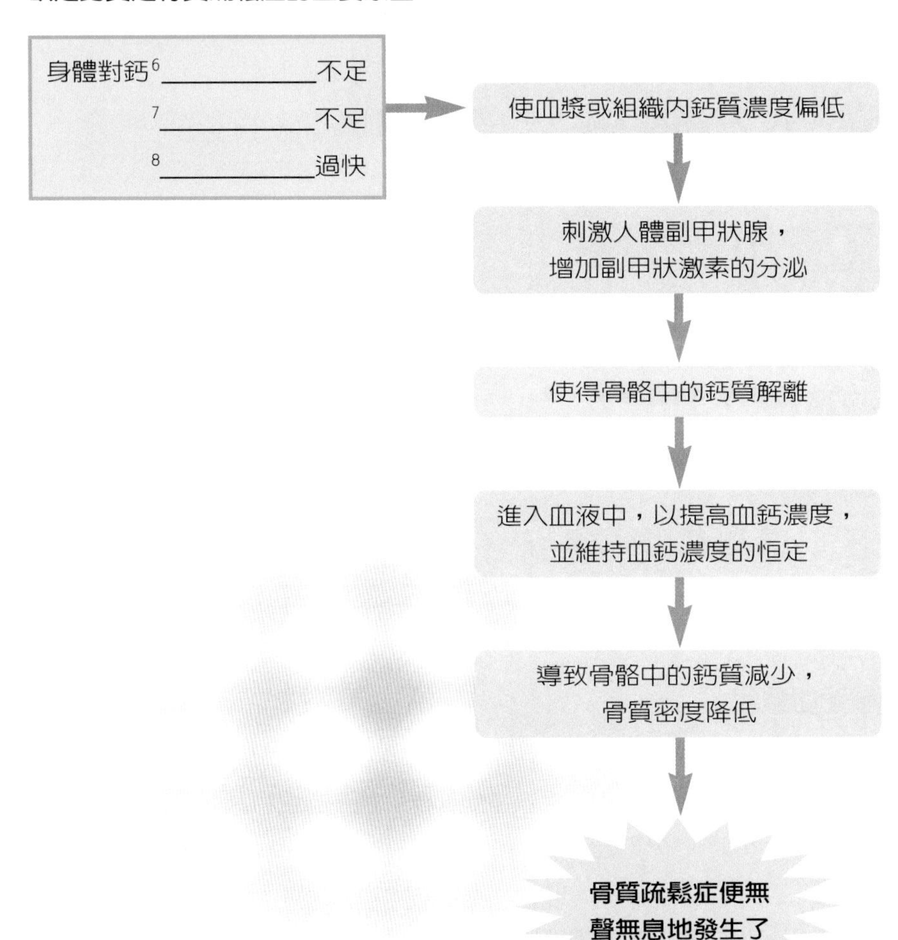

身體對鈣[6]______不足
[7]______不足
[8]______過快
使血漿或組織內鈣質濃度偏低
刺激人體副甲狀腺，
增加副甲狀激素的分泌
使得骨骼中的鈣質解離
進入血液中，以提高血鈣濃度，
並維持血鈣濃度的恆定
導致骨骼中的鈣質減少，
骨質密度降低
骨質疏鬆症便無
聲無息地發生了

12-5.人體奧妙的調節功能

鈣能維持體內環境的恆定，正常血鈣濃度平均約10毫克/100毫升血漿，一旦身體出現血鈣濃度降低或增高時，身體機轉會自動加以調節，使身體處在恆定環境中。

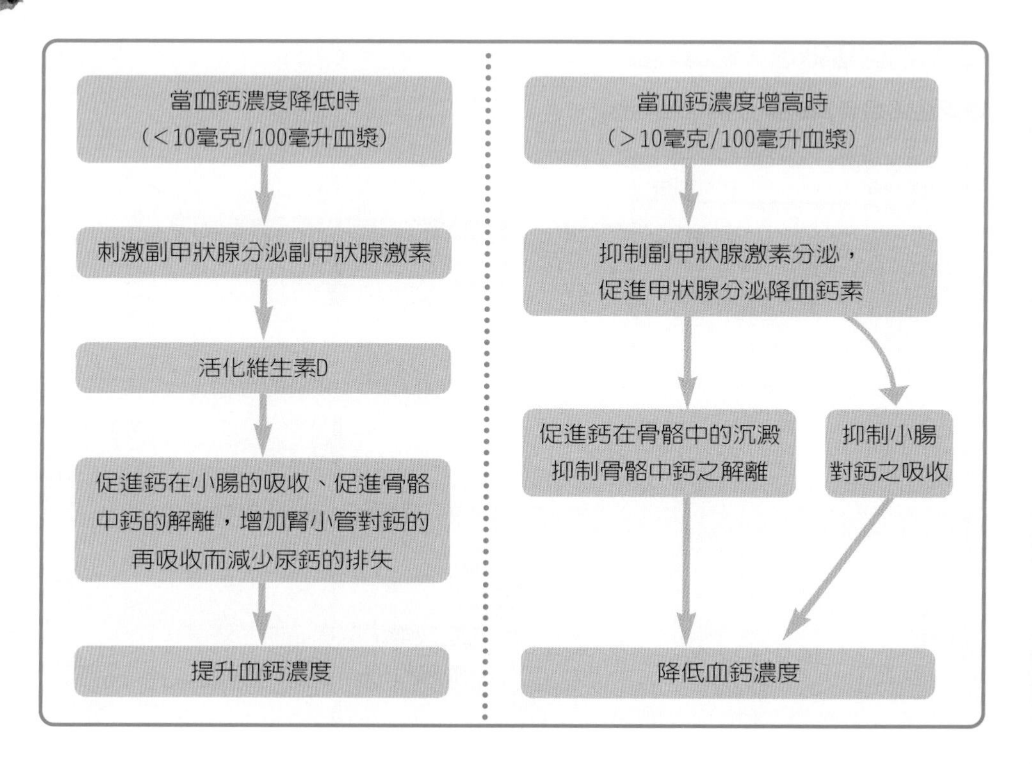

12-6.鈣缺乏的原因

■鈣攝取不足

因飲食中含鈣量偏低，使攝取的鈣質不足。含鈣較多的食物有[9]__________類及[10]__________製品、蛋類、魚類（含骨）、深綠色葉菜類、豆類及豆製品等。

■鈣吸收不良

維生素D不足，因為鈣的吸收需要維生素D，所以缺乏維生素D會如同缺乏鈣一樣，會導致骨質疏鬆症。

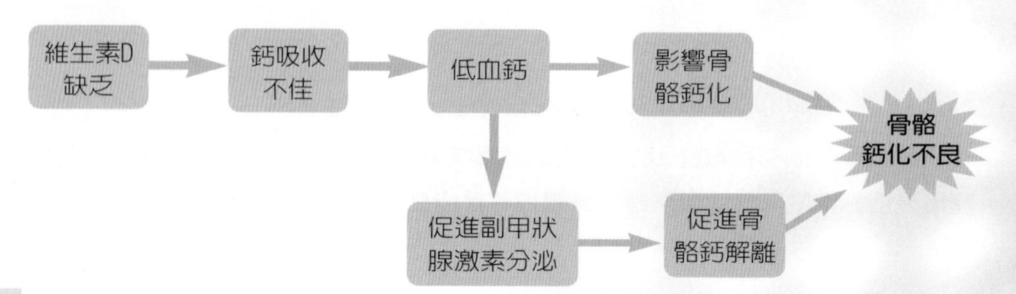

12-7.維生素D缺乏的原因

■維生素D攝取不足

富含維生素D的食物有[11]＿＿＿＿＿、[12]＿＿＿＿＿、鯡魚、沙丁魚、鮭魚、乳油、魚肝油及經維生素D強化的牛乳等，如果攝取不足，很容易會攝取不足。

■較少曝曬日光

由於很少曝曬日光，致使身體自行製造的維生素D量過少。

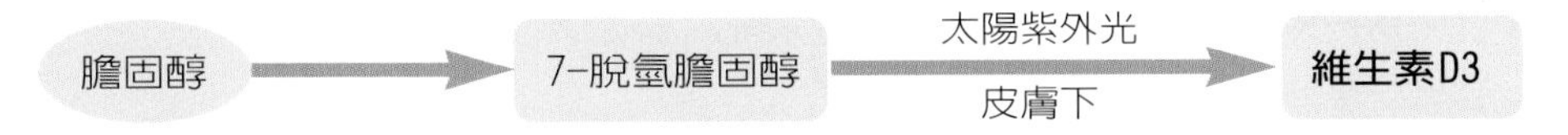
膽固醇
7-脫氫膽固醇
太陽紫外光
皮膚下
維生素D3

■肝臟、腎臟功能不良

肝臟、腎臟功能不良，無法正常發揮功能，致使維生素D在體內之活化功能降低，因而影響維生素D對鈣吸收利用的調節功能。維生素D要提高對鈣利用的功能，需先經活化過程，才有活性。

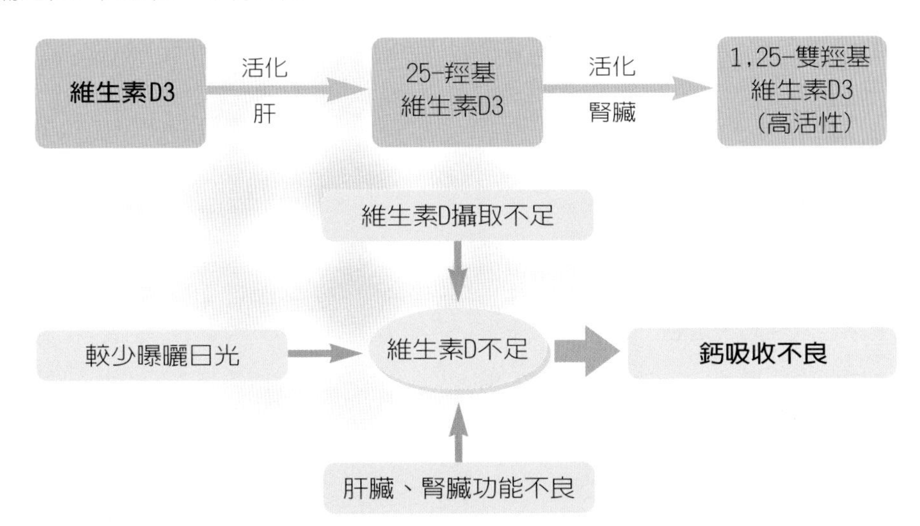

■鈣吸收不良

鈣吸收不良常與飲食中存在過多妨礙鈣吸收的因素有關，如果飲食中含有過多的[13]＿＿＿＿＿＿、草酸、植酸、游離脂肪酸和纖維質等，均會妨礙鈣質在小腸的吸收。

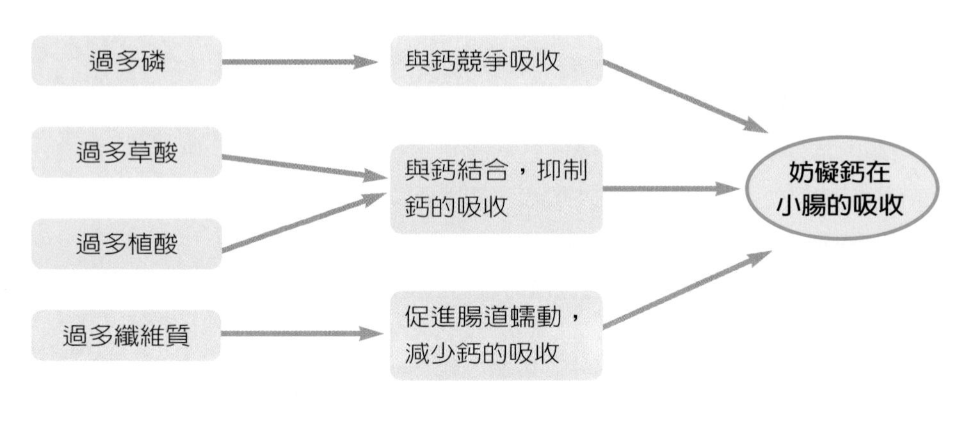

另外引起鈣的流失過多之因素還包括缺乏[14]＿＿＿＿＿＿，壓力太大，需要經常大量攝取[15]＿＿＿＿＿＿、茶和[16]＿＿＿＿＿＿或定期使用皮膚酮(可體松)、抗猝發藥物、抗凝血劑、利尿劑或含鋁藥物時，均會發生骨質流失的現象。

■其他因素

根據統計，除前述原因外，以下幾種人罹患骨質疏鬆症的機率亦會提高：

- 骨架小、骨頭細
- 皮膚白皙
- 停經期提前到來(自然發生)
- 家族有骨質疏鬆症的病歷
- 未曾懷孕
- 抽煙
- 不經常活動、走動
- 已切除卵巢
- 有慢性[17]＿＿＿＿＿＿病或[18]＿＿＿＿＿＿病

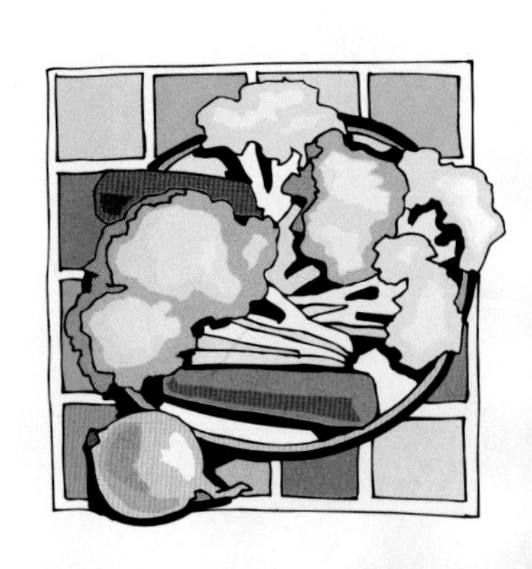

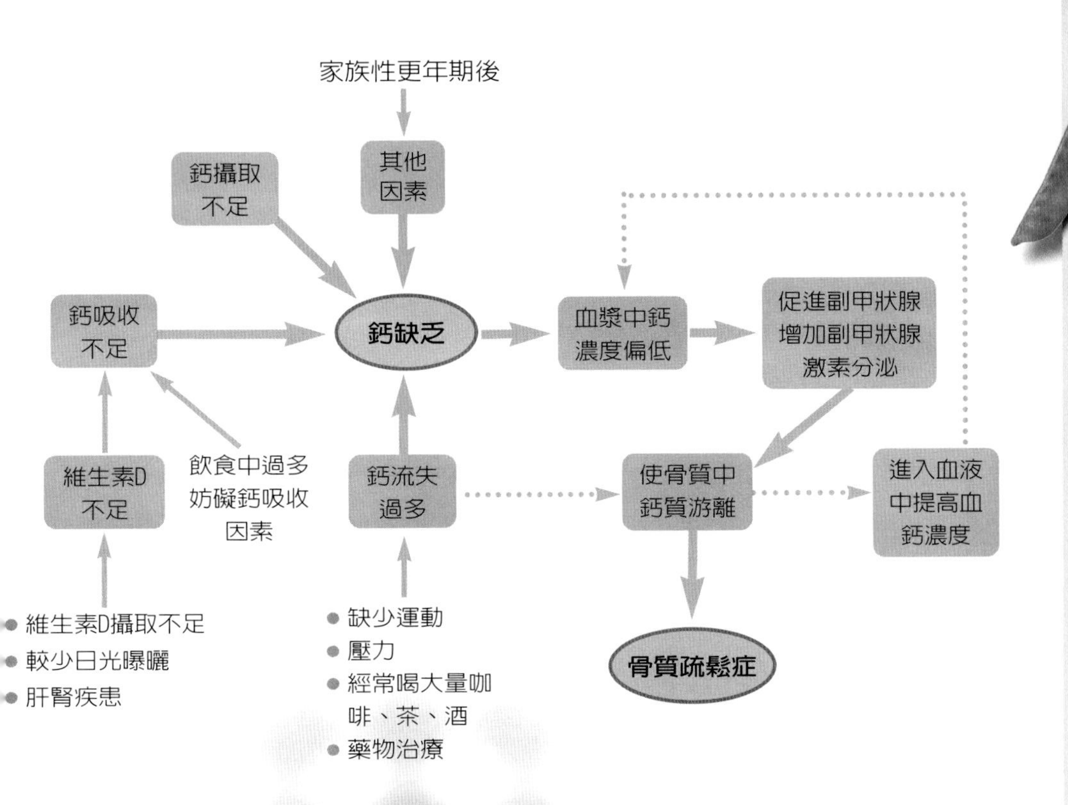

12-8.如何阻止或延緩骨質疏鬆症的發生？

要阻止或延緩骨質疏鬆症的發生，可從營養、保養和修養三方面著手。

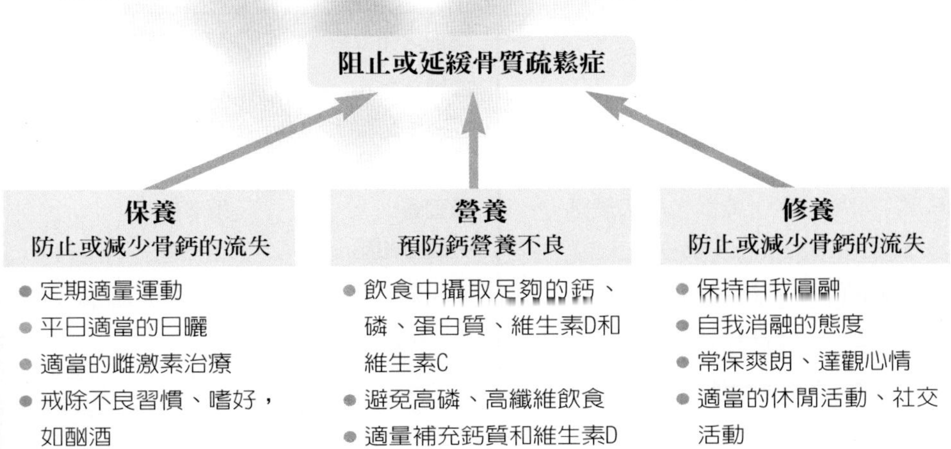

■營養—飲食方面

飲食中攝取足夠的鈣、磷、鎂、蛋白質、維生素D和維生素C，可以促進骨骼生長發育及骨質密度維持。

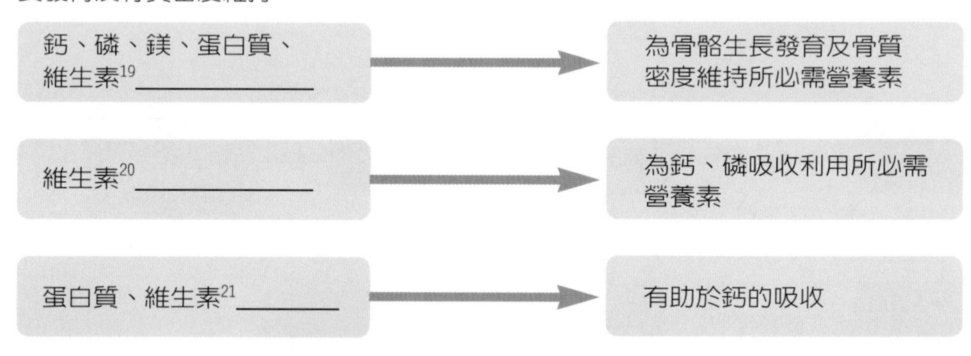

- 避免高磷、高纖維飲食，以免妨礙鈣的吸收。
- 避免酗酒，以避免造成營養不良及骨質流失的現象。
- 適量補充鈣質和維生素[22]______。

根據調查，國人飲食鈣攝取量不足建議需要量，所以除注意飲食均衡外，可適量補充鈣質和維生素D營養補充劑。

■保養

定期且規律的運動

定期運動及運動生活化，對骨骼健康有益，尤其可維持老年人的[23]______彈性，增進骨骼強度，增加身體穩定度和平衡度，可減少因跌倒或骨質疏鬆症而造成的傷害。如每日走一萬步、每次慢跑2～4公里，每週跑3～4次。

運動是勉強成習慣，習慣成自然，只要定出運動量目標，並逐次加以記錄，可激發運動的毅力及持之以恆。

因年齡因素所增長或減少的身體體成分

增加之體成分	減少之體成分
血糖	骨骼、牙齒中的鈣
血液中尿酸	瘦體組織（肌肉）
血液中脂質	腦細胞
膽固醇	唾液分泌
三酸甘油酯	脂胃酸
體脂肪	消化酵素分泌
……	膽汁
	甲狀腺素、胰島素

Health Life

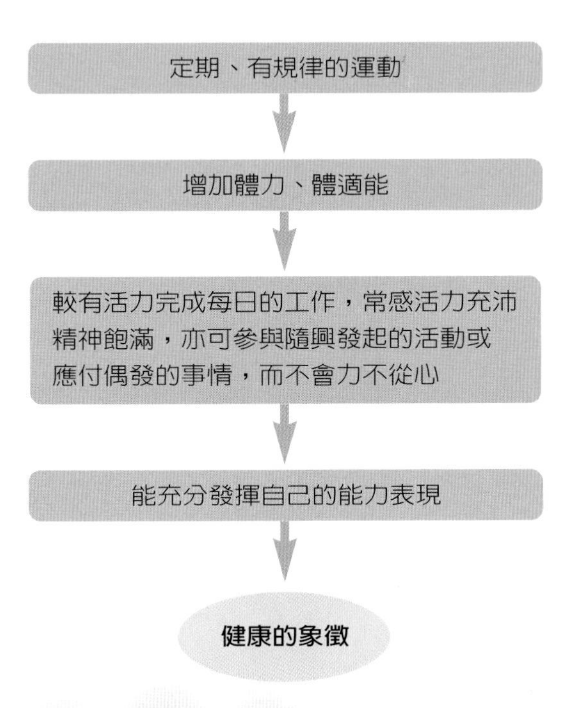
定期、有規律的運動
增加體力、體適能
較有活力完成每日的工作，常感活力充沛精神飽滿，亦可參與隨興發起的活動或應付偶發的事情，而不會力不從心
能充分發揮自己的能力表現
健康的象徵

平日適當的日曬

平日適當的日曬，可幫助身體製造維生素D，以幫助鈣的吸收利用。對於平常極少外出日曬或皮膚日曬後製造維生素D功能已經減退的老年人，則需要考慮補充維生素D營養劑。

適當的雌激素治療

停經期開始時，雌激素的分泌大量減少，骨質因而大量流失，因此，為阻止更年期後骨質大量流失，可考慮適當地使用雌激素。

■修養

維持健康的生活型態，適當紓解生活壓力。

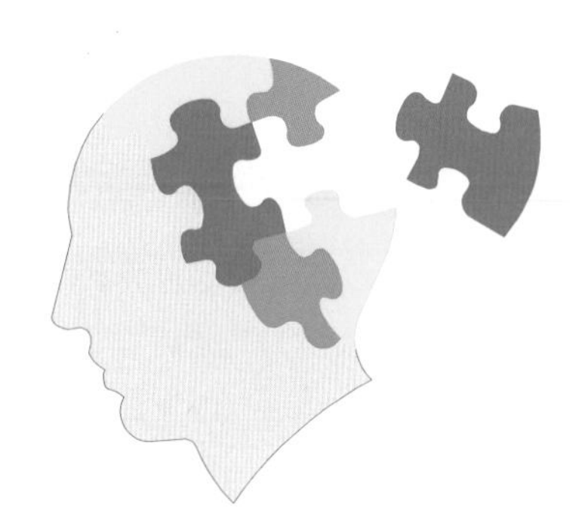

第十二章 營養與骨質疏鬆症 解答

1.9	9. 乳	17.肝
2.4	10.乳	18.腎
3.蛋白質	11.蛋黃	19.C
4.礦物質	12.肝臟	20.D
5.造血	13.磷	21.C
6.攝取	14.運動	22.D
7.吸收	15.咖啡	23.肌肉
8.流失	16.酒	

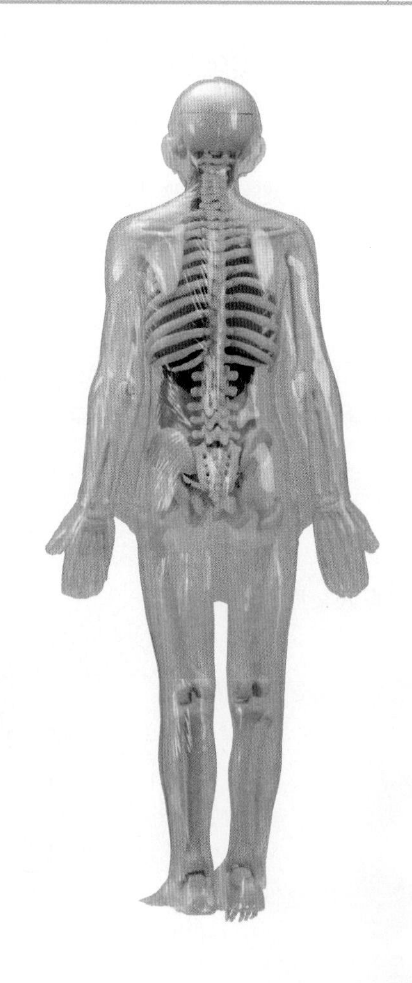

第十三章

高脂血症的飲食對策

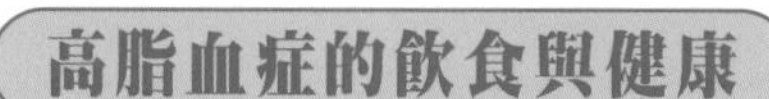

13-1.何謂高脂血症(Hyperlipidemia)？

高脂血症是指血液中的膽固醇、三酸甘油酯增加的疾病。

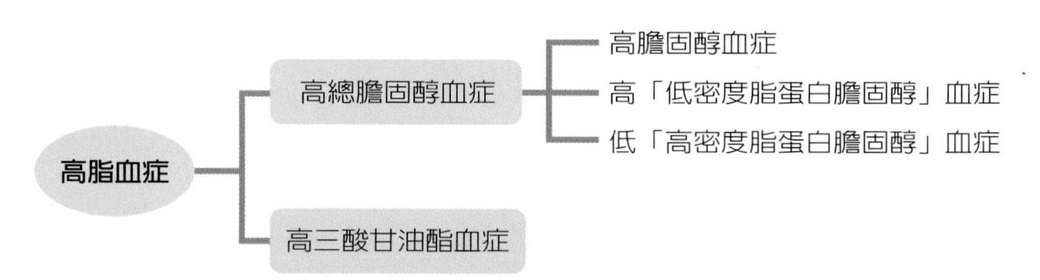

不論是高膽固醇血症或高三酸甘油酯血症，都是動脈硬化的重要危險因素，此即為心血管性疾病的重要原因。

13-2.血液中的膽固醇及三酸甘油酯濃度

2-19歲及成人之血膽固醇濃度

項 目	年 齡	理想濃度	邊際高危險濃度	高危險濃度
總膽固醇(不禁食)(Totalcholesterol)	成人	＜200毫克/100毫升血清	200-239毫克/100毫升血清	≧240毫克/100毫升血清
	2-19歲	＜170毫克/100毫升血清	170-199毫克/100毫升血清	≧200毫克/100毫升血清
低密度脂蛋白膽固醇(禁食12小時)(LDL-cholesterol)	成人	＜130毫克/100毫升血清	130-159毫克/100毫升血清	≧160毫克/100毫升血清
	2-19歲	＜110毫克/100毫升血清	110-129毫克/100毫升血清	≧130毫克/100毫升血清

成人血液中三酸甘油酯濃度

	理想濃度	邊際高危險濃度	高危險濃度
血液三酸甘油酯(禁食12小時)	＜200毫克/100毫升血清	200-400毫克/100毫升血清	＞400毫克/100毫升血清

13-3.高脂血症與心血管性疾病的關係

高脂血症 → 動脈粥狀硬化 → 心血管性疾病

心血管性疾病，包括腦血管疾病、心臟病及高血壓，進十年來，分別名列台灣地區十大死因之列，三項總和佔總死亡人數的四分之一，比位居第一位的癌症還多。

除高脂血症外，引起心血管性疾病的重要危險因素尚包括以下原因，可以由「HEALTH」說明。

H：遺傳(Heredity)。

E：缺少[1]________________(Exercise)。

A：年齡(Age)。

L：[2]________________(Lbs)。

T：抽菸(Tobacco)。

H：攝取油脂的習慣(Habits of eating fat)。

其他危因尚包括：高血壓、[3]________________、糖尿病……等。

13-4.血液中的脂質來源

■外因性—飲食來源

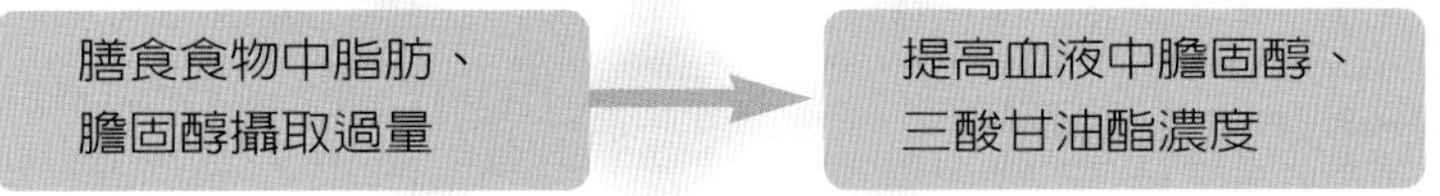
膳食食物中脂肪、
膽固醇攝取過量
提高血液中膽固醇、
三酸甘油酯濃度

■內因性—身體合成

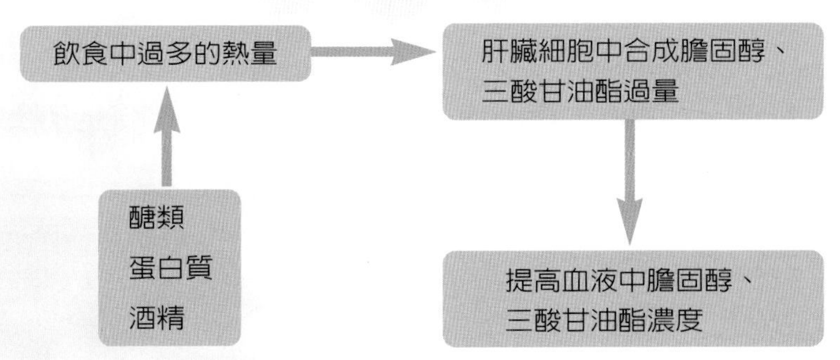

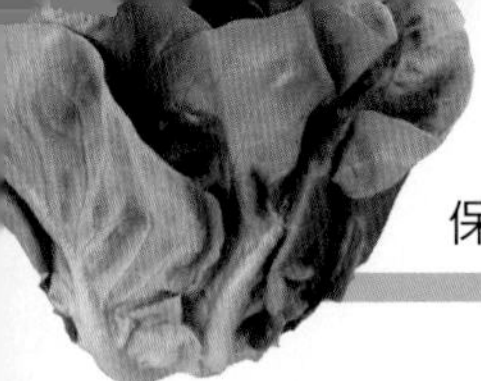

13-5.脂蛋白的作用及分類

來自膳食及肝臟合成的膽固醇、三酸甘油酯，是要經由血液運送到組織中被利用或儲存，但必須以脂蛋白的型式方能符合運送條件。可以將膽固醇、三酸甘油酯比喻為不會游泳的人，必須搭乘船才能被身體利用，而脂蛋白中的蛋白質、磷脂質就像是一艘船，依照這種比喻的條件，攜帶著膽固醇、三酸甘油酯的脂蛋白，就好像是一艘載人的客輪。

脂蛋白依其所攜運的三酸甘油酯、膽固醇、膽固醇酯量的不同(好像不同的人)及脂蛋白中的蛋白質、磷脂質量的不同(好像不同的船體)，可有幾種不同的分類。依其比重(密度)之不同，一般可分為五種：

1.乳糜微粒(Chylomicron，CM)
2.極低密度脂蛋白(Very low density lipoprotein，VLDL)
3.中密度脂蛋白(Intermediate density lipoprotein，IDL)
4.低密度脂蛋白(Low density lipoprotein，LDL)
5.高密度脂蛋白(High density lipoprotein，HDL)

不同的脂蛋白攜運的主要脂質會不一樣，如乳糜微粒主要攜帶的是飲食中的三酸甘油酯；極低密度脂蛋白主要攜帶的是肝臟合成的三酸甘油酯；低密度脂蛋白主要攜運的是膽固醇，如同不同性質的客輪(貨輪)搭載不同的人(貨物)，或者是不同的人(貨)搭載不同的客輪(貨輪)一樣。

有所謂壞的膽固醇和好的膽固醇嗎？

事實上，膽固醇就是膽固醇，無所謂好或壞之分。一般將由低密度脂蛋白攜運的膽固醇(LDL-C)比喻為壞的膽固醇，是因為該類膽固醇會在血液中被活性氧化物(如自由基)氧化，或會在動脈管壁中沉積等原因，因而促進或加速動脈粥狀硬化。至於由高密度脂蛋白攜運的膽固醇(HDL-C)，則可運送至肝臟等組織中代謝利用，所以會以好的膽固醇之比喻。

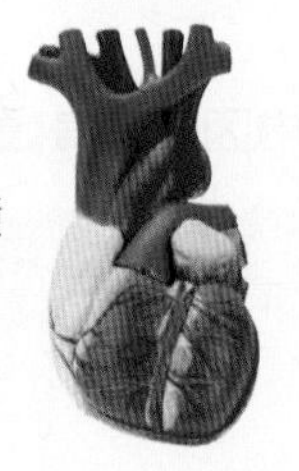

13-6.高脂血症分類

高脂血症或稱為血脂異常可分為六型，依其脂質特性及血漿外觀，可比較如下表：

類型	脂蛋白之變化	脂質的變化	靜置血漿外觀
第 I 型	乳糜微粒增加	● 膽固醇正常或稍微上升 ● 三酸甘油酯很高（＞1000毫毫克/100毫升血清）	● 上層乳白色懸浮液，下層清澈
第 II a型	低密度脂蛋白（LDL）增加	● 膽固醇上升 ● 三酸甘油酯正常	● 清徹
第 II b型	低密度脂蛋白（LDL）、極低密度脂蛋白（VLDL）增加	● 膽固醇上升（低密度脂蛋白膽固醇＞190毫克/100毫升血清） ● 三酸甘油酯上升（200~400毫克/100毫升血清）	● 輕至中度混濁
第 III 型	中密度脂蛋白（IDL）增加	● 膽固醇上升 ● 三酸甘油酯上升（200~1000毫克/100毫升血清）	● 混濁
第 IV 型	極低密度脂蛋白（VLDL）增加	● 膽固醇（LDL）正常或稍微上升（＜190毫克/100毫升血清） ● 三酸甘油酯上升（400~1000毫克/100毫升血清）	● 混濁至不透明
第 V 型	乳糜微粒、極低密度脂蛋白（VLDL）增加	● 膽固醇中度上升 ● 三酸甘油酯上升（>1000毫克/100毫升血清）	● 上層乳白色懸浮液 ● 下層混濁

13-7.影響高脂血症之飲食因素

提升因子	降低因子
飽和脂肪酸	多元不飽和脂肪酸
反式脂肪酸（如乳瑪琳、烤酥油）	單元不飽和脂肪酸（魚油）
膽固醇膳食	纖維質
過多[4]______________	少量酒精
大量[5]______________	抗氧化物質
大量咖啡	

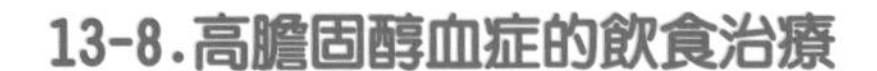

13-8.高膽固醇血症的飲食治療

■飲食建議

營　養　素	建議攝取量	
	第一階段飲食	第二階段飲食
● 總脂肪 －飽和脂肪酸 －多元不飽和脂肪酸 －單元不飽和脂肪酸	● 低於總熱量的30% －低於總熱量的10% －不可超過總熱量的10% －佔總熱量的10～15%	● 低於總熱量的30% －低於總熱量的7% －不可超過總熱量的10% －佔總熱量的10～15%
● 醣類	● 佔總熱量的50～60%	
● 蛋白質	● 佔總熱量的10～20%	
● 膽固醇	每日低於300毫克	每日低於200毫克
● 總熱量	● 達到和維持理想體重的熱量	

■飲食原則

- 控制熱量的攝取
- 減少油脂攝取
- 限制飽和脂肪酸攝取量
- 限制膽固醇攝取量
- 多攝取高纖維的食物

■高血症飲食範例

小檔案 I

對象：
成年男性

身高：
170公分

理想體重：
63公斤

活動力：
中度活動量

熱量攝取：
2200大卡

● **食物型態說明**

食物類別	份數或份量	份數說明
低脂牛乳	1杯	1杯＝240毫升或低脂奶粉3湯匙
瘦肉、魚肉、蛋類	5份	1份＝肉1兩或蛋1顆（蛋每週不超過3顆）
豆類	1份	1份＝豆腐1塊或豆干3片或生豆包1塊
五穀類	$4^1/_2$碗	飯1碗＝吐司4片或饅頭1個或陽春麵條1糰或麥片4湯匙
蔬菜類	3小碟	1小碟約100公克
水果類	2份	1份＝柳丁1顆或小蘋果一顆
油脂類－沙拉油	3湯匙	1湯匙＝15公克

● 飲食範例

早　餐	午　餐	晚　餐
● 牛奶麥片粥(低脂牛奶一杯、麥片3湯匙)	● 白飯一碗半 ● 水煮玉米湯(玉米1/3段)	● 白飯一碗半 ● 山藥骨頭湯(山藥70公克、大骨去油清湯)
● 涼拌豆腐(傳統豆腐一塊、蔥花、醬油膏少許、香油一茶匙)	● 清蒸白鯧魚(白鯧魚肉2兩、香油1茶匙)	● 炒合菜(瘦肉絲1/2兩、豆芽菜60公克、濕黑木耳20公克、紅蘿蔔10公克、韭菜10公克、油1湯匙、烏醋少許)
● 素炒高麗菜(高麗菜100公克、油2茶匙)	● 瘦肉絲炒空心菜(瘦豬肉絲1/2兩、空心菜100公克、油2茶匙)	● 蒜香雞腿(棒棒腿1隻、油1/2湯匙、蒜頭兩粒)
	● 柳丁1顆	● 蘋果一小顆

＊烹調用油，請使用「植物油」。

小檔案II

對象：成年女性

身高：155公分

理想體重：51公斤

活動力：輕度活動量

熱量攝取：1500大卡

● 食物型態說明

食物類別	份數或份量	份數說明
低脂牛乳	1杯	1杯＝240毫升或低脂奶粉3湯匙
瘦肉、魚肉、蛋類	3～4份	1份＝肉1兩或蛋1顆 (蛋每週不超過3顆)
豆類	1份	1份＝豆腐1塊或豆干3片或生豆包1塊
五穀類	$2^1/_2$碗	飯1碗＝吐司4片或饅頭1個或陽春麵條1糰或麥片4湯匙
蔬菜類	3小碟	1小碟約100公克
水果類	2份	1份＝柳丁1顆或小蘋果一顆
油脂類—沙拉油	1～2湯匙	1湯匙＝15公克

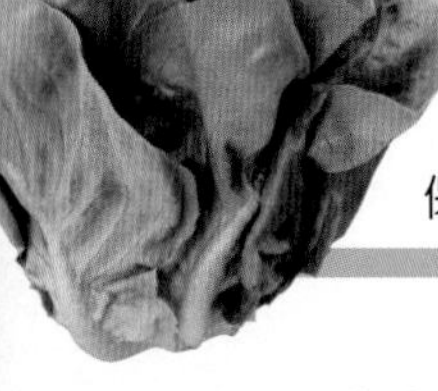

● **飲食範例**

早　餐	午　餐	晚　餐
● 牛奶麥片粥（低脂牛奶一杯、麥片3湯匙）	● 白飯一碗	● 五穀糙米飯一碗（高血脂症可多用含纖維量較高的食物）
● 紅燒豆腐（傳統豆腐一塊、油2茶匙）	● 清蒸鱈魚 （鱈魚1兩、薑絲和魚露少許）	● 蔥燒烏參 （蔥3段、烏參100公克、油1茶匙、蠔油1茶匙）
● 燙地瓜葉（地瓜葉100公克、香油1茶匙）	● 莧菜小魚（吻仔魚1/2兩、白莧菜100公克、油1/2湯匙）	● 開陽白菜 （蝦米5公克、大白菜100公克、油1茶匙）
	● 蓮霧2～3顆	● 泰國芭樂1/2顆

＊烹調用油，請用「植物油」

13-9.高三酸甘油酯血症的飲食控制

熱量攝取過多超過身體所需，或醣類（尤其是單、雙醣）及酒類攝取過量時，都會導致三酸甘油酯之合成增加。體重過重者，減重計畫應放在治療的第一步，而增加運動量則是非藥物治療中非常重要的一環。血糖控制不良的糖尿病患或因使用類固醇等藥物導致三酸甘油酯上升者，在治療上需一併考慮。當三酸甘油酯值大於1000mg/dL時，會增加發生急性胰臟炎之危險性，需特別謹慎。

在飲食控制方面，需注意以下原則：

● 控制熱量的攝取。

● 醣類攝取宜適量，且多以多醣類為佳。

● 酒類應盡量減少或禁止。

● 在適量的肉類中，可多選擇富含ω-3脂肪酸的深海魚類，如秋刀魚、鮭魚、鮪魚及沙丁魚等。

● 減少油脂攝取量。

● 限制飽和脂肪酸攝取量。

● 限制膽固醇攝取量。

● 多攝取高纖維的食物。

第十三章 高血脂症的飲食對策 解答

1.運動	3.壓力	5.酒精
2.體重	4.醣類	

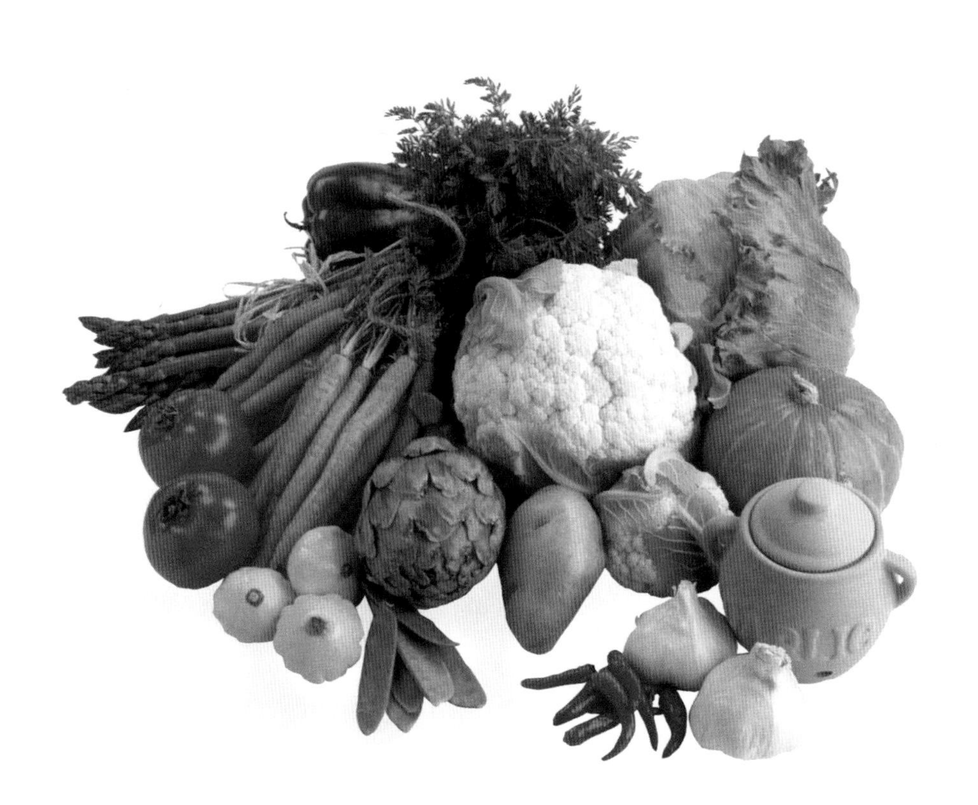

第十四章

脂肪肝的飲食對策

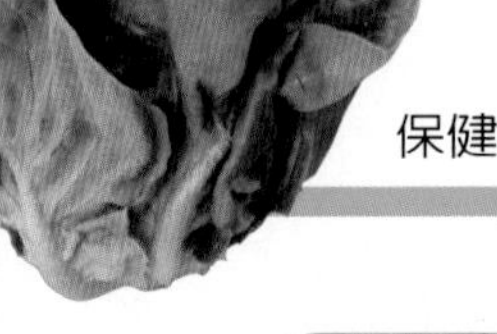

脂肪肝的形成

14-1.肝臟作用

■營養素代謝的場所

肝臟是人體最大的器官，也是營養素代謝的場所，肝臟可以分解以下營養素：

- 醣類：分解葡萄糖、肝醣之合成與分解、糖質新生等。
- 蛋白質：合成蛋白質、分解胺基酸、合成非必需胺基酸等。
- 脂質：合成與分解脂肪酸、合成三酸甘油酯、磷脂質以及膽固醇等。

■儲存功能

儲存肝醣、銅、鐵、維生素A、D、E、K、B_{12}等。

■製造膽汁、抗凝血劑以及血漿蛋白

■維生素D的活化作用

■胞吞作用

吞噬已被破壞之紅血球、白血球以及細菌。

■解毒作用

肝細胞中含有許多酵素，可以將毒素破壞或轉變為較無傷害之化合物，比如將胺基酸代謝所產生的有毒含氮物質轉變成[1]____________，而少量的尿素對身體無害，可以由腎臟或汗腺排出。

■肝臟常見的疾病

- 肝炎：A型肝炎、B型肝炎、C型肝炎、膽囊性肝炎、慢性肝炎。
- 脂肪肝
- 肝硬化
- 肝昏迷
- 肝癌

14-2.何謂脂肪肝？

大量的脂質蓄積於肝細胞中所引起的肝臟疾病。

■脂肪肝的類型

依蓄積的脂質種類不同可分為大油滴型及小油滴型。

- 大油滴型：為三酸甘油酯之異常蓄積，脂肪肝大部分屬於此型。

- 小油滴型：為游離脂肪酸之異常蓄積，發生原因不明。

■脂肪肝症狀

- 通常沒有自覺症狀，有時感到右邊肋骨疼痛，全身倦怠，腹部膨脹。
- 因為肝腫大，而有壓痛感。
- 也有少數可能發生黃疸與腹水。
- 併發食道炎以及胃炎。

■造成脂肪肝的疾病

- 遺傳：家族性或自發性
- 先天性代謝疾病：肝醣、半乳糖、酪胺酸、高胱胺酸代謝異常
- 血色素沉著症
- 血清β-脂蛋白缺乏症
- 膽固醇分解酵素缺乏
- 維生素A中毒
- [2]____________症
- [3]____________症
- 蛋白質營養不良或胺基酸不平衡—瓜西奧科兒症。
- 小腸切除手術
- 化學物質或藥物：酒精、皮質類固醇、四環素、抗癲癇藥物、抑癌劑、四氯化碳、黃磷等。
- 其他：威爾遜氏症、雷素姆氏症、雷約症候群、吳爾曼氏症等。

■造成脂肪肝的原因

- 肝臟中三酸甘油酯的合成增加，會使三酸甘油酯合成酵素的活性升高、游離脂肪酸的濃度增加。
- 肝臟中三酸甘油酯排除降低，脂肪酸的氧化反應受阻。
- 肝臟中脂蛋白的合成與分泌降低，影響肝臟中脂質的輸出，為造成脂肪肝的主因。

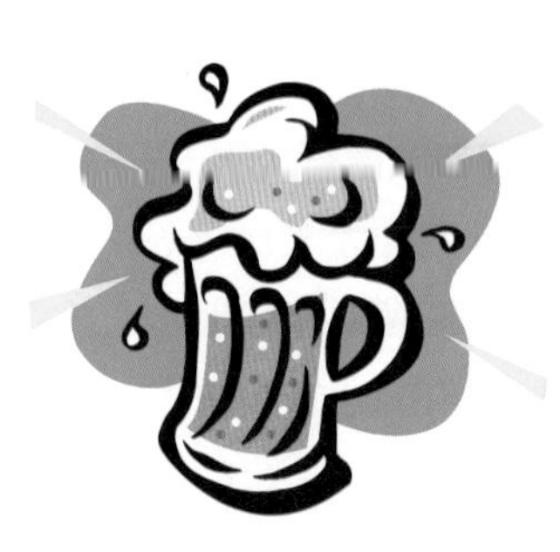

■酒精與脂肪肝

脂肪肝為長期酗酒者常見的肝臟病變。肝臟為酒精代謝的主要場所，一公克酒精可以產生7大卡的

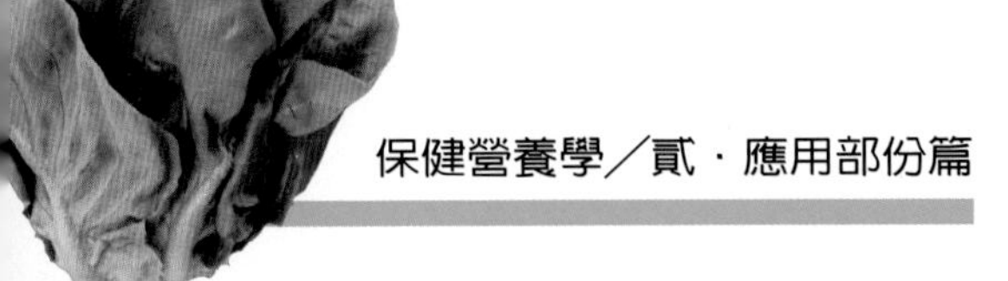

熱量。酗酒者藉著酒所含的糖分、酒精中獲得大量的熱量及微量的營養素，因此常常會因為熱量足夠而不覺得飢餓，或是酒醉而沒有進食。長期下來，會使肝臟內之[4]＿＿＿＿＿＿＿、維生素以及礦物質消耗殆盡。

■酒精性脂肪肝的形成原因

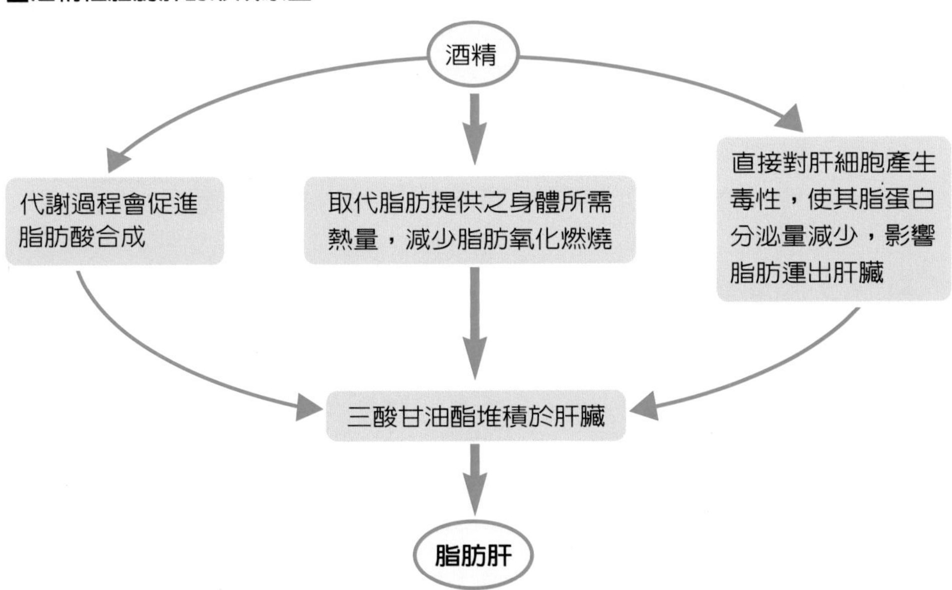

14-3.脂肪肝臨床診斷

■血液生化檢驗

- r-GTP之正常值為0～69單位/升，脂肪肝患者的r-GTP約為正常人的兩倍。
- GOT之正常值為5～45單位/升、GPT之正常值為7～40單位/升，脂肪肝患者的GOT及GPT會呈輕度或中度上升，而且GOT小於GPT。
- 三酸甘油酯、膽固醇上升。

■超音波檢查

- 肝腫大。
- 肝臟邊緣鈍化。
- 肝內脈管系統影像不清楚。

■病理切片檢查

方法：所需之肝臟組織可以利用肝臟切片取得。在此過程中，當病人保持完全呼氣時，針由第七、八或九肋間插入，可減少對肝臟的傷害以及肋膜腔的污染。

■病理切片觀察

- 肝臟腫大。
- 表面光滑、蒼白。
- 肝細胞中有油滴蓄積，會將細胞中微細構造以及細胞核壓迫到細胞邊緣。
- 通常發生於中心靜脈區域。
- 細胞內胞器之變形、變性或減少。

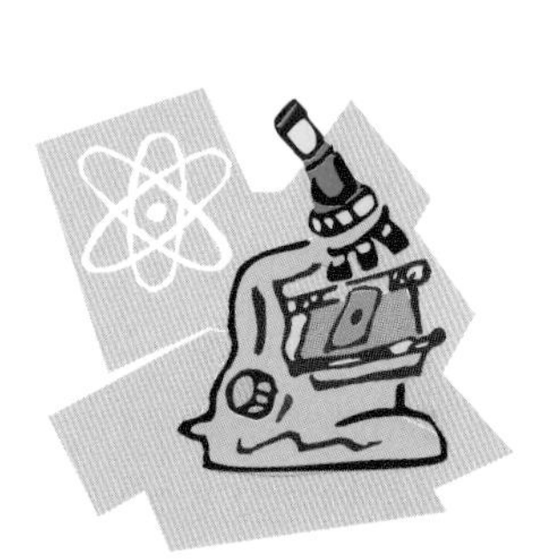

14-4.脂肪肝飲食治療原則

針對導致脂肪肝之病因治療以外，患者必需遵守飲食治療的原則。

■飲食治療原則

- 限制熱量的攝取

  低於正常建議量200-300大卡。若為肥胖患者可將每日熱量攝取降低500大卡，比如說一碗飯為270大卡、一湯匙油為135大卡。

- 控制脂肪之攝取

  脂肪攝取應盡量減少，以富含必需脂肪酸的食物為主要脂肪來源。

- 避免精緻甜食的攝取

  含有[5]__________的甜食較易造成肝臟中脂質之蓄積，因此應以[6]__________類食物為熱量的主要來源，而且應多攝取富含食物纖維的蔬菜類。另外，甜味較重的水果也應盡量避免。

- 多攝取高品質的蛋白質

  蛋白質每日的攝取量約為65公克，而且一半以上應來自高品質的蛋白質，比如牛奶及奶製品、蛋、肉類等，但食用2-6週後或肝功能恢復時，就應將蛋白質的攝取量減至正常量，以避免造成腎臟的負擔。

- 正常攝取維生素以及礦物質

  一般而言，維生素與礦物質攝取量不需特別增加，但是，控制脂肪攝取時有時會造成脂溶性維生素吸收不良。另外，控制熱量攝取時，也有可能會造成體蛋白之消耗以及礦物質之喪失，必須隨時注意。

- 避免攝取鹽分含量高的食物。
- 避免喝[7]____________。
- 多喝[8]____________，以利脂質代謝產物之排出。

■預防脂肪肝的日常保健

- 正常的飲食生活：
  營養均衡的飲食，避免蛋白質攝取不足，多攝取膳食纖維以預防便秘。
- 避免喝酒以及抽煙。
- 維持理想體重。
- 避免熬夜以及過度操勞。
- 適度運動。
- 避免濫用藥物。

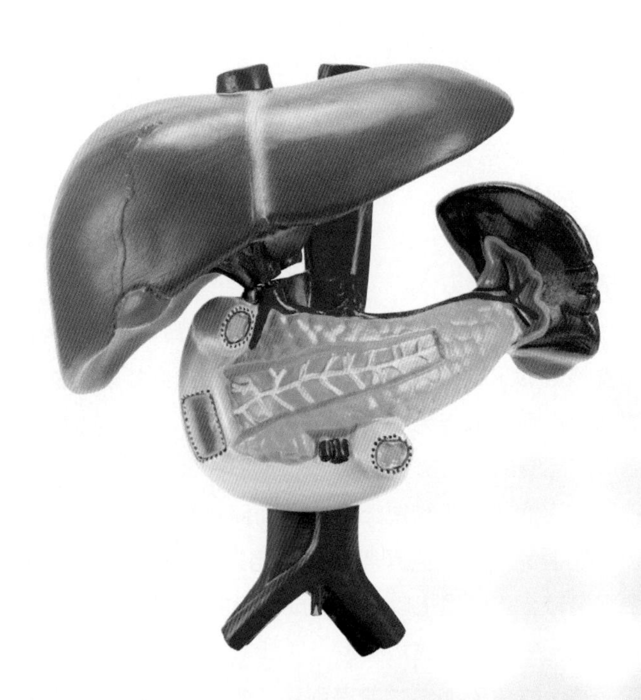

第十四章 脂肪肝的飲食對策 解答

1.尿素	4.蛋白質	7.酒
2.肥胖	5.蔗糖	8.水
3.糖尿	6.澱粉	

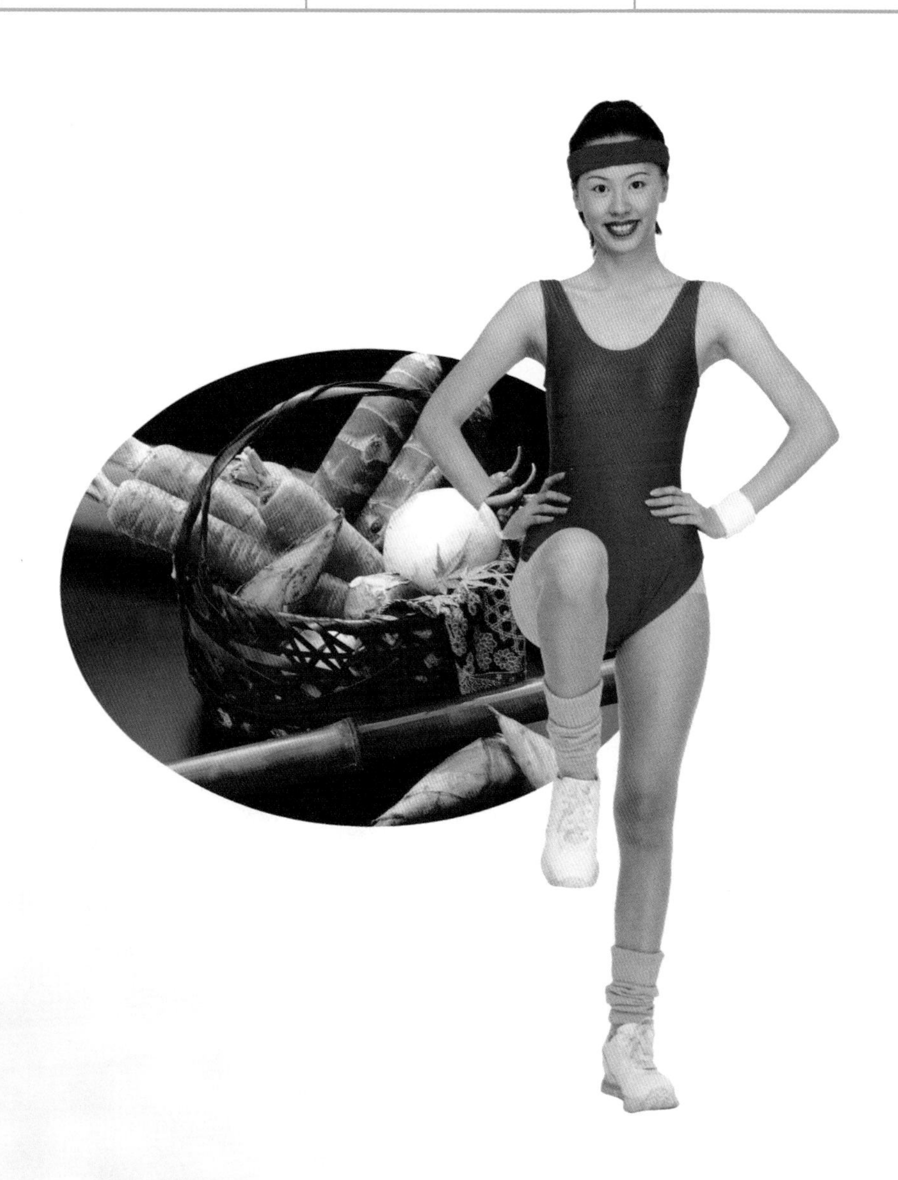

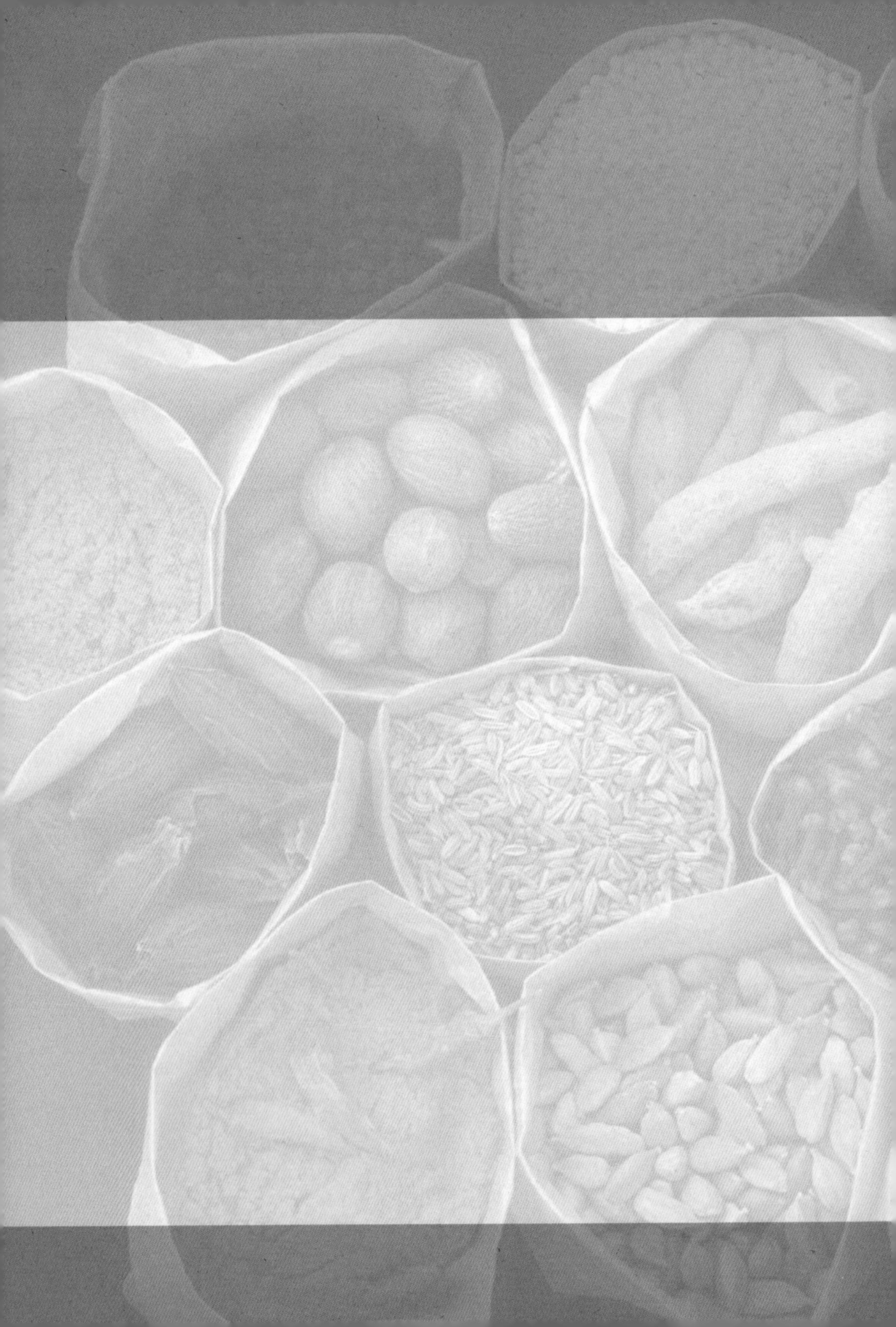

保健營養學

叁・論述保健食品篇

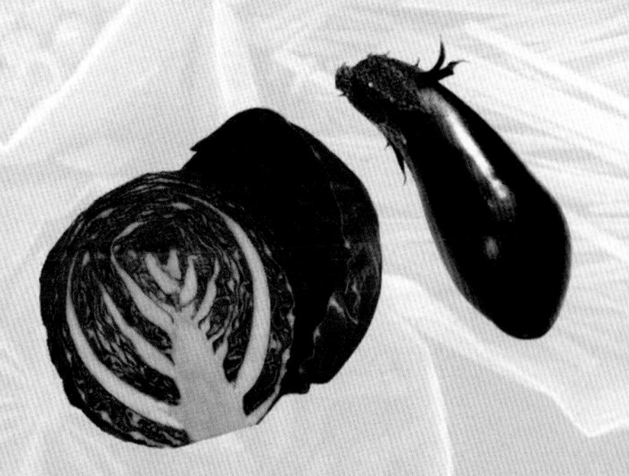

第十五章

保健食品

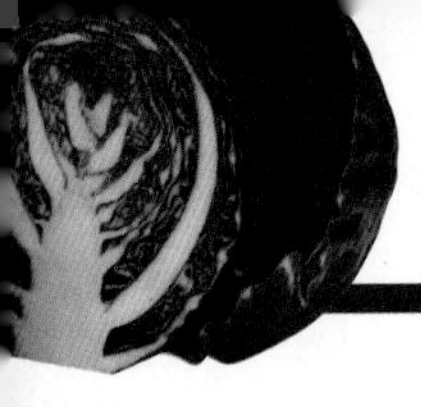

保健食品功能

15-1.保健食品與一般食品之功能特性比較

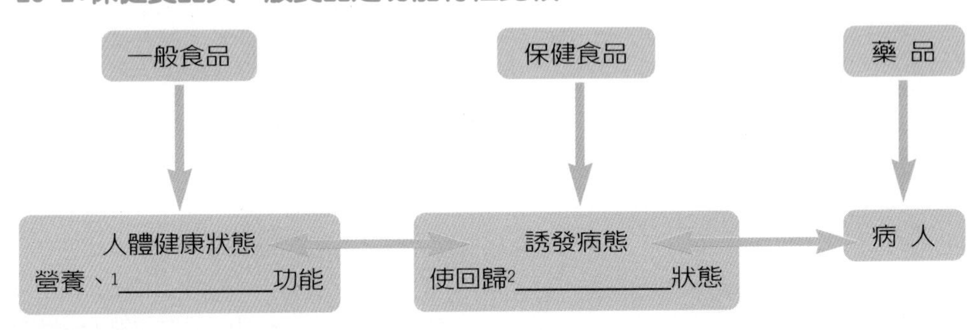

15-2.保健食品與醫藥品比較表

比較項目	健康食品	醫藥品
利用目的	健康增進、疾病預防	預防、治療
有效成分	單一或複合、3____________	單一或少數、已知
攝取決定	消費者	醫師
攝取時間	隨時（能多次）	生病時
攝取量	較隨意	由醫師決定
用量與作用相關	可能相關	嚴密
毒性	多量也無毒（不一定）	幾乎有
製品規格	不太嚴密	嚴密

15-3.健康訴求的食品分類

對象	分類	範圍	
一般消費者	自然食品	有機食品	● 有機農產品 ● 無[4]＿＿＿＿＿食品(果實、根菜、殼類)
		天然食品	● 無[5]＿＿＿＿＿ ● 低[6]＿＿＿＿＿、低[7]＿＿＿＿＿食品 ● 以[8]＿＿＿＿＿食品為原料加工者
	食療食品		● 低脂、低糖、低[9]＿＿＿＿＿、低熱量
特定人群	特殊營養食品	強化食品	● 維生素、礦物質添加
		特殊用途食品	● 病患用食品 ● 孕婦、哺乳婦用奶粉 ● 嬰兒用配方調製奶粉 ● 機能性食品
需要者	保健食品	營養補充劑	● 維生素 ● 礦物質 ● 補充劑

保健食品定義及相關事項

15-4.保健食品定義

- 在醫學上或[10]＿＿＿＿＿＿具有特定要求、[11]＿＿＿＿＿＿的食品。特定功能是指調節人體[12]＿＿＿＿＿＿(機能)的功能。
- 具有生物[13]＿＿＿＿＿＿、生物[14]＿＿＿＿＿＿調整、防止[15]＿＿＿＿＿＿、恢復[16]＿＿＿＿＿＿等有關功能因子，經設計加工，對生物體有明顯調整功能的食品。
- 根據行政院衛生署制定的「健康食品管理法」，對於健康食品有明確的法規定義，第二條第一款及第二款規定：「本法所稱健康食品，指具有保健功效，並標示或廣告其具該功效之食品。本法所稱之保健功效，係指增進民眾健康、減少疾病危害風險，且具有實質科學證據之功效，非屬治療、矯正人類疾病之醫療效能，並經中央主管機關公告者。」

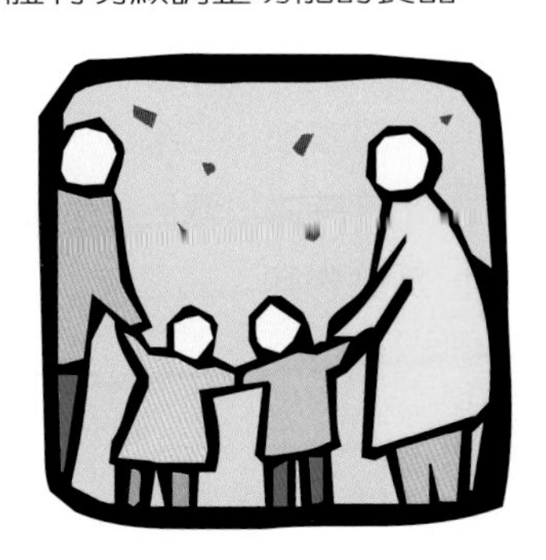

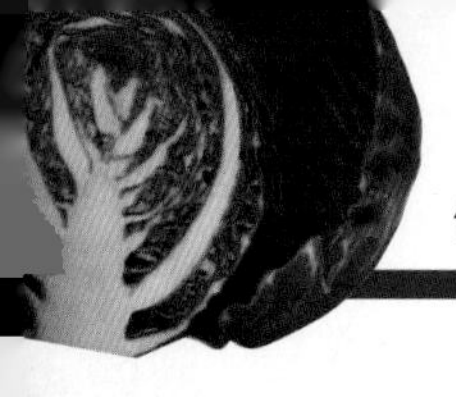

■保健食品範疇

- 來源必須是[17]＿＿＿＿＿＿。
- 可以作為每日[18]＿＿＿＿＿＿之用。
- 經過人體消化吸收後，有調節生理機能的作用。

■保健食品具備條件

- 製作[19]＿＿＿＿＿＿明確。
- 含有已被闡明[20]＿＿＿＿＿＿的功能因子（或稱有效成分）。
- 功能因子在食品中穩定存在，並有特定存在的[21]＿＿＿＿＿＿、[22]＿＿＿＿＿＿。
- 經[23]＿＿＿＿＿＿攝取有效。
- [24]＿＿＿＿＿＿高。
- 作為食品為消費者所接受。

■保健食品分類

- 依其功能和服務對象，可分為二大類：

一類以健康人為對象，以增進人體健康和各項機能為目的，如延衰老食品、抗[25]＿＿＿＿＿＿食品、增[26]＿＿＿＿＿＿食品等。一類以健康異常人為對象，以防病、治病為問的，如降血脂食品、降[27]＿＿＿＿＿＿食品、[28]＿＿＿＿＿＿食品、增加[29]＿＿＿＿＿＿食品等。

- 依其來源或成分區分，可分為六大類：

1. 微生物類：將微生物如綠藻、藍綠藻或[30]＿＿＿＿＿＿乳酸菌、酵母菌、冬蟲夏草、紅麴、[31]＿＿＿＿＿＿類或[32]＿＿＿＿＿＿類等進行萃取或直接製備之食物。
2. 植物類：以植物來源，如人參、[33]＿＿＿＿＿＿、大蒜、[34]＿＿＿＿＿＿、[35]＿＿＿＿＿＿葉、杜仲、[36]＿＿＿＿＿＿、紫蘇、蕺菜、柿子葉、明日葉、金線蓮、藤黃果、[37]＿＿＿＿＿＿、楓糖漿、桑椹、棗子、[38]＿＿＿＿＿＿油、瓜拿那、芭樂、決明子、[39]＿＿＿＿＿＿、棕櫚油、[40]＿＿＿＿＿＿油、小麥胚芽油、薏仁、黃豆等進行萃取或直接製備之產品。
3. 動物類：將動物器官組織進行萃製備之產品，如雞精、燕窩製品、蜂王漿（乳）、[41]＿＿＿＿＿＿、膠原質、[42]＿＿＿＿＿＿抽出物、海鱉提取精華、深海[43]＿＿＿＿＿＿油（魚鯊烯）、[44]＿＿＿＿＿＿軟骨、魚肝油、[45]＿＿＿＿＿＿、鰻油精、卵黃油、[46]＿＿＿＿＿＿、胎盤素、珍珠粉、珊瑚鈣等。

4.維生素與礦物質類：可分維生素類及礦物質類。

維生素類：維生素C、E、D、B及β－胡蘿蔔素。

礦物質類：鈣、鐵、[47]__________、鉻、有機[48]__________、有機[49]__________、活性碳等。

5.其他成分：膳食纖維、[50]__________、幾丁聚糖、蛋白質及胜肽類、必需胺基酸、酵素產品(消化酵素)、[51]__________、糙米酵素、植物發酵食品、必需脂肪酸、DHA、EPA、[52]__________、[53]__________、健康醋等。

6.其他複方食品：[54]__________食物、[55]__________食品、藥膳、藥草茶等。

■保健食品特點

由通常食品所使用的[56]__________或成分加工而成，以通常[57]__________和方法攝取，標示有[58]__________功能標籤(如錠劑、膠囊、口含嚼錠、顆粒、茶包、飲品)

15-5.保健食品的產品開發範圍

- 老年營養及延緩衰老食品
- [59]__________機理及提高[60]__________功能食品
- 高血脂及降脂、降糖食品
- [61]__________及抗寒、[62]__________食品
- 學習記憶及增智食品
- 貧血及提高[63]__________食品
- [64]__________及增強免疫功能食品
- [65]__________在營養學及食品工業上的應用
- 保健食品產品的開發是依照功能及服務對象而定，目前在市面上的保健食品開發範疇如下：

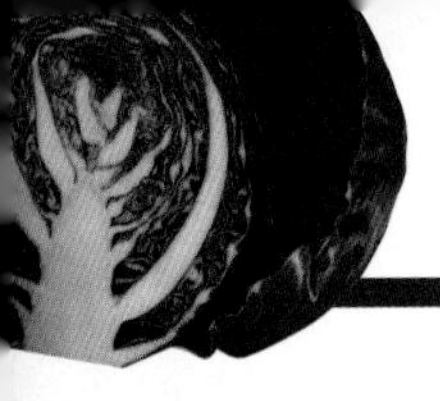

15-5-1.保健食品的規格成分與營養成分標示

	種類	規格成分含有量	營養標示
1	小麥胚芽油	d-α-tocopherol當量(mg)	○
2	大麥胚芽油	d-α-tocopherol當量(mg)	○
3	米胚芽油	d-α-tocopherol當量(mg) r-oryzanol	○
4	裸麥胚芽油	d-α-tocopherol當量(mg)	○
5	含維生素E植物油	d-α-tocopherol當量(mg)	○
6	含維生素C植物油	維生素C(mg)	○
6	含維生素C植物油	維生素C(mg)	○
7	綠藻食品	蛋白質(%)、葉綠素(mg%)、[66]________mg%)、維生素B_2(mg%)	○
8	螺旋藻食品	蛋白質(%)、葉綠素a(mg%)、[67]________(mg%)	○
9	酵母食品	蛋白質(%)、維生素[68]__________(mg%)、[69]__________(mg%)、Niacin(mg%)	○
10	含EPA魚油加工食品 含DHA魚油加工食品	含有EPA、DHA魚油(mg)，EPA及DHA中[70]__________比率	○
11	食物纖維加工食品	食物纖維	○
12	人参根加工食品	乾燥人参根抽出物乾燥重量	
13	含大豆卵磷脂食品	磷脂質(mg)、磷脂膽鹼(mg)	○
14	香菇加工食品	子實體、菌絲(g)、乾燥抽出物(g)	
15	鯉加工食品	鯉	○
16	牡蠣加工食品	[71]__________(g,mg)、亞鉛(g,mg)、肝醣(g,mg)	○
17	蜆加工食品	肝醣(g,mg)	○
18	蛋白食品	蛋白質(重量)、水分(重量)、脂質(重量)、糕餅時以百分比表示(%)	○
19	寡糖類加工食品	寡糖(g,mg,%)	○
20	乳酸菌(生菌)食品	菌數(個/g)	○
21	月見草油	γ-亞麻油酸(mg)、次亞麻油酸(mg)	○
22	綠伊貝加工食品	[72]__________(mg)、肝醣(g,mg)	○
23	植物萃取發酵飲料	有機酸酸度(W/V)、酵母菌(個/mL)、直接還原糖(W/V)	○

	種類	規格成分含有量	營養標示
24	植物發酵食品	糖質(%)、維生素B_1、維生素B_2、B_6(mg,%)、生乳酸菌數(個/g)、蛋白酵素、蛋白質(mg,%)、生酵母數(個/g)、澱粉酵素、脂解酵素	○
25	含鈣食品	鈣(g,mg)	○
26	麥類嫩葉加工食品	總葉綠素(mg)、SOD(unit)	○
27	菇加工食品	總葉綠素(mg)、食物纖維(重量)	○
28	苜蓿加工食品	總葉綠素(mg)、[73]__________(重量)	○
29	刺五加	刺五加(重量)、抽出物(乾燥重、換算重)	○
30	含γ-亞麻油酸食品	γ-亞麻油酸	○
31	海鱉(乾燥粉末)加工品	蛋白質(g,mg,%)、灰分(g,mg,%)、Hydroxyflorigan	○
32	靈芝加工食品	靈芝重量或抽出物(乾燥重量、換算重量)	○
33	含β-胡蘿蔔素食品	β-胡蘿蔔素(mg)	○
34	梅抽出物食品	有機酸	○
35	西洋李抽出食品	西洋李抽出物(%)、鈣(mg,%)、[74]__________(mg,%)、鎂(mg,%)	○
36	含黏多醣蛋白質食品	黏多醣、蛋白質(g,mg,%)	○
37	海鱉油食品	脂質(g,mg)、花生油烯酸+EPA(g,mg)、棕櫚油酸(g,mg)	○
38	胚芽食品	蛋白質、[75]__________、食物纖維、[76]__________、維生素B_1、灰分	○
39	大豆皂角貳加工食品	大豆皂角貳(mg)	
40	花粉食品	花粉(g,mg,%)、Leucine當量(%)	○
41	蛋白酵素分解物食品	蛋白酵素分解物(g,mg,%)	
42	蜂膠食品	蜂膠(g,mg,%)或蜂膠萃取物(g,mg,%)	
43	幾丁聚醣加工食品	幾丁聚醣(g,mg,%)	○
44	蘆薈加工食品	蘆薈(g,mg,%)	

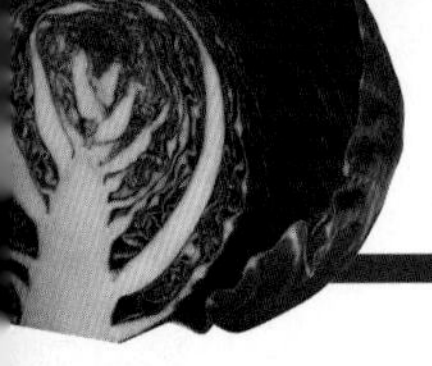

15-6.保健食品普遍被人接受的原因

- 政府及具公信力的學術團體發表的實驗報告，支持健康性食品的有效性。
- [77]＿＿＿＿＿＿時代的來臨，年齡愈大的族群對此類產品的興趣愈高。
- 政府提倡「預防重於治療」的政策，助長了機能性食品的流通。
- 社會大衆自我保健的意識高漲，「健康是你的權利，保健是你的責任」。
- 「建立良好生活習慣並選擇[78]＿＿＿＿＿＿」的觀念逐漸取代以「[79]＿＿＿＿＿＿」為主的醫療原則。
- 生活水準的提高，對「生活品質」的要求相對提高。
- [80]＿＿＿＿＿＿的進步。

15-7.保健食品功能的評價原理和方法

■延緩衰老的機能性食品

- 動物[81]＿＿＿＿＿＿實驗。
- 腦、肝[82]＿＿＿＿＿＿的測定。
- 小白鼠紅血球及肝臟[83]＿＿＿＿＿＿比活性的測定。
- 小白鼠肝臟[84]＿＿＿＿＿＿的測定。
- 小白鼠腦和心肌[85]＿＿＿＿＿＿含量的測定。
- 小白鼠全血[86]＿＿＿＿＿＿活性的測定。
- 小白鼠皮膚[87]＿＿＿＿＿＿的測定。

■抗疲勞的健康食品

- 動物[88]＿＿＿＿＿＿實驗。
- 肌肉[89]＿＿＿＿＿＿含量。
- 肝臟[90]＿＿＿＿＿＿含量。
- 血糖。
- 血紅蛋白。
- Succinic dehydrogenase。
- Cytochrome oxidase。
- Lipase。
- 血液[91]＿＿＿＿＿＿量。

- Lactic dehydrogenase isozyme。
- 血液中尿素態氮(Blood urea nitrogen)。

■降血脂的機能性食品

- 血清[92]____________的測定。
- 血清[93]____________的測定。
- 血清高密度脂蛋白膽固醇的測定。

■增強免疫的機能性食品

- [94]____________細胞的吞噬功能。
- 細胞[95]____________功能的測定，如：測[96]____________總數。
- 體液免疫功能的測定，如：測[97]____________。

■減肥功能食品

- 體脂。
- 脂肪細胞數目及大小。
- 三酸甘油脂、總膽固醇、高密度脂蛋白膽固醇。
- Lipase-TG lipase、Lipoprotein lipase、[98]____________-senseteve lipase

15-8.有哪些體質需要攝取保健食品？

- 血壓高的體質。
- 容易過敏體質。
- 血膽固醇高的體質。
- 血糖高的體質。
- 易腹脹、消化不良的體質。
- 貧血的體質。
- 體力不佳、易疲勞、易感冒的體質。
- 記憶減退。
- 經常便祕。

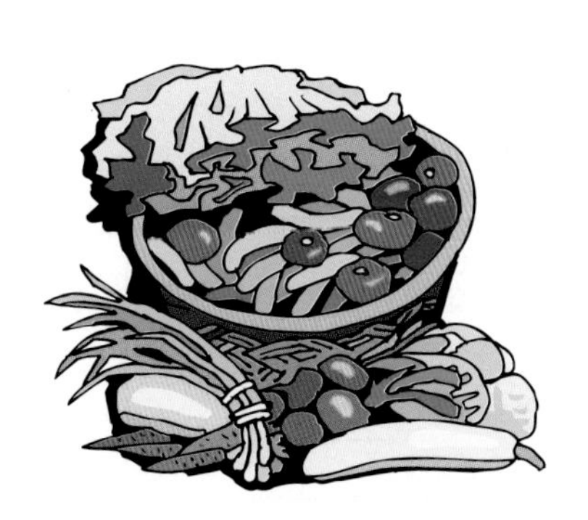

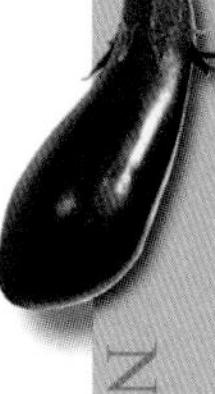

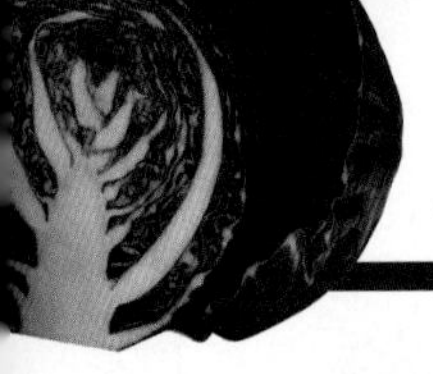

第十五章 保健食品 解答

1.感官	34.麥草	67.總胡蘿蔔素
2.健康	35.銀杏	68.B_2
3.未知物質	36.蘆薈	69.B_1
4.農藥	37.花粉	70.脂肪酸
5.添加物	38.酪梨	71.牛磺酸
6.精製	39.羅漢果	72.牛磺酸
7.加工	40.月見草	73.鈣
8.有機	41.蜂膠	74.鉀
9.膽固醇	42.牡蠣	75.米糠醇
10.營養	43.鮫肝	76.維生素E
11.特定功能	44.鯊魚	77.高齡化
12.生理活動	45.魚精	78.均衡飲食
13.防禦	46.褪黑激素	79.藥物治病強身
14.節律	47.鋅	80.食品科技
15.疾病	48.鍺	81.生存
16.健康	49,硒	82.MAO-B
17.天然食物	50.寡醣	83.SOD
18.膳食	51.SOD	84.脂質過氧化物
19.目標	52.卵磷脂	85.脂褐質
20.化學結構	53.核酸	86.GSH-PX
21.型態	54.草本	87.Hydroxyproline
22.含量	55.減重	88.耐力
23.口服	56.材料	89.肝醣
24.安全性	57.型態	90.肝醣
25.疲勞	58.生物調整	91.乳酸
26.智	59.疲勞	92.三酸甘油酯
27.血糖	60.運動	93.總膽固醇
28.減肥	61.腺苷	94.巨噬
29.血色素	62.減肥	95.免疫
30.螺旋藻	63.血紅蛋白	96.T細胞
31.靈芝	64.多醣	97.溶血素
32.香菇	65.生物科技	98.激素(hormone)
33.刺五加	66.鐵	

第十六章

保健食品範例探討

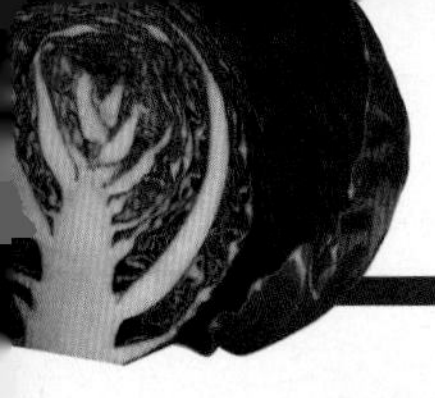

範例1 魚油

16-1-1.EPA與DHA

EPA(Eicosapentaenoic acid)
二十碳五烯酸

DHA(Docosahexaenoic acid)
二十二碳六烯酸

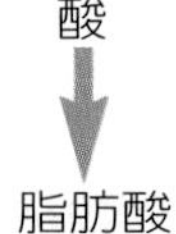

脂肪酸

16-1-2.脂肪酸

- 油脂的主要構成份。
- 具C-C-C-C---------COOH之化學結構。
- 天然界脂肪酸多為偶數個碳，如4、6、8、10、‧‧、18、20、22、‧‧。
- 碳與碳原子間，如都為單鍵(C-C-C-C-、、、)，稱為飽和脂肪酸，一般動物性脂肪，除魚油外，含較多飽和脂肪酸。
- 碳與碳原子間，如帶有雙鍵(C-C-C=C)，稱為不飽和脂肪酸。

  －帶一個雙鍵，稱為單元不飽和脂肪酸，如油酸。

  －帶二個雙鍵，稱為雙元不飽和脂肪酸。

  －EPA為帶有五個雙鍵之脂肪酸。

  －DHA為帶有六個雙鍵之脂肪酸。

一般將二個以上雙鍵的不飽和脂肪酸，統稱為多元不飽和脂肪酸。一般植物性油，除椰子油外，含較多不飽和脂肪酸。

■脂肪酸之命名

1.亞麻油酸(Linoleic acid)，是必需脂肪酸，結構式如下：

C- C- C- C- C- C= C- C- C= C、、、COOH
18 17 16 15 14 13 12 11 10 9 1

$18:2\Delta^{9,12}$ Δ-系統

n-系統
ω-系統
1 2 3 4 5 6 7 8
18:2 n-6
18:2 ω-6

2.α-次亞麻油酸(α-Linolenic acid)，是必需脂肪酸，結構式如下：

C- C- C= C- C- C= C- C- C= C、、、COOH
18 17 16 15 14 13 12 11 10 9 1

$18:3\Delta^{9,12,15}$ Δ-系統

n-系統
ω-系統
1 2 3 4 5 6 7 8
18:3 n-3
18:3 ω-3

3.EPA(二十碳五烯酸)

C- C- C= C- C- C= C- C- C- C= C、、、COOH
20 19 18 17 16 15 14 13 12 11 10 1

$18:3\Delta^{5,8,11,14,17}$ Δ-系統

n-系統
ω-系統
1 2 3 4 5 6 7 8
20:5 n-3
20:5 ω-3

4.DHA(二十二碳六烯酸)

C- C= C- C- C= C- C- C- =C、、、COOH
22 21 20 19 18 17 16 15 14 1

$22:6\Delta^{4,7,10,13,16,19}$ Δ-系統

n-系統
ω-系統
1 2 3 4 5 6 7 8
22:6 n-3
22:6 ω-3

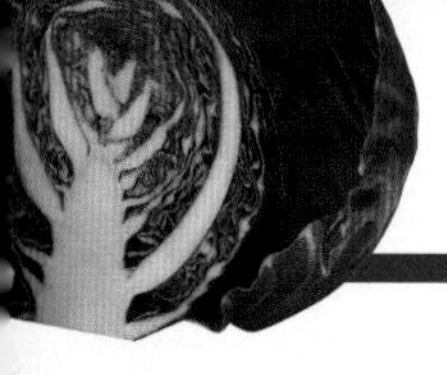

■脂肪酸在人體可經由

－碳鏈加長或減短（碳原子數增加或減少）。

－雙鍵數目增加或減少（不飽和漸增加或減少）的代謝過程，轉變為另一種脂肪酸。

■脂肪酸之代謝，僅在同n族（或ω族）間可互變，不同族之間不可互變。

所以n－6族脂肪酸 → 其它n－6族脂肪酸

n－3族脂肪酸 → 其它n－3族脂肪酸

α－次亞麻油酸（18:3,n－3） —(−2H+2C−2H)→ EPA（20:5,n－3） —(+2C−2H)→ DHA（22:6,n－3）

因此理論上，人體可由α－次亞麻油酸等n－3脂肪酸合成EPA及DHA。

■EPA（二十碳五烯酸）和DHA（二十二碳六烯酸）

EPA及DHA主要含在深海魚類，尤其是魚鱗閃閃發光、魚體背部藍色的魚類，如鯡、鯖、鱮、鮪、沙丁魚、秋刀魚等多油分的魚類，多由頭部（其中眼睛四周富脂肪）體肉經萃取、濃縮、脫色、脫臭、提煉而得。

魚油、魚肝油及鯊烯的不同之處

■魚肝油：

為萃取自魚的肝臟的油，富含維生素A、D。

■鯊烯（Squalene）：

為萃取自深海鯊魚肝臟的油，市售常誤稱為魚油。

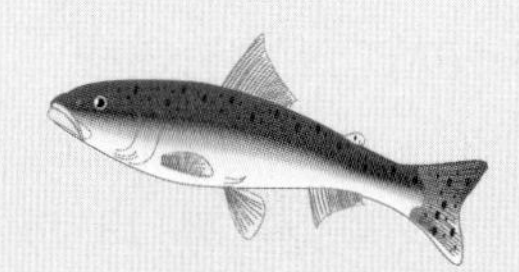

16-1-3.魚油對人體的功用

1.降低血脂質（血膽固醇及三酸甘油酯）

- EPA和DHA可增加糞便膽固醇的排泄

EPA等多元不飽和脂肪酸 →（使膽汁中可溶的[1]＿＿＿＿增加，因而增加膽汁中膽固醇的排泄量）→ 增加糞便膽固醇排泄 → 降低血膽固醇

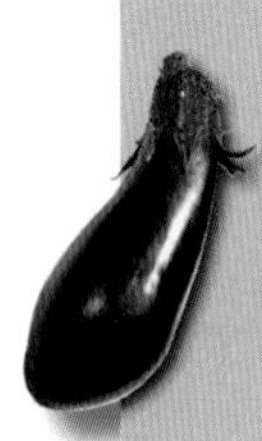

- EPA和DHA可改變脂蛋白的組成

EPA、DHA → 減少脂蛋白中所含膽固醇量

使血中脂蛋白及細胞膜的EPA和DHA增加，在主要攜帶[2]__________的低密度脂蛋白（LDL）中佔據大量空間，因而使LDL中所含膽固醇減少

- EPA和DHA可提高脂蛋白的代謝速率

EPA、DHA → 提高脂蛋白代謝速率 → 降低血液循環中膽固醇濃度

增加脂蛋白及細胞膜之[3]____________，使脂蛋白更容易受細胞上的[4]____________及表面接受器作用

- EPA和DHA可改變脂蛋白的代謝

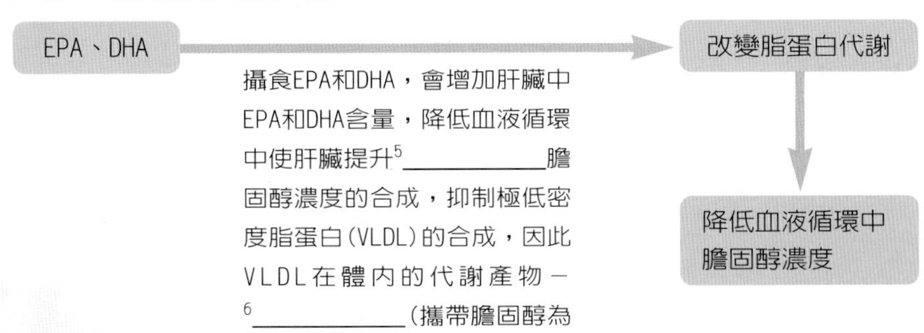

EPA、DHA → 改變脂蛋白代謝 → 降低血液循環中膽固醇濃度

攝食EPA和DHA，會增加肝臟中EPA和DHA含量，降低血液循環中使肝臟提升[5]____________膽固醇濃度的合成，抑制極低密度脂蛋白（VLDL）的合成，因此VLDL在體內的代謝產物－[6]____________（攜帶膽固醇為主）也會因而減少

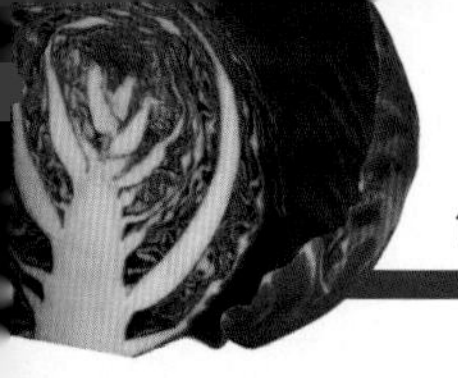

● EPA和DHA可降低肝臟脂肪酸合成

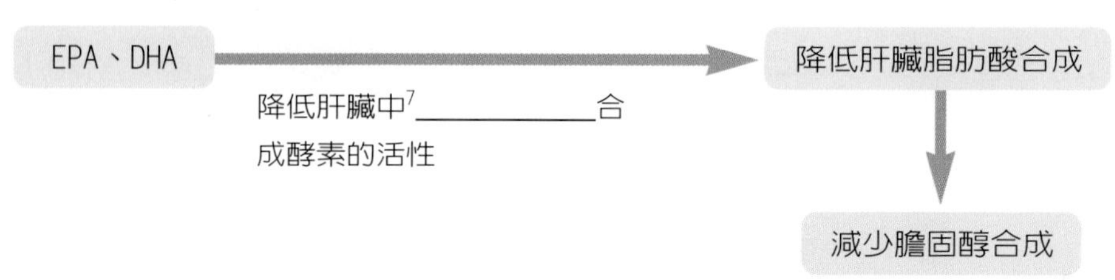

● EPA和DHA降低血液中膽固醇三酸甘油酯濃度

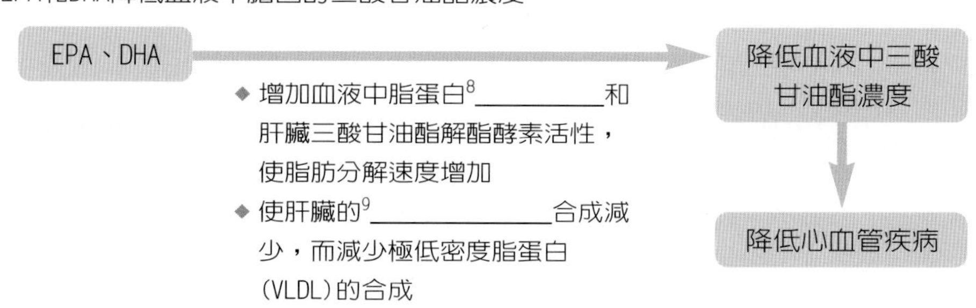

EPA、DHA
降低血液中三酸甘油酯濃度
◆ 增加血液中脂蛋白[8]__________和肝臟三酸甘油酯解酯酵素活性，使脂肪分解速度增加
◆ 使肝臟的[9]__________合成減少，而減少極低密度脂蛋白(VLDL)的合成
降低心血管疾病

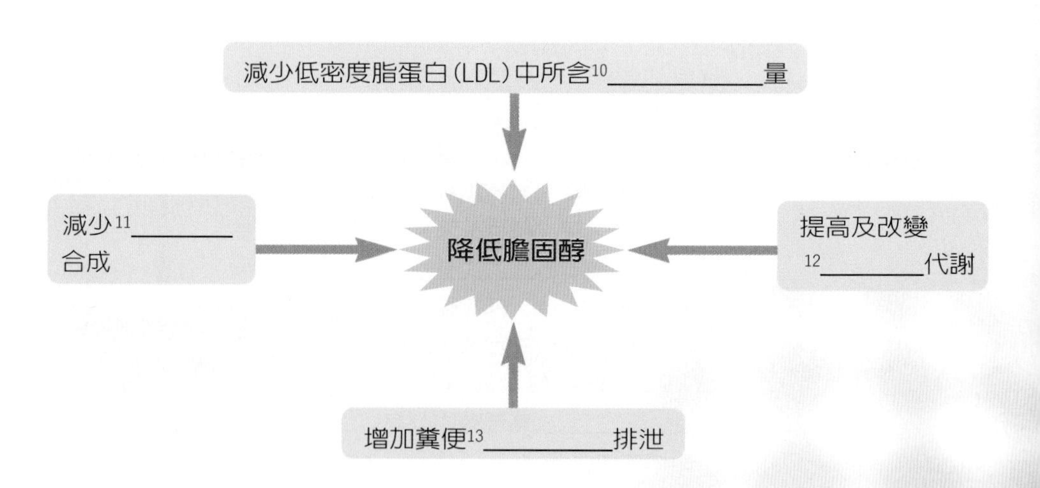

降低脂肪酸合成酵素活性，減少[14]__________合成

增加[15]__________活性，使脂肪分解速率增加

降低血液中三酸甘油酯

增加[16]__________合成
減少[17]__________合成

減少肝臟的[18]__________合成而減少[19]__________合成

2. 對高血壓之功用

- 魚油可以控制血壓上升和降低發生腦中風的機率。

魚 油
EPA
DHA

- 抑制血管壁[20]__________的減少而保持彈性
- 降低血漿[21]__________活性，減緩血管障害

控制血壓上升，減少出血性腦中風

- 魚油可使抗氧化酵素保持高度活性，減輕過氧化脂質或自由基對血管壁細胞膜的傷害，而抑制腦血管障礙的發生率

魚 油
EPA
DHA

提高超氧化物歧化酶和[22]__________等酵素的活性，抑制身體內的過氧化脂質或[23]__________的蓄積，減緩其對血管壁細胞膜的傷害

抑制腦血管障礙的發生率

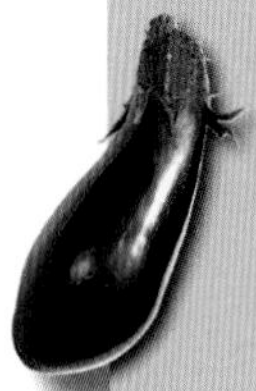

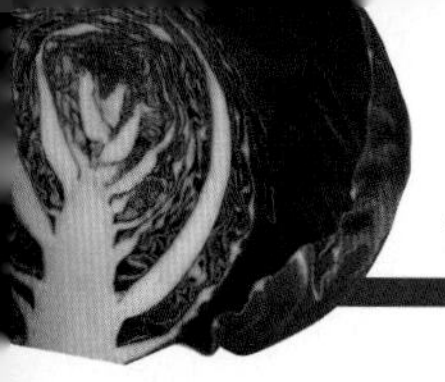

● 魚油可減緩細胞內鈣離子上升而降低血壓

魚 油
EPA
DHA
→ 降低血壓

穩定[24]____________上的鈣離子，
減緩細胞內鈣離子的上升

● DHA可使紅血球變為較柔軟易通過微血管

DHA → 減少血液流動阻力，使血液循環順暢 → 降低血壓

使紅血球細胞膜變得[25]__________，
增大其[26]__________，使能通過小其
體積數倍的微血管

● 抑制血小板的凝集反應，減少血栓的形成及心血管系統疾病罹患率

一般含有植物油的n-6族脂肪酸－花生油四烯酸(Arachidonic acid,AA)，而攝取魚油能抑制血小板細胞膜上的AA代謝產生[27]__________，所以能抑制[28]__________凝集反應。

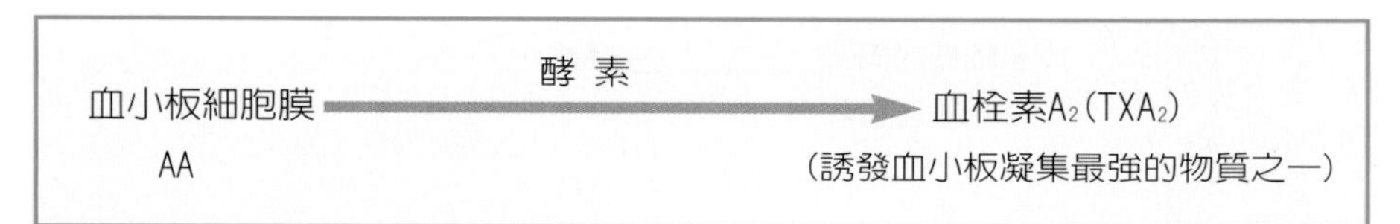

3. 可抑制血小板凝集反應之機轉

● 攝食魚油會減少血小板細胞膜之AA

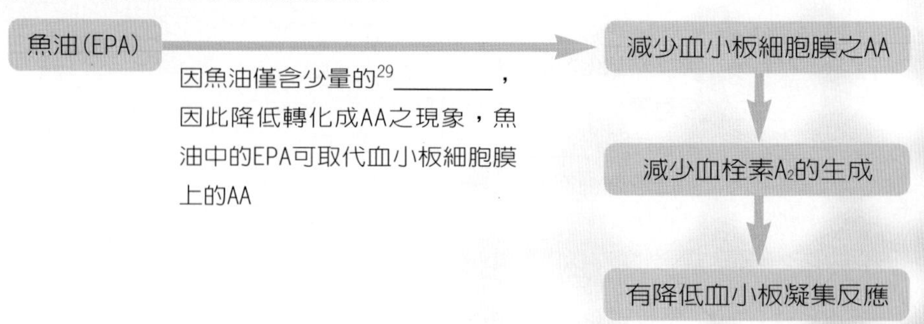

● EPA有競爭性抑制酵素(環加氧酵素,cyclooxygenase)的特性

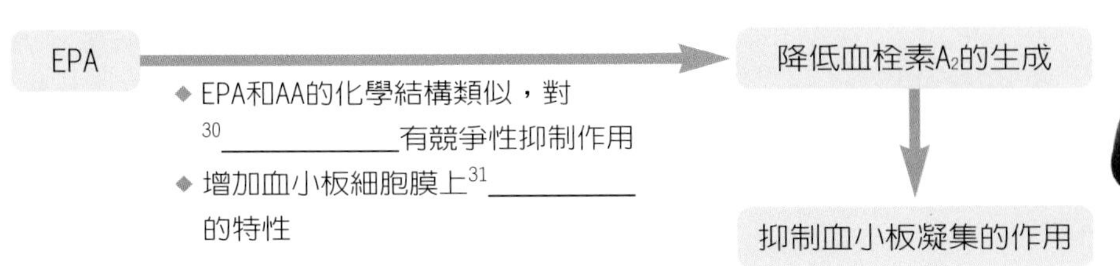

● EPA和AA在細胞膜的代謝物不同

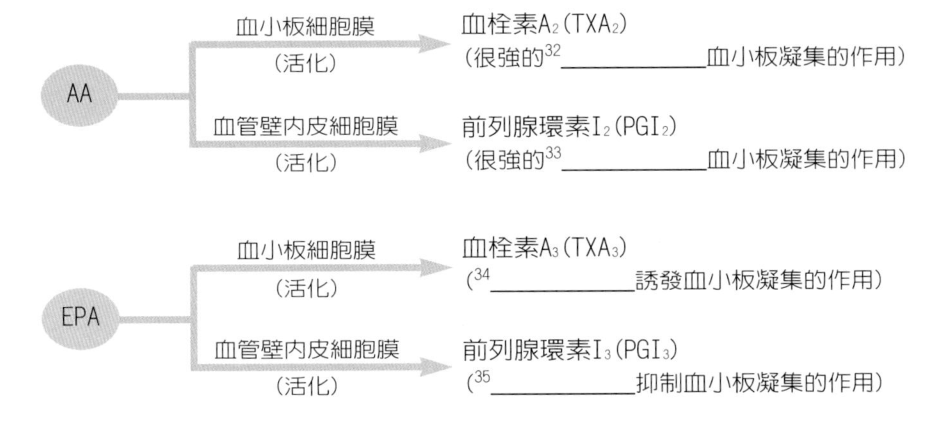

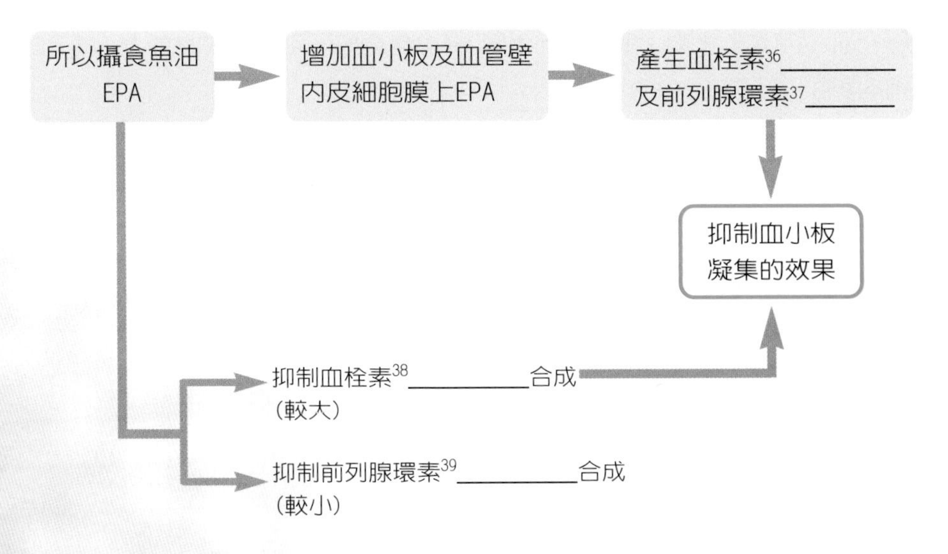

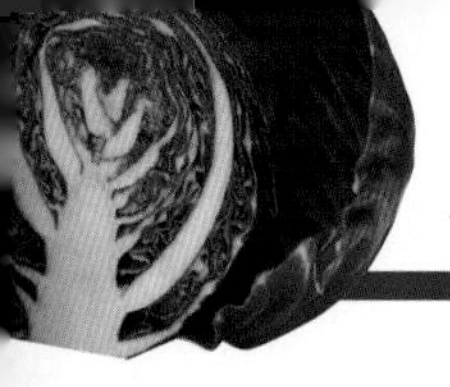

4.誘發血小板凝集的反應

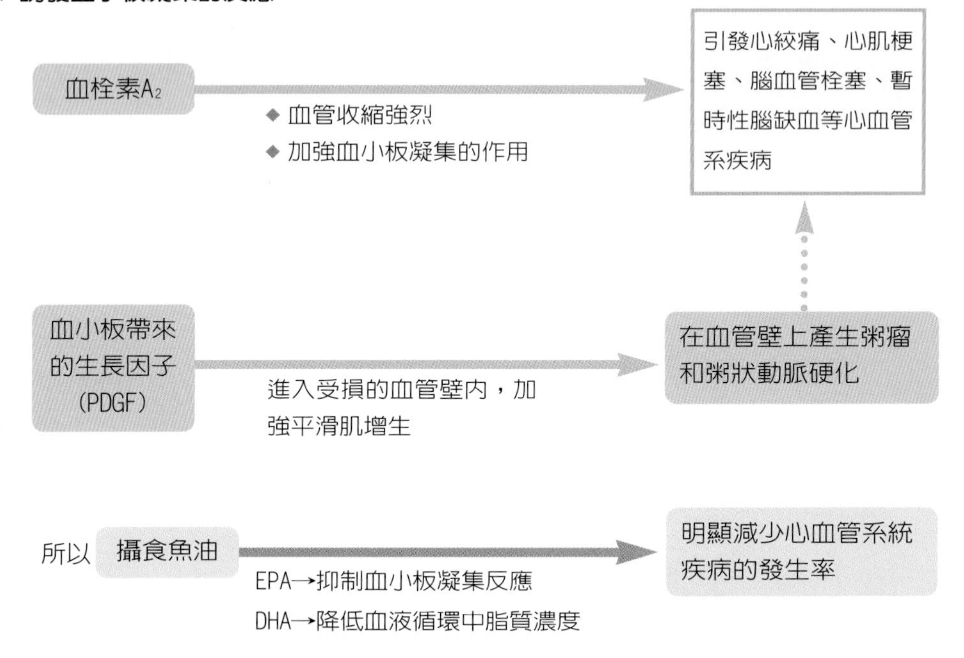

血栓素A2
◆ 血管收縮強烈
◆ 加強血小板凝集的作用
引發心絞痛、心肌梗塞、腦血管栓塞、暫時性腦缺血等心血管系疾病
血小板帶來的生長因子（PDGF）
進入受損的血管壁內，加強平滑肌增生
在血管壁上產生粥瘤和粥狀動脈硬化
所以 攝食魚油
EPA→抑制血小板凝集反應
DHA→降低血液循環中脂質濃度
明顯減少心血管系統疾病的發生率

5.可與大腦發展和功能發揮的相關性

次亞麻油酸雖可代謝為EPA，再可代謝為DHA，但次亞麻油酸及EPA不能進入大腦，僅DHA可進入大腦，所以增加大腦DHA含量最好，且最有效的方法，就是吃魚或補充魚油。

DHA在人體內含量較多的部份為視網膜、腦神經細胞、心肌、胎盤、紅血球和精子等。

- 維持腦神經細胞間訊息傳遞

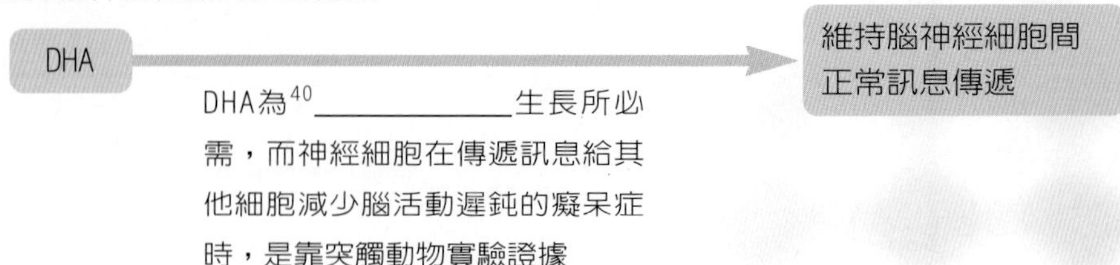

DHA
DHA為[40]______________生長所必需，而神經細胞在傳遞訊息給其他細胞減少腦活動遲鈍的癡呆症時，是靠突觸動物實驗證據
維持腦神經細胞間正常訊息傳遞

－動物實驗證據

鼠類大腦缺乏DHA時 → 記憶力與學習能力差；沮喪、視力異常
DHA存在於腦部灰質
腦神經纖維

DHA → 提高腦細胞活力、增加記憶、反應與學習能力
DHA可提高腦部用以代謝營養素的酵素活性，使腦部獲得充分的營養，進而使神經纖維再度延伸提高腦神經機能

- 提高腦中酵素活性

DHA → 改善老年痴呆症狀
提高腦部酵素活性，使腦部獲得充分的營養，進而使神經纖維再度延伸，改善老年神經纖維萎縮現象

DHA → DHA提高腦細胞活力
活化乳酸脫氫酵素，代謝半乳糖，提供腦部充分能量

6. 可減輕過敏及發炎症狀

- 過敏原因之一

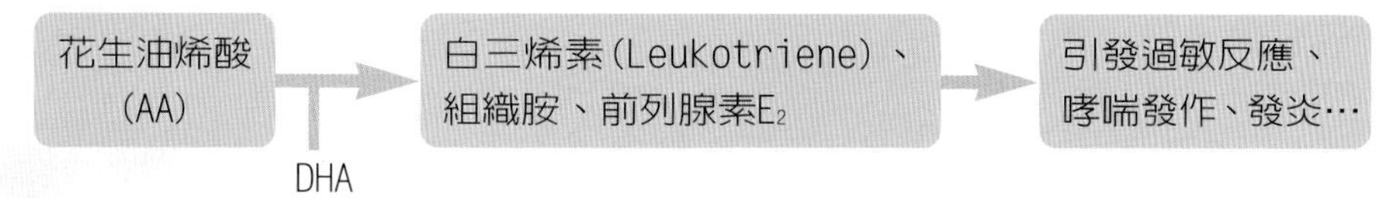

花生油烯酸
(AA)
白三烯素(Leukotriene)、
組織胺、前列腺素E_2
引發過敏反應、
哮喘發作、發炎…
DHA

- 治療潰瘍性腸炎

在潰瘍性腸炎的發炎性粘膜中發現會有較高的脂氧化酵素的代謝物，如LTB4、5-HETE、12-HETE及15-HETE等細胞激素。

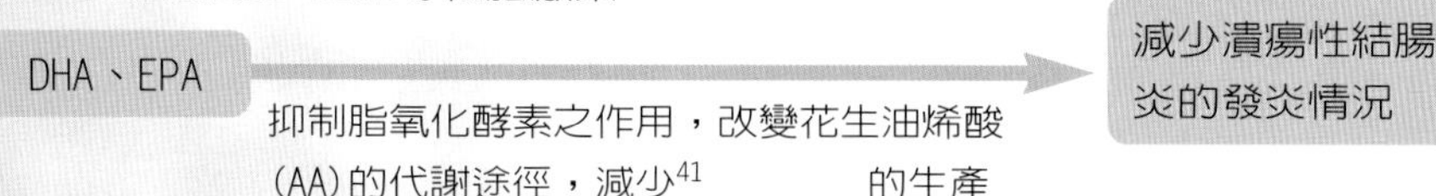

DHA、EPA
減少潰瘍性結腸
炎的發炎情況
抑制脂氧化酵素之作用，改變花生油烯酸
(AA)的代謝途徑，減少[41]________的生產

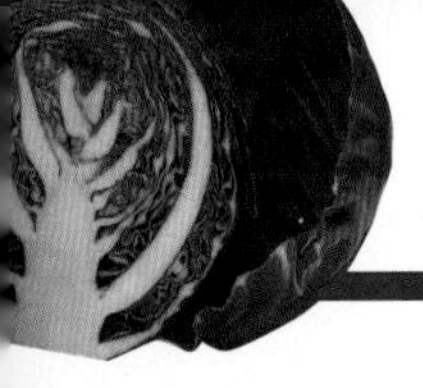

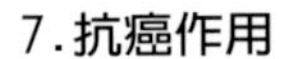

7.抗癌作用

DHA、EPA → 降低癌症死亡率（乳癌、大腸癌、肺癌、子宮癌……）

抑制前列腺素E_2（PGE_2）的生合成，增加[42]＿＿＿＿＿＿細胞數目，抑制癌細胞增殖轉移與蔓延

8.抑制視力減退

DHA → 維持正常視力功能

◆ 強化視網膜上感光細胞對光的反應
◆ 維持大腦皮質視敏度的刺激反應

9.改善免疫系統

對紅斑性狼瘡：

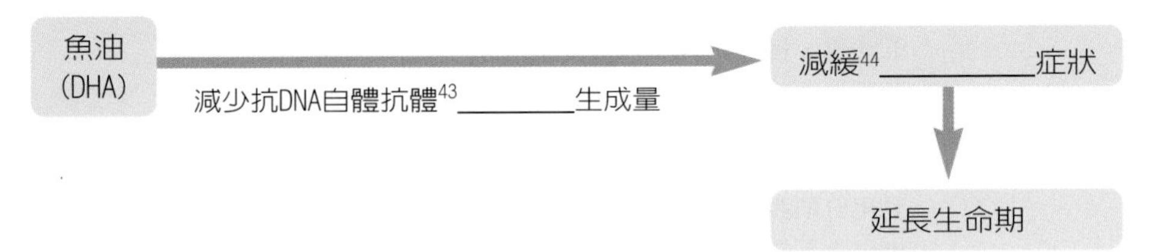
魚油
(DHA)
減少抗DNA自體抗體[43]＿＿＿＿生成量
減緩[44]＿＿＿＿＿症狀
延長生命期

10.改善糖尿病

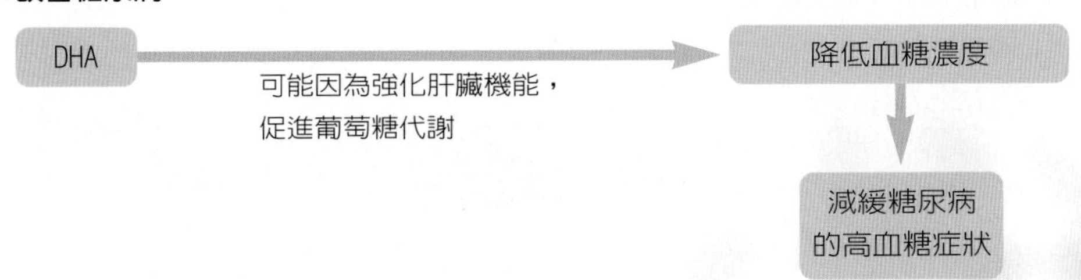
DHA
可能因為強化肝臟機能，
促進葡萄糖代謝
降低血糖濃度
減緩糖尿病
的高血糖症狀

■什麼人特別需要補充DHA？

- 孕婦：供胎兒腦細胞生長發育之需求。
- 哺乳婦：母乳分泌，供嬰兒繼續進行腦細胞的增殖、增大與神經細胞間髓鞘形成及突觸聯合等。

- 學齡前兒童：刺激腦神經細胞纖維的延伸，增加腦容量。
- 在學青少年或用腦較多（集中精神）的人：能使神經纖維再度延伸，增加腦容量，提高腦神經機能。
- 中、老年人：DHA能通過腦及視網膜屏障，維持或改善視力及腦神經細胞之萎縮、衰退、死亡等現象。
- 痴呆症患者：使其殘存腦神經細胞生出新突觸，改善並避免症狀的惡化。

■EPA及DHA之主要功能

降低血液膽固醇及三酸甘油酯，可改善血壓狀況，抑制血小板凝集而抑制血栓的形成，所以可預防心肌梗塞或腦血栓等器官的疾病。

DHA更可直接通過腦、視網膜屏障，對於維持及提高腦細胞活力、增進記憶、學習能力、維持正常視力功能，除外，對減輕過敏、發炎及提高免疫能力等方面，亦有特殊重要角色。

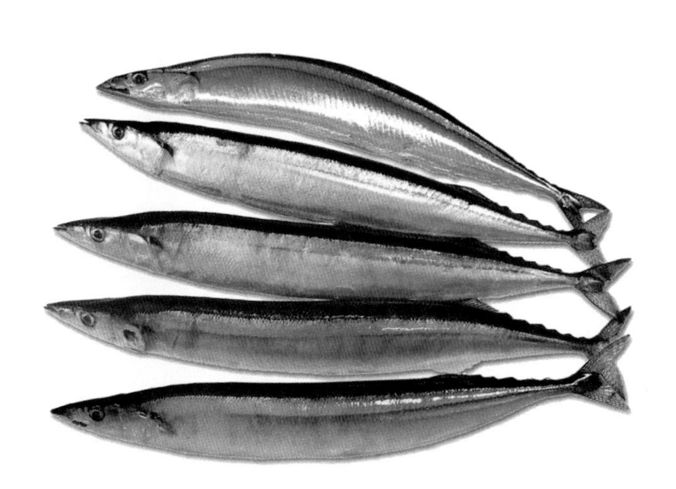

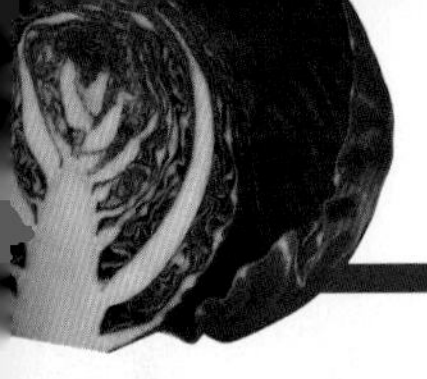

範例2 蘆薈

16-2-1.蘆薈概述

■蘆薈(Aloe Vera)解析

- 古埃及醫藥植物
- 神奇的蘆薈
- 天然的癒合者
- 組織修補者
- 不需醫生的蘆薈

■營養觀點

- 蘆薈膠：營養素的儲存所

蘆薈膠 → 96% 水(低表面張力)
蘆薈膠 → 4% 固形物

- 固形物：含30餘種營養素成分及非營養素成分。
  - 營養素成分
    維生素群：β-胡蘿蔔素、維生素B_1、B_2、B_6、C、E等六種
    礦物質群：鈉、鉀、氯、鈣、磷、鎂、鋅、鉻、銅、錳等十餘種
    醣類：葡萄糖、纖維素、甘露糖等
    蛋白質：由18種胺基酸組成，其中有7種必需胺基酸
    三酸甘油酯
  - 非營養素成分
    酵素群：氧化酵素、抗氧化酵素等
    皂苷(Saponin)
    木質素(Lignin)
    蒽醌類(Anthraquinones)等
- 蘆薈汁、凝膠汁：適宜的飲料。
  適宜的飲料應具備下列幾種特性：
  - 提供水分
  - 提供多種營養素成分，作為營養補充劑

－作為飲食的一部份

－口味適宜，適口性佳

－安全衛生

- 蘆薈營養粉

－為由多種營養素組成的營養配方食品，如與脫脂或低脂奶品一起沖調，更具營養均衡，可適用於任一年齡層的族群，作為營養補助食品。

－與低脂或脫脂奶品一起沖調食品，可作為適宜的減重代餐。作為減重代餐，必須具備二種特性，缺一不可。一為熱量低，一為營養均衡。因此減肥者在減肥時，仍需維持其體內各部位機能的正常運作，所以一定要攝食營養均衡的食物，因此，什麼食物都必須吃，也都可以吃，但要控制總熱量攝取量，故每日能減少1000大卡熱量的攝取，一週約可減肥1公斤。

熱量來自醣類、脂質和蛋白質，由減少醣類(飯、麵食、甜品飲料、甜點…)和脂質(油脂類、油膩食品、高湯…)的攝取量來減少熱量的攝取量；如喜好杯中物者，也需要減少酒精性飲料及下酒餐食。

如能將蘆薈營養粉與脫脂奶粉一起沖調，可取代兩餐(早、午餐)，每餐約提供200大卡熱量。

- 蘆薈萃取物 ──→ 改善營養狀況

  其酵素成分有助於營養素之[1]__________作用，可提高營養素之利用率

- 萃取添加物添加動物飼料和飲水中，可提高賽馬、賽鴿、賽狗之比賽成績。

16-2-2.保健療養觀點

1.促進傷口(燒傷、燙傷、刀傷、凍瘡)癒合

皮膚受傷時，皮膚組織釋出前列腺素和血栓素，血栓素使受傷組織細胞破壞。

蘆薈萃取物(如蘆薈膠) ──→ 促進傷口癒合

- 與酵素結合阻止[2]__________的生成
- 低[3]__________保持傷口與空氣流通

蘆薈萃取物 ──→ 減少傷口結痂

- 快速刺激健康皮膚細胞的成長、增生、減少組織的生成
- 酵素促進血液循環，使新皮膚組織的再生

2.防止或減輕日曬的刺痛

太陽紫外光-B(UV-B)會使皮膚疼痛及促進皮膚老化、脫水，甚至會引起皮膚癌，身體的防禦武器為皮膚色素(黑色素)，可吸收和驅散紫外光線。

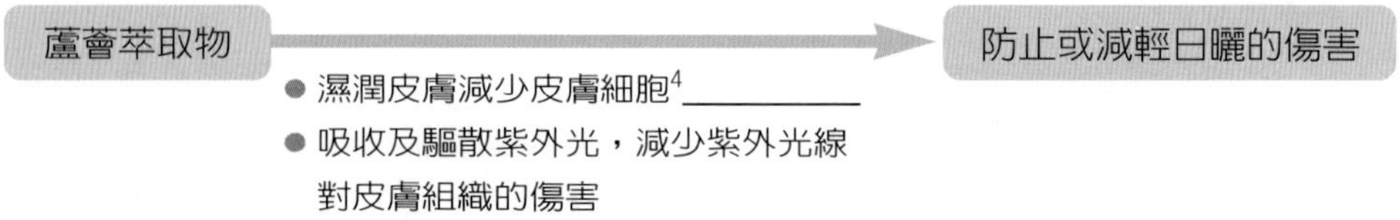

蘆薈萃取物 → 防止或減輕日曬的傷害

- 濕潤皮膚減少皮膚細胞[4]__________
- 吸收及驅散紫外光，減少紫外光線對皮膚組織的傷害

3.在皮膚上皮組織疾病的應用

皮膚為人體最大的器官，約佔總體重的16%，為人體健康的信號燈，可反映人體健康、營養狀況。皮膚亦為人體與外在環境接觸的第一道防線，亦具有種種的功能。

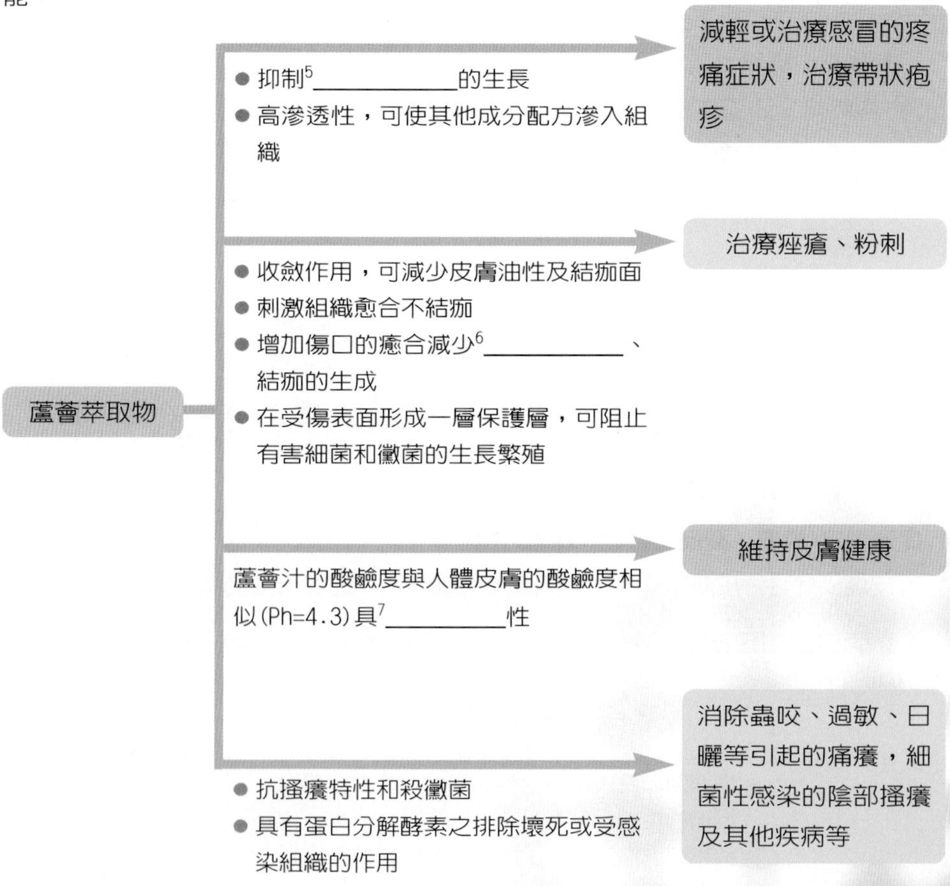

蘆薈萃取物

→ 減輕或治療感冒的疼痛症狀，治療帶狀疱疹
- 抑制[5]__________的生長
- 高滲透性，可使其他成分配方滲入組織

→ 治療痤瘡、粉刺
- 收斂作用，可減少皮膚油性及結痂面
- 刺激組織愈合不結痂
- 增加傷口的癒合減少[6]__________、結痂的生成
- 在受傷表面形成一層保護層，可阻止有害細菌和黴菌的生長繁殖

→ 維持皮膚健康
蘆薈汁的酸鹼度與人體皮膚的酸鹼度相似(Ph=4.3)具[7]__________性

→ 消除蟲咬、過敏、日曬等引起的痛癢，細菌性感染的陰部搔癢及其他疾病等
- 抗搔癢特性和殺黴菌
- 具有蛋白分解酵素之排除壞死或受感染組織的作用

蒽醌類複合物(Anthraquinone complexes)

Aloin	Capaloin	Chrysophanic acid
Barbaloin	Socaloin	Cinnamic acid
Isobarbaloin	Aloe-Emodin,Emodin	Resistannol
Barbaloin glycosides	Ethereal oil	Anthranol

諸蒽醌類複合物及其代謝衍生物具輕瀉性、[8]＿＿＿＿＿＿性、消炎性、[9]＿＿＿＿＿＿、促進[10]＿＿＿＿＿＿及止痛性等效果。

木質素：對皮膚及上皮組織之具高[11]＿＿＿＿＿＿性

皂素：具清潔、殺菌及皂化作用

醣類：纖維素

葡萄糖

甘露糖

黏多醣……

蘆薈萃取物殺菌效力試驗

細菌名稱	蘆薈萃取物成分在培養基之分量(%)	殘存細菌數(%)	減少細菌數(%)
金黃色葡萄球菌 (Staphylococcus Aureus)	0	100.0	0
	25	92.6	7.4
	50	40.0	60.0
	60	23.0	77.0
	70	2.3	97.7
	80	0.24	99.76
	90	0.22	99.78

4.促進毛髮的健康

蘆薈萃取物 → 促進毛髮的健康

- 蘆薈膠成分的深滲透力、啓開皮毛孔，其[12]＿＿＿＿＿＿成分可活化毛髮組織，促進健康
- 有助於清潔頭皮，將不潔物帶至頭皮外部而易於清除

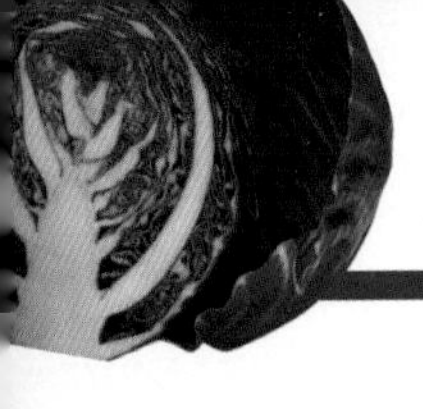

蘆薈萃取物 → 促進毛髮的健康

滲入毛髮之角蛋白（毛髮之主要蛋白質），而蘆薈膠成分含有類似角質蛋白的胺基酸、氧、碳和少量氫、氮和硫元素，可使毛髮更具彈性和防止斷裂。

5. 身體內部病症之治癒

- 風濕性關節炎（手、手指、頸部痠痛）

一次飲1～2湯匙蘆薈膠，一天3～4次或外用塗擦患處或皮下注射，可減輕疼痛，使手指、頸部靈活……。

蘆薈萃取物 → 減輕或治療風濕性關節炎

蘆薈膠成分具抗關節炎活性，如併用維生素[13]__________ 和RNA（a）所產生的協力作用，使其更具療效

a：RAN滲入患部細胞，使細胞核產生正確的訊息。

- 消化性疾病

如消化障礙、胃潰瘍、便秘、腹瀉。

蘆薈萃取物 → 改善腸胃狀況

- 蘆薈成分蘆薈素（Aloin）有助於腸胃道殘渣廢物之排除
- 促進腸道蠕動，減少結腸部位[14]__________的腐敗，改善腸道[15]__________的環境

蘆薈萃取物 → 改善消化性潰瘍症狀

其[16]__________成分可刺激胃腸黏膜細胞組織的增生

● 口腔疾患

如戰壕口病、牙齦炎、口炎、蛀牙、牙周膜炎、口腔潰瘍、熱病疱症、拔牙、口腔手術……等。

蘆薈萃取物 → 1改善口腔症狀

殺菌性、消炎症、止痛性、組織癒合性、消腫性……

6. 其他保健功能

蘆薈萃取物或併用其他製劑（如阿司匹林類甲基水楊酸製劑） → 提高運動成績、改善運動傷害

- 軟化皮膚（皮手套）的作用
- 減少肌肉發炎、痙攣、疼痛
- 有助水泡癒合
- 加速細胞癒合時間，加速受傷組織細胞再生
- 促進草地擦傷之癒合及減少結痂面

蘆薈萃取物（滴劑） → 改善眼睛乾澀、刺激、不舒服症狀

- 含多種維生素、礦物質及其抗發炎性和抗刺激性特性
- 心理作用，因使病人覺得舒服

蘆薈萃取物 → 改善糖尿病症狀及其他併發症

- 減少胰島素分泌
- 降低胰島素劑量
- 減輕體重提昇血糖耐量

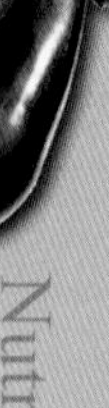

蘆薈功能

配合均衡飲食的攝取，以及有疾病時適當的醫藥膳食療養，並適宜的使用蘆薈成分製品可發揮營養和保健促進的功能。蘆薈所含的數十種營養成分可作為膳食營養素之補充，具改善或彌補飲食不均衡所欠缺及不足的營養素的功能。

在保健療養方面，其營養成分及木質素、皂素、蒽醌類、醣類及酵素群等特殊成分更具有營養皮膚、毛髮，改善和治療多種疾病症狀及促進組織再生傷口癒合的作用。

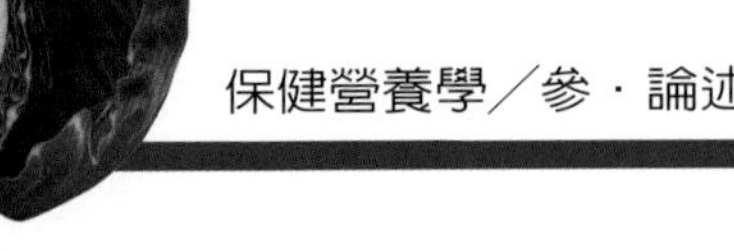

16-2-2-1.蘆薈具有可改善或治療的病症(由A～W字母排列)

字母	可改善或治療的病症
A	Acne(粉刺)
	Aching joints&Muscles(關節和肌肉痛)
	Asthma(氣喘)
	Athletes foot(運動員的腿部傷害)
	Abscesses(膿腫)
	Arthritis(關節炎)
	Allergy rashes(過敏性紅疹)
	Age spots(老人斑)
	Acid indigestion(酸性消化不良)
B	Brown skin spots(褐色皮膚斑)
	Burns(熱灼傷)
	Boil(癤、瘡)
	Blood pressure(降低血壓)
	Bruising(挫傷)
	Bad breath(呼吸不暢)
	Bleeding(出血)
	Blister(水庖)
	Bronchitis(支氣管炎)
C	Cancer treatment(癌症治療、如有助於減緩輻射傷害)
	Cuts&Wounds(刀傷和創傷)
	Colon Cleansing(結腸道清除)
	Constipation(便秘)
	Chapping(乾裂)
	Cystitis(膀胱炎)
	Circulation(血液循環)
	Colitis(結腸炎)
D	Digestive problems(消化障礙)
	Diarrhea(腹瀉)

字母	可改善或治療的病症
D	Dermatitis(皮膚炎)
	Dandruff(頭皮屑)
	Diabetes(糖尿病)
	Detoxification(解毒、排毒)
	Duodenal ulcer(十二指腸潰瘍)
	Diaper rash(尿布疹)
	Denture sores(牙痛)
	Depression(憂鬱症)
E	Eye & ear problem(眼、耳疾病，如發炎、感染)
	Eczema(溼疹)
	Energy loss(能量喪失、缺乏體力)
G	Gum disease(牙齦疾病)
	Gum bleeding(牙齦流血)
H	Hair & scalp(頭髮和頭皮健康)
	Heat rash(熱疹)
	Haemorrhoids(痔瘡)
	Headache(頭痛)
	Herpes(疱疹)
I	Infection(感染)
	Inflammation(發炎)
	Itching(癢)
	Irritable bowel syndrome(刺激性腸道症狀)
	Indigestion(消化不良)
	Insomnia(失眠)
	Influenza(流行性感冒)
	Insect bites(蟲咬傷)
J	Jaundice(黃疸)
K	Kidney ailments(腎病)

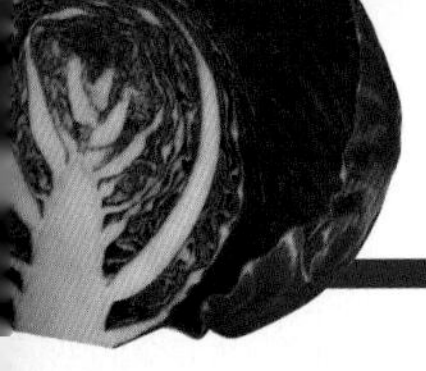

字母	可改善或治療的病症
L	Liver ailments（肝病）
	Laryngitis（喉炎）
M	Mouth ulcers（口腔潰瘍）
	Muscle cramps（肌肉抽筋）
N	Nasal congestion（鼻充血）
	Nappy rash（涎巾疹）
	Nipples cracked（乳頭開裂）
	Nausea（噁心）
O	Oral disorders（口腔疾病）
P	Psoriasis（牛皮癬）
	Prickly heat（刺痛熱）
	Pimple（面疱）
	Peptic ulcer（消化性潰瘍）
	Pain relief（止痛）
R	Radiation burns（輻射灼傷）
	Razor burn（剃刀傷）
	Recovery from operations（手術後復原）
	Rheumatism（風濕痛）
	Rashes（紅疹）
S	Scar removal（結疤去除）
	Scalp problems（頭皮問題）
	Sinusitis（鼻竇炎）
	Sore throat（喉痛）
	Scalding（燙傷）
	Stomach disorder（胃痛）
	Sciatica（坐骨神經痛）
	Strains（過勞）
	Sprains（扭傷）
	Skin problems（皮膚問題）

字母	可改善或治療的病症
S	Stress(壓力)
	Shingles(帶狀疱疹)
	Stings(螫傷)
	Styes(瞼腺炎)
	Sunburns(曬傷)
	Sores of all kinds(各種疼痛)
T	Tonsillitis(扁桃腺炎)
	Thrush(鵝口瘡)
	Teething(長牙痛)
	Tennis elbow(網球肘)
U	Ulcer(all kinds)(各種潰瘍)
V	Varicose veins(靜脈曲張)
	Veterinary treatments(獸病的治療)
	Venereal sores(花柳病)
W	Warts疣
	Wind chapping(皮膚乾裂)

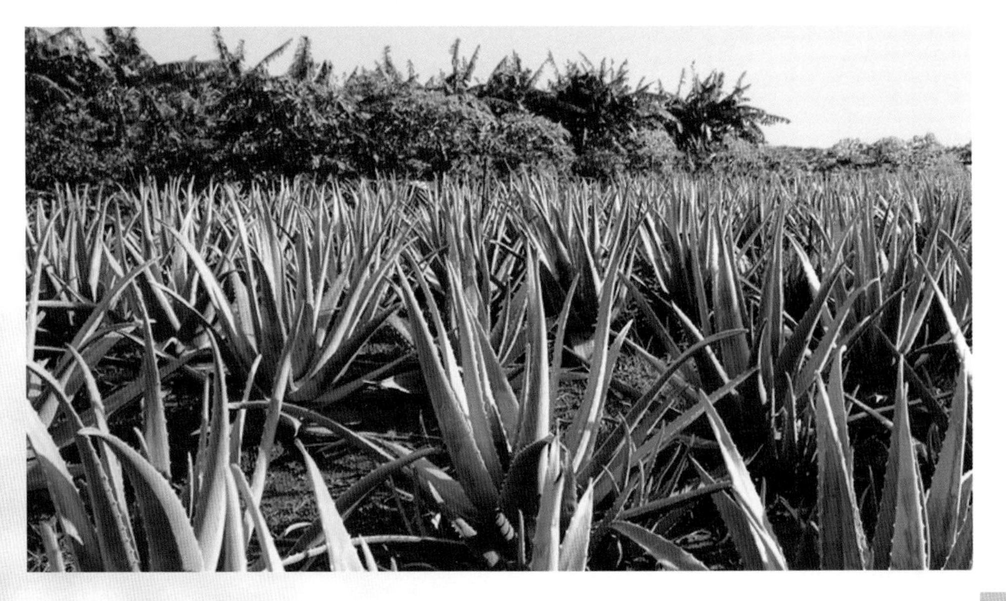

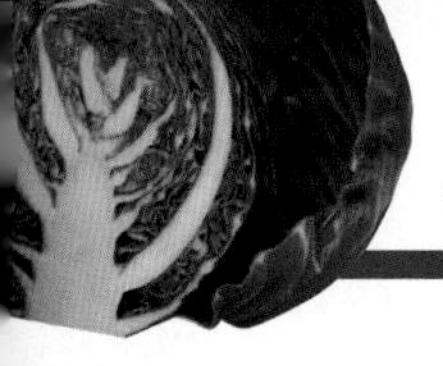

範例 3　乳酸菌、寡糖、乳酸鈣

16-3-1.腸道細菌

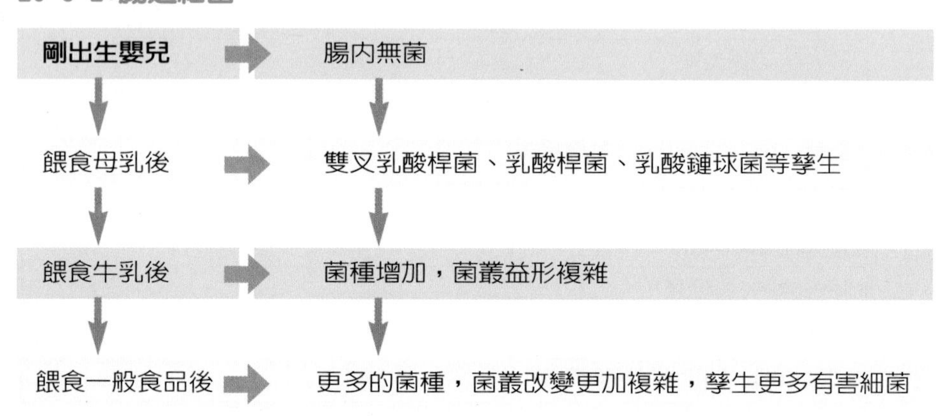
剛出生嬰兒
腸內無菌
餵食母乳後
雙叉乳酸桿菌、乳酸桿菌、乳酸鏈球菌等孳生
餵食牛乳後
菌種增加，菌叢益形複雜
餵食一般食品後
更多的菌種，菌叢改變更加複雜，孳生更多有害細菌

16-3-2.腸道細菌分解

- 有益細菌：雙叉乳酸桿菌、嗜酸乳酸桿菌、乳酸鏈球菌等。
- 對身體的有益作用：在腸道進行發酵，使腸道偏酸性，促進腸道健康。

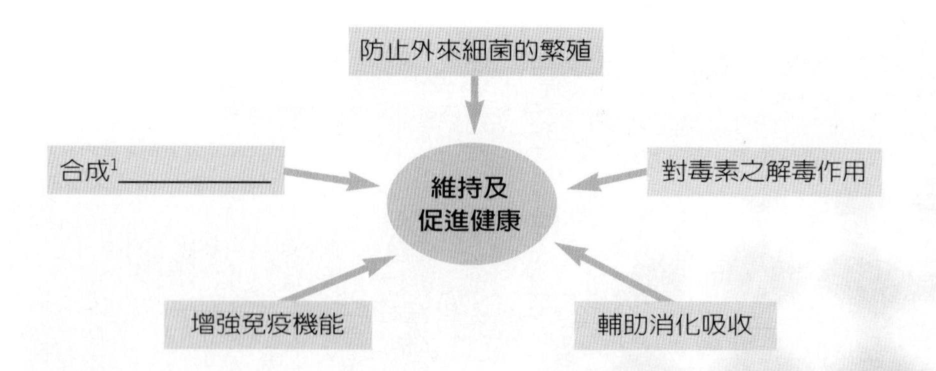
防止外來細菌的繁殖
合成[1]____________
維持及
促進健康
對毒素之解毒作用
增強免疫機能
輔助消化吸收

- 伺機菌：大腸菌、腸球菌、連鎖球菌等。
- 對身體的作用：維持一定的平衡。當好菌勢力強時，伺機菌老老實實地潛伏著，好菌勢力弱，壞菌出頭天時，伺機菌就會出來搧風點火。

- 有害細菌：大腸桿菌、葡萄球菌、梭菌等。
- 對身體的有害作用：在腸道進行腐敗作用，使腸道偏鹼性，影響腸道健康。

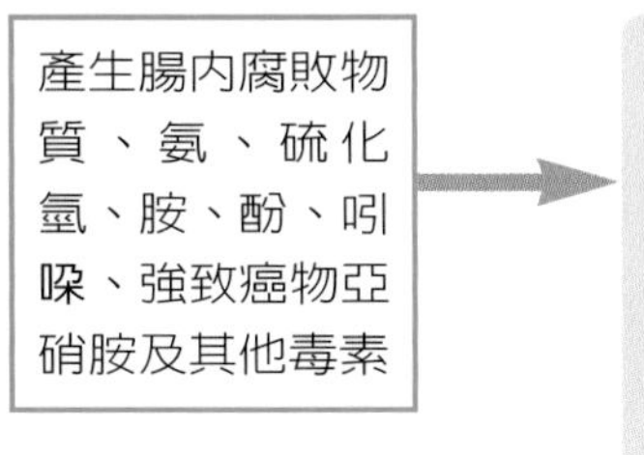

產生腸內腐敗物質、氨、硫化氫、胺、酚、吲哚、強致癌物亞硝胺及其他毒素

引起下痢或便秘、發育障礙、肝機能障礙、動脈硬化、高血壓、抵抗力降低、自體免疫疾病、自發性感染症、腸胃炎、尿道感染、腸膜炎、肝膿瘍、肺膿瘍……

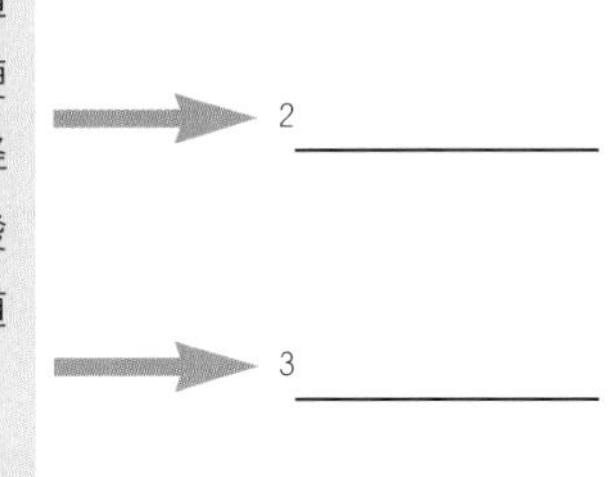

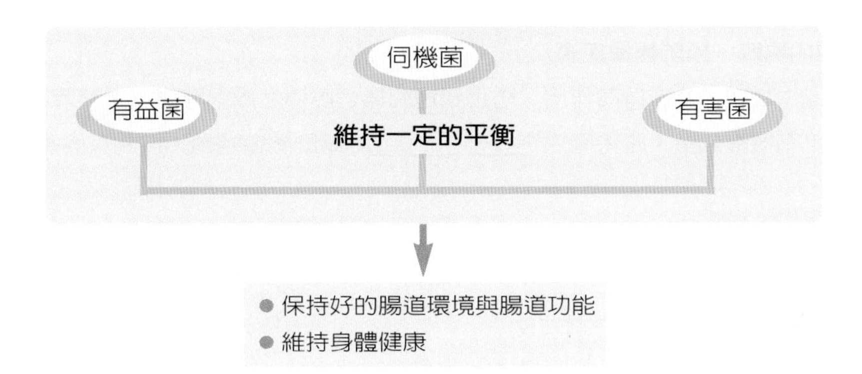

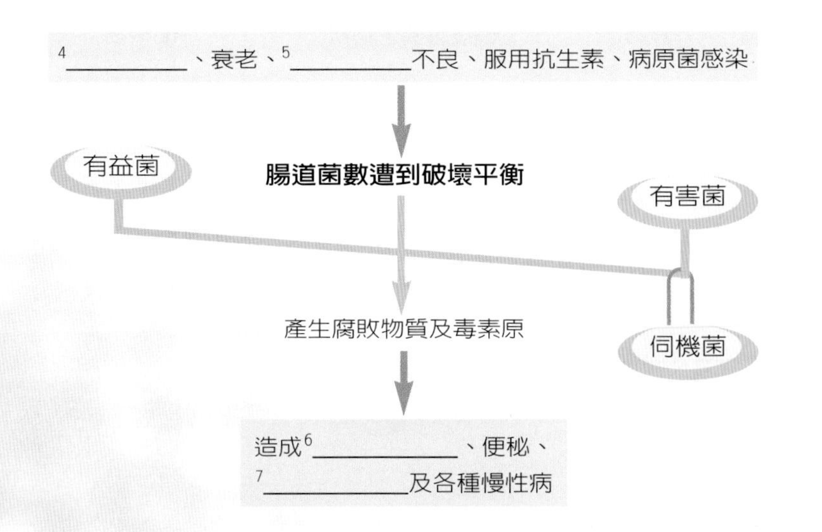

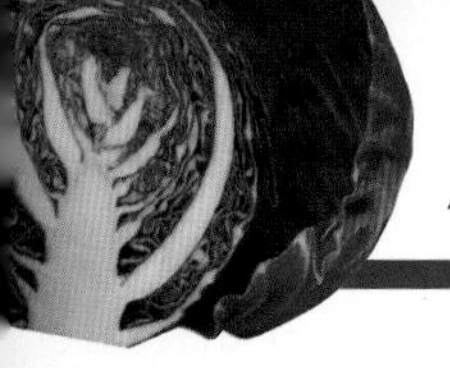

- 影響腸內菌群安定(平衡)之因素

— 8＿＿＿＿＿＿＿＿

－藥物　　　　　－便秘
－情緒/壓力　　　－下痢
－外來細菌　　　－過勞
－自然老化　　　－氣候溫度變化
－疾病、手術

16-3-3.乳酸菌之生理功能

利用醣類進行發酵而產生多量[9]＿＿＿＿＿＿＿＿之細菌之總稱。

■抑制腸內腐敗，預防種種疾病

－形成生物膜，造成屏障作用，防止致病菌靠近腸道上皮細胞而安定繁殖。

－分泌有機酸物質，維持腸內[10]＿＿＿＿＿＿＿＿，幫助腸道蠕動，抑制有害菌。

乳 酸 菌
抑 制
- 大腸桿菌
- 葡萄球菌
- 梭菌……有害菌

→ 產生硫化氫、胺、氨、酚、吲哚、亞硝胺等有害物質 → 高血壓、癌症、動脈硬化、肝機能損害

■預防下痢、便秘

乳 酸 菌
抑 制
- 大腸桿菌
- 腸球菌
- 病原微生物……有害菌

→ 作用食物中之營養成分 —誘發→ 下 痢

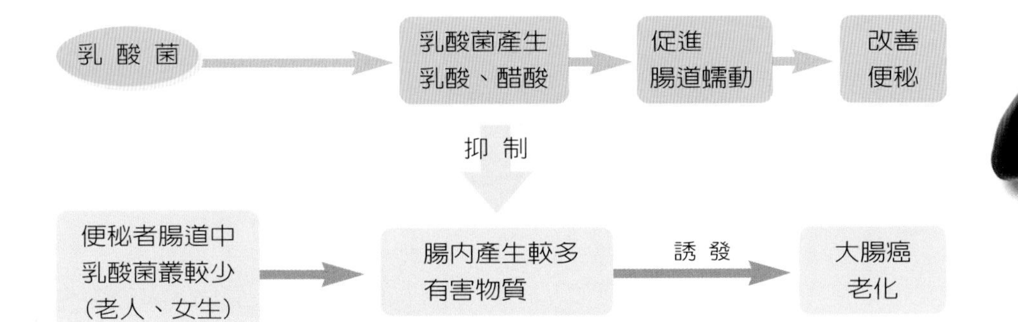

糞便是腸傳來的訊息，觀察大便的狀態可了解腸內細菌叢的生態。

	比菲德氏菌占優勢時	有害菌占優勢時
顏色	黃色(腸內呈酸性)	黑褐色(腸內呈鹼性)
形狀	香蕉狀	水狀、顆粒狀、硬條狀
氣味	不太臭	臭不可聞

便秘的弊害是使肌膚乾裂或[11]________________，會使肛門受傷因而罹患痔瘡，故治療粉刺、痔瘡應首先[12]________________，持續便秘，會使腸內污穢而使身體加速老化，促進[13]________________的罹患，亦可能會引起[14]________________、腎臟疾病及[15]________________等。

- 比菲德氏菌
- 食物纖維
- 寡醣
- 酸乳酪

→ 預防及改善便秘

- 促進大腸蠕動
- 吸附水分，增加糞便體積量
- 抑制腸內有害菌的繁殖

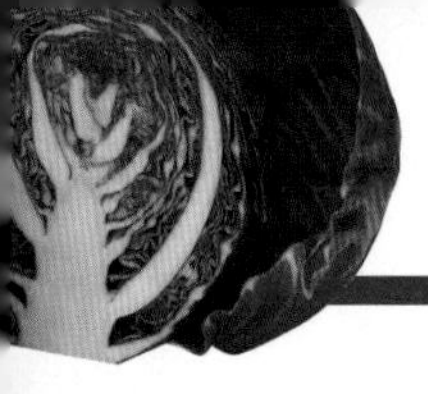

■改善營養狀況

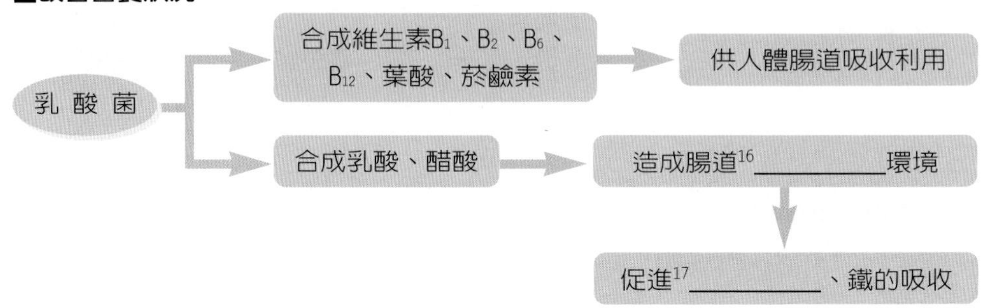

■延年益壽

保加利亞及日本長壽村山梨縣棡原地區老人的腸內乳酸菌最多，與常年食用酸乳及多食大麥、小麥、小米等雜穀、豆類及蔬菜等富含膳食[18]＿＿＿＿＿＿食物等有關。日本長壽村的老人，其腸內細菌中有益的比菲德氏菌很多，而有害細菌(威爾氏菌)並不很多，其檢出率與年青人相當，即長壽村老人的[19]＿＿＿＿＿＿＿。

長壽村的棡原老年人的腸很年輕

	棡原老人	東京高齡者
	82 ± 7.2歲	78.4 ± 10.4歲
比菲德氏菌	400億	100億
威爾士菌檢出率	47.1%	81.2%

■改善乳糖不耐症代謝障礙

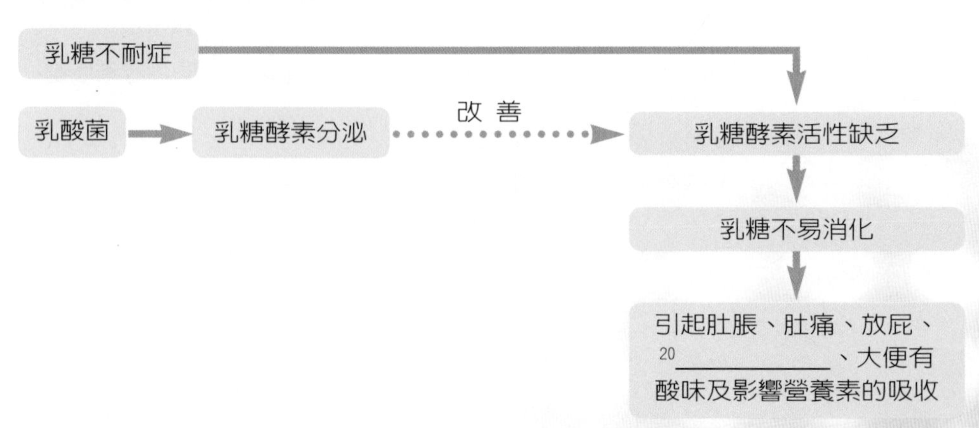

■刺激及活化免疫系統

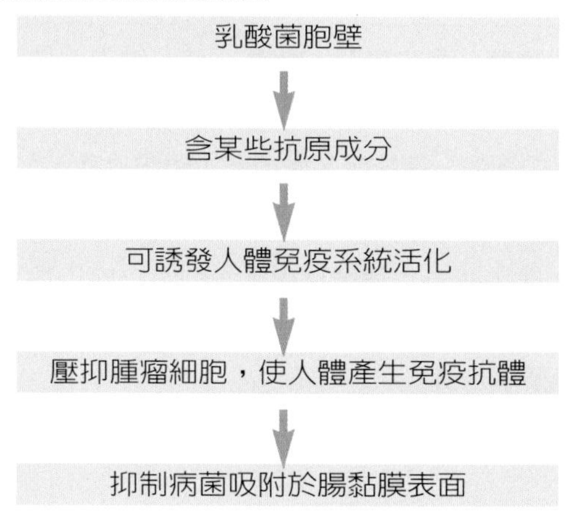

乳酸菌胞壁
含某些抗原成分
可誘發人體免疫系統活化
壓抑腫瘤細胞，使人體產生免疫抗體
抑制病菌吸附於腸黏膜表面

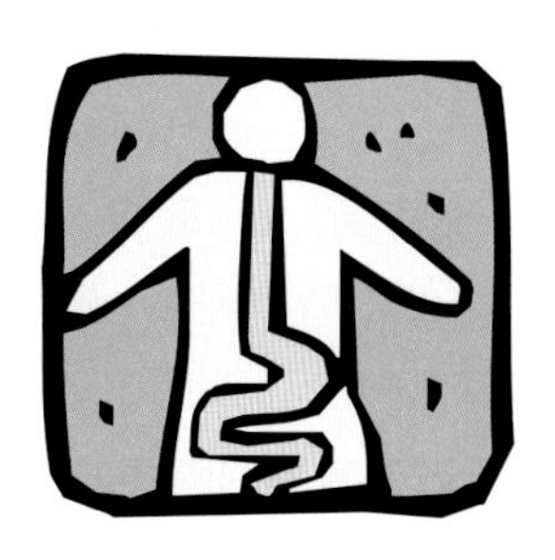

■預防癌症罹患及抗腫瘤作用

乳酸菌 →

- 直接壓抑致癌物
- 間接降低腸內其他菌之致癌物分泌
- 壓抑致癌物[21]＿＿＿＿＿酵素之活性
- 吸附致癌物

→ 抗腫瘤作用
→ 預防癌症罹患

■保護肝臟

比菲德氏菌 → 保護肝臟

- 防止便秘
- 防止有害物質的生成

■調整腸內細菌叢的平衡、 維持健康

- 增加腸內有益細菌數
- 減少腸內有害細菌數
- 使腸內維持良好的菌相生態之腸內環境

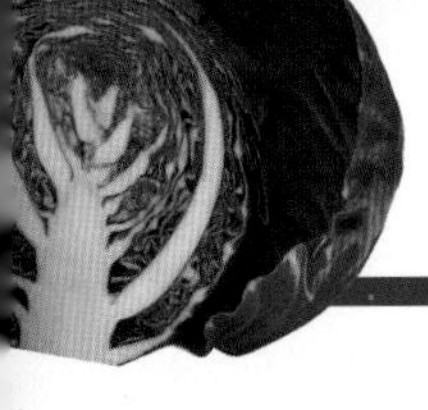

有益菌與有害菌的對抗比較

有益菌	分解澱粉、纖維質、寡醣，產生乳酸、醋酸，使人腸道保持酸性，產生無臭氣體：二氧化碳、氫氣。 使人排便順暢，免疫力增強，精神好，膚色佳；預防癌症。
有害菌	分解蛋白質、脂肪，產生惡臭、有毒致癌性高的氨、硫化氫、亞胺、酚、吲哚等毒素。使人便秘，下痢，免疫力減弱，精神差，膚色暗沉，毒素循環全身。

■防止或改善高血膽固醇

乳酸菌
比菲德氏菌
→
防止或改善
高血膽固醇

- 在腸道作用所產生的有機酸可抑制體內膽固醇的合成
- 與腸道膽酸結合可促進膽固醇的代謝，抑阻膽固醇的消化吸收
- 可直接吸附膽固醇，排出體外

■乳酸菌其他作用

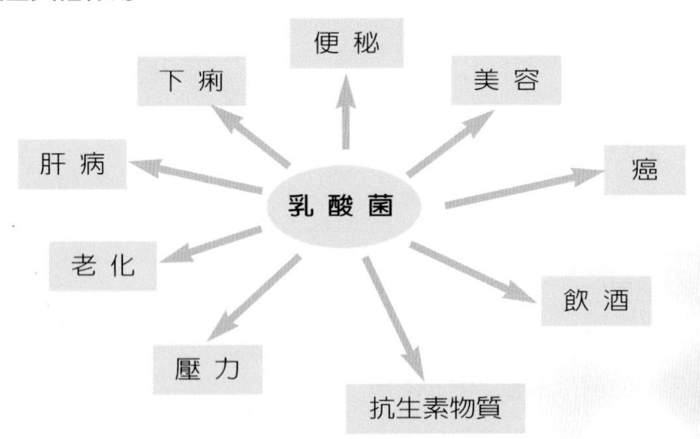

16-3-4.寡醣生理功能

- 為雙叉乳酸菌增殖促進因子。
- 抗齲齒作用。
  - －抑制齲齒菌附於牙齒表面，達到抗齲齒效果。
  - －抑制齲齒菌利用蔗糖產生不溶於水的葡聚醣牙垢。
- 改善糞便性質，防止便秘及下痢。
- 難消化性，熱量低。

不易為唾液、胃液、胰液及腸液中之酵素所水解消化，故熱量極低，可用於糖尿病及肥胖者用之甜味劑。

16-3-5.乳酸鈣

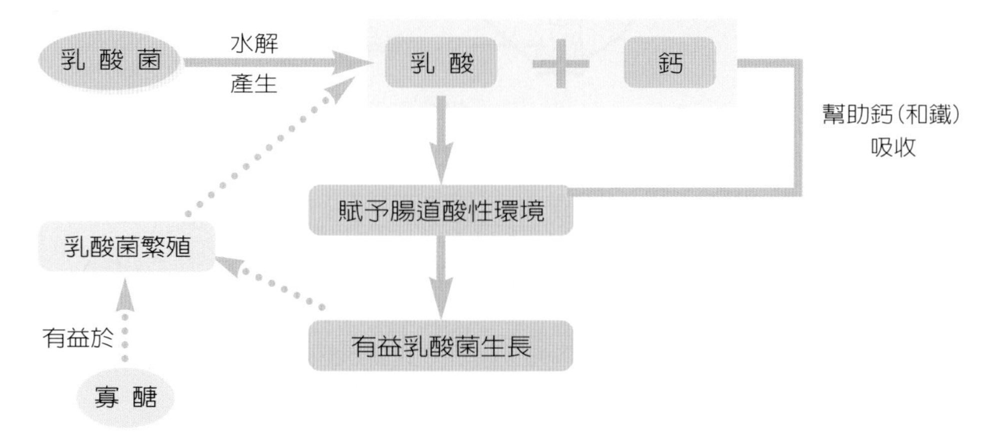

16-3-6.乳酸菌、寡糖、乳酸鈣絕妙的組合

- 乳酸菌：腸內有益菌。
- 寡　醣：乳酸菌生長養料，並具有種種生理功能。
- 乳酸鈣：賦予有益於乳酸菌的生長環境，有助於鈣(和鐵)的吸收，並可作為鈣的補充劑。

16-4-1.大蒜對身體的作用

■大蒜(Garlic)之結構(Allium Sativum)

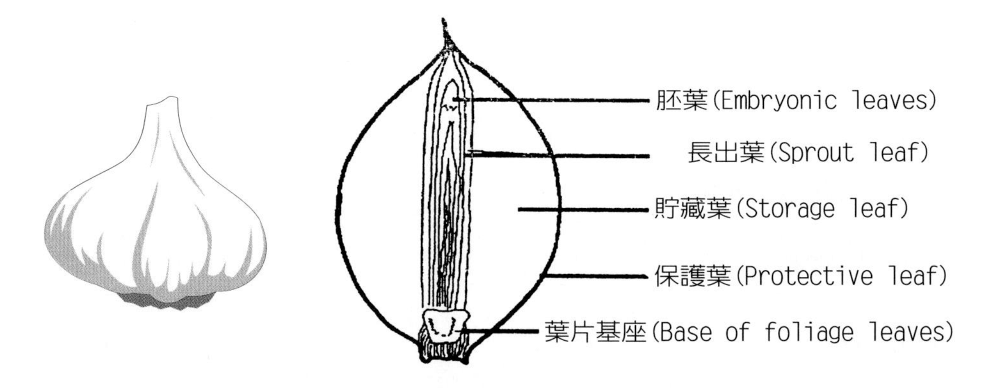

■大蒜的主要成分

● Alliin(蒜甘)	● Allyl propyl disulfide
● Allicin(蒜頭素)	－Dimthyl thiophene
● Ajoene	● Diallyl trisulfide
● Diallyl disulfide	－Propanethiol
－Alkyl thiosulfonate	－Dimethyl trisulfide
－Propyl disulfide	－Methyl trisulfide
－Propyl trisulfide	－Allyl thiosulfinate
	● Allyl methyl trisulfide

16-4-2.大蒜與文明病

文明病是一種吃出來的疾病，一種營養[1]____________的疾病，是現代人的大毛病，下列是文明病的代表病症：

Health Life

- 惡性腫瘤、癌症。
- 腦血管疾病：腦溢血、腦中風⋯。
- 心臟病：狹心症、心肌梗塞、冠狀動脈硬化⋯。
- 糖尿病。
- 高血壓⋯⋯。

1.大蒜具抗動脈粥狀硬化、預防及降低心血管性疾病作用

可降低血清、肝臟膽固醇及抑制動脈粥狀硬化，原因為：

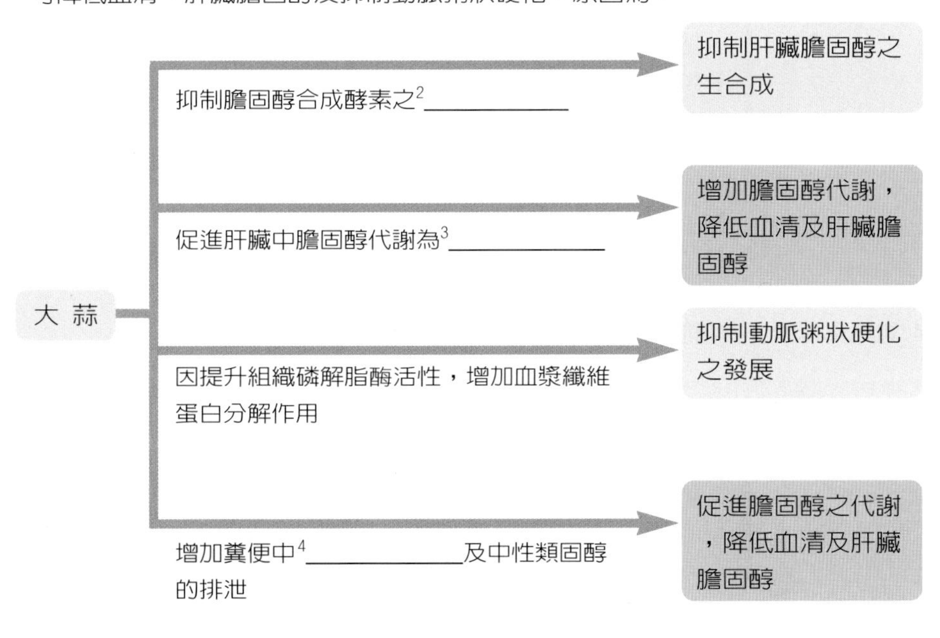

2.降低血清及肝臟三酸甘油酯(TG)

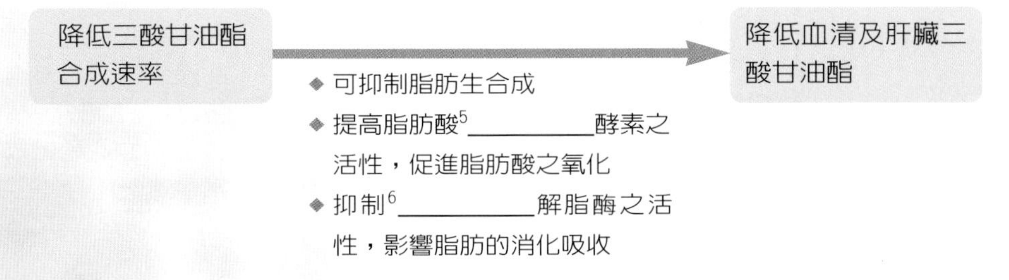

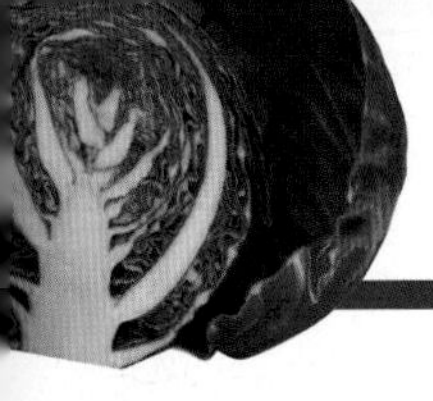

3.抗腫瘤、抗癌作用

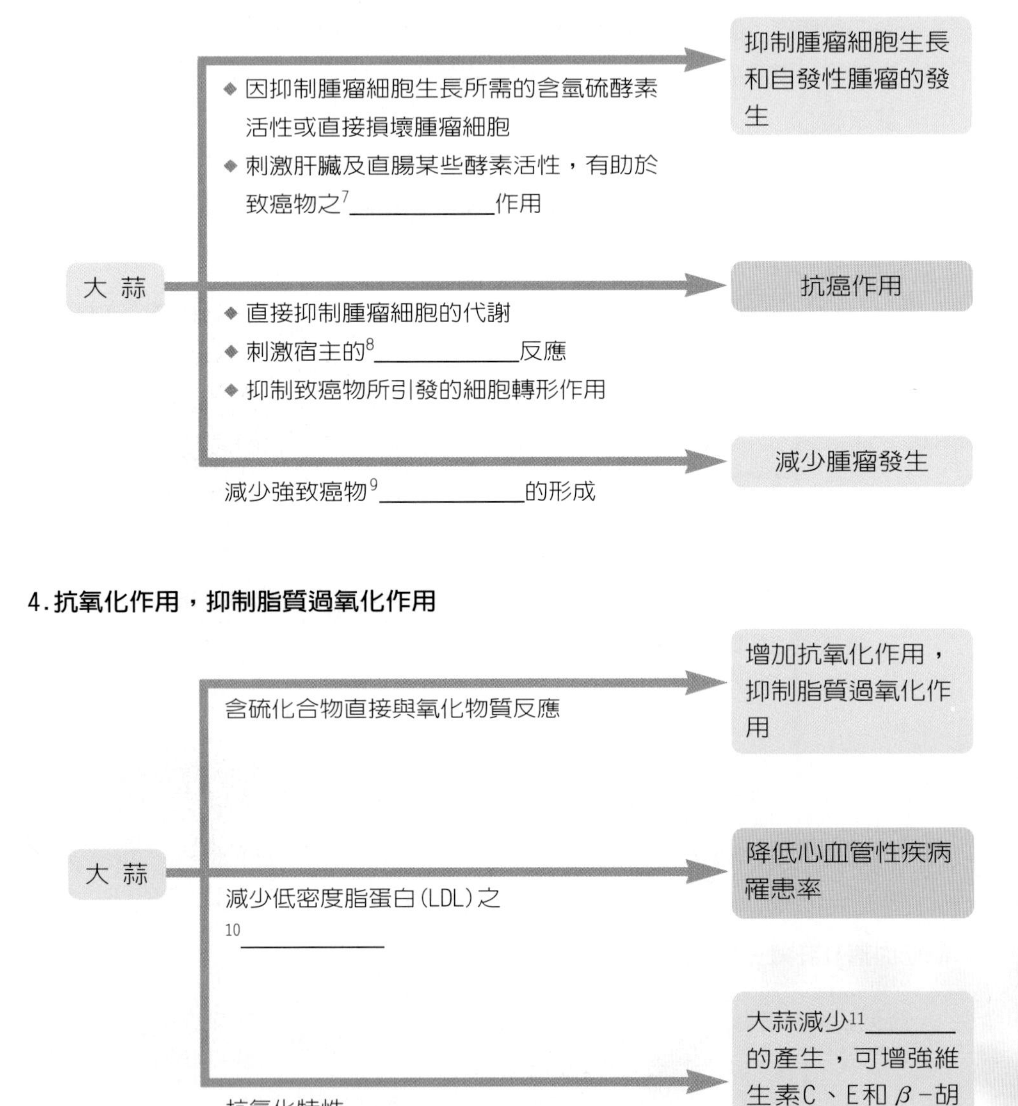
大蒜
因抑制腫瘤細胞生長所需的含氫硫酵素活性或直接損壞腫瘤細胞
刺激肝臟及直腸某些酵素活性，有助於致癌物之[7]______作用
抑制腫瘤細胞生長和自發性腫瘤的發生
直接抑制腫瘤細胞的代謝
刺激宿主的[8]______反應
抑制致癌物所引發的細胞轉形作用
抗癌作用
減少強致癌物[9]______的形成
減少腫瘤發生
大蒜
含硫化合物直接與氧化物質反應
增加抗氧化作用，抑制脂質過氧化作用
減少低密度脂蛋白(LDL)之[10]______
降低心血管性疾病罹患率
抗氧化特性
大蒜減少[11]______的產生，可增強維生素C、E和β-胡蘿蔔素之抗氧化效果

4.抗氧化作用，抑制脂質過氧化作用

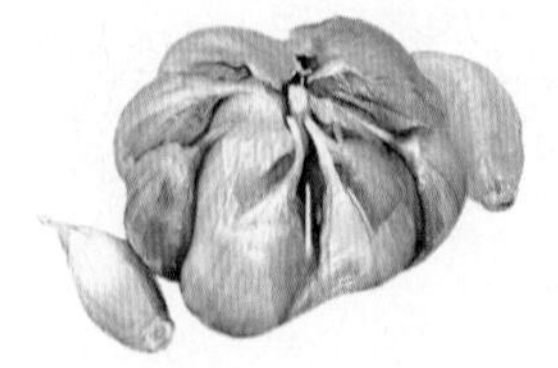

5.預防血栓形成，降低心血管性疾病

大蒜 → 預防血栓形成，降低心血管性疾病

- 增加血漿纖維蛋白溶解性
- 抑制[12]＿＿＿＿＿之合成，抑制血小板凝集

6.抑菌作用

大蒜 → 抗菌、殺菌作用，可預防及治療多種感染疾病(阿米巴痢疾、急性結膜炎、耳鼻喉感染、結核病…)

- 增加[13]＿＿＿＿＿及巨噬細胞活性
- 破壞細菌的酵素而加以殺滅
- 延緩及部份抑制細菌[14]＿＿＿＿＿和蛋白質之合成

16-4-3.高劑量大蒜可能發生之副作用

- 降低血清蛋白及改變白蛋白/球蛋白比值，而致貧血。
- 刺激胃粘膜致腸胃不適，胃炎。
- 嘔吐、厭食、下痢、體重減輕。
- 抑制甲狀腺功能。
- 口腔異味、汗臭。

16-4-4.結語

大蒜因具有特殊的含硫化合物(蒜頭素)，除了可降低血清及肝臟脂質，促進糞便固醇排出外，亦具有預防動脈粥狀硬化的作用，對心血管危險因子有拮抗影響，其中包括降低低密度脂蛋白膽固醇(LDL-C)，增加高密度脂蛋白膽固醇(HDL-C)，抑制血小板凝集，減少血管平滑肌細胞內脂質蓄積……，同時具有抗氧化功能，可降低脂質過氧化作用，避免[15]＿＿＿＿＿的氧化及增加細胞膜穩定性……等。

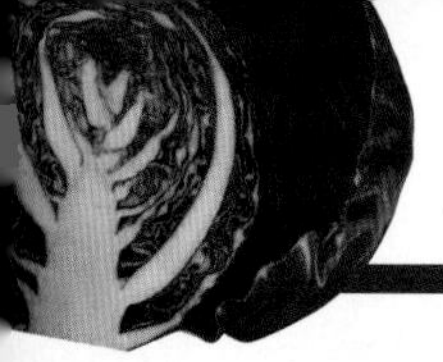

範例 5 藍綠藻

16-5-1.藍綠藻的營養價值

■多種營養成分，營養完整

- 蛋白質占50%：含9種必需胺基酸及11種非必需胺基酸。
- 醣類占18%。
- 脂質占4%：含亞麻油酸、α次亞麻油酸等二種必需脂肪酸。
- 礦物質占14%：鈣、磷、鉀、鈉、硫、氯、鎂、鐵、銅、錳、硼、矽、鈷、碘、氟、鍶、鉬。
- 色素占4%：葉綠素、葉黃素、藻紅素等。
- 維生素：維生素A、維生素B_1、維生素B_2、維生素B_6、維生素B_{12}、維生素C、維生素E、菸鹼酸、泛酸、生物酸、β-胡蘿蔔素等。

■可作為營養補充食品，彌補日常飲食不均衡所欠缺或不足的營養素

- 改善國人飲食中一向攝取不足的營養素：[1]＿＿＿＿＿、鐵、維生素[2]＿＿＿＿＿等
- 作為素食者易攝取不足，且質地不佳的蛋白質補充劑。
- 補充素食者飲食中會缺乏的維生素[3]＿＿＿＿＿。
- 作為減肥者飲食之營養素補充及作為體重控制的輔助食品。

16-5-2.保健及療養功能

■預防疾病

因藍綠藻的營養平衡養分，可以幫助還算健康的身體，更有效運作，讓身體從食物中獲得最適的養分，以對抗感染、增加活力和心靈敏銳度，並且加快身體毒素及廢物排除作用。

■健康促進及改善

- 改善貧血

藍綠藻所含大量的葉綠素，會被身體代謝，將葉綠素核心中的[4]＿＿＿＿＿＿改替為[5]＿＿＿＿＿＿，而轉為血紅素。

- 癌症預防

藍綠藻中的[6]＿＿＿＿＿＿可刺激免疫系統，並摧毀會傷害身體細胞的

[7]＿＿＿＿＿＿＿＿，以免其危害正常健康的細胞。β-胡蘿蔔素可以傳送正常細胞所發出的化學訊號，阻止癌細胞繼續分裂。其所含之[8]＿＿＿＿＿＿＿＿（γ-linolenic acid,GLA）可在體內代謝為[9]＿＿＿＿＿＿＿＿，具預防癌症的作用。

● 降低血膽固醇濃度

藍綠藻富含[10]＿＿＿＿＿＿＿＿具增加糞便中[11]＿＿＿＿＿＿＿＿的排泄，改變體內[12]＿＿＿＿＿＿＿＿的組成和代謝等作用，而降低血膽固醇濃度，因而降低心血管性疾病之罹患率。

● 有助於糖尿病病情的穩定

藍綠藻的[13]＿＿＿＿＿＿＿＿成分，可延緩血糖的急劇上升，有助於血糖濃度穩定維持。藍綠藻的多種營養成分，可使身體感到滿足，因此能抑制食慾，可使病患減輕體重及對糖的慾望，故可以減少對[14]＿＿＿＿＿＿＿＿的過多依賴。

● 改善腸道環境與健康

藍綠藻可以刺激腸道內健康細菌（如乳酸菌）的生長，增進維生素[15]＿＿＿＿＿＿＿＿的吸收，可促進腸道健康，防止便秘。藍綠藻中含有一種[16]＿＿＿＿＿＿＿＿的化學物質，可抑制潰瘍的惡化。

● 改善高血壓狀況

藍綠藻富含葉綠素，但[17]＿＿＿＿＿＿＿＿含量卻極少。[18]＿＿＿＿＿＿＿＿可擴張血管，促進血液循環，且可幫助控制心臟收縮的神經衝動之傳導，減緩心跳速率，但每次的收縮變得更有力，使心臟的整體效率也獲得改善。

● 增強免疫系統

藍綠藻的β-胡蘿蔔素可改善免疫系統功能，包括巨噬細胞、[19]＿＿＿＿＿＿＿＿細胞、[20]＿＿＿＿＿＿＿＿細胞和天然殺手細胞等。藍綠藻中的[21]＿＿＿＿＿＿＿＿會影響骨髓中的幹細胞（祖母細胞），因而影響白血球的分化。

● 改善肝臟功能

藍綠藻之豐富蛋白質，可使肝臟保持最佳的功能，提高肝臟對毒素、酒精的代謝解毒作用。藍綠藻之聚合糖分子，同時包含了鈣和硫，可在肝細胞外形成一道保護膜，因此可預防病毒滲透入細胞內，造成感染。

● 改善經前症候群

藍綠藻的營養成分可改善可能因為缺乏[22]＿＿＿＿＿＿＿＿、鐵和維生素[23]＿＿＿＿＿＿＿＿等營養素所引起之經前症候群。

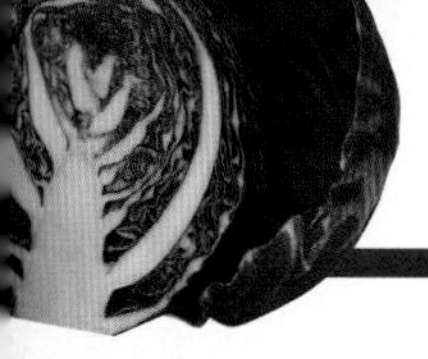

● 延緩老化

藍綠藻富[24]____________，有助於細胞的再生，可增加精力，並能改善血液循環，提升活力，增強身體解毒功能，減少毒素在體內的蓄積。

● 改善體質

人體血液和體液應維持在一微鹼性的環境下。人體代謝產生過多的酸，使體內體液偏酸時，易使癌症病情惡化，引發關節炎，造成肌肉緊張，且使人倦怠、遲鈍、虛弱及神智不清……。

食物會影響體質，適當的酸鹼食物比值是20：80，也就是說我們所食用的鹼性食物應當是酸性食物的4倍。在享受禽畜大肉、生猛海鮮等大餐或安於白飯、麵包、大餅配水充飢等酸性食物充斥下，屬鹼性食品的藍綠藻具有平衡酸性食物，改善體質的作用。

16-5-3.飲食與健康

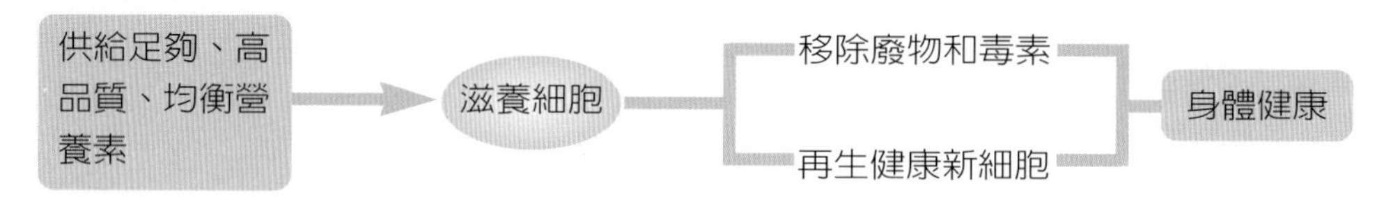

人所吃下的所有物質，都會對他的身體起作用，使身體朝某個方向改變，可能是健康、生病或漸漸痊癒，而人的整個生活也被這些改變所左右。食物是一種動力，它與人類的緊密相依，不但是肉體和情感的層次，也在精神能量的層次發生交互作用。

食物，尤其是植物性食物，是陽光能量、宇宙、星體和其他能源相互依存所產生微妙能量的壓縮狀態。植物將這些能量接收固定到自己的能量系統中，當被人類食用後，再轉給人類。

從精神性的觀點來看，這些能量就是一種神性宇宙能量的壓縮型態。在吃下食物的過程中，儲存在食物中的宇宙、星體、月亮和其他宇宙能量，就被釋放出來，我們在吃下一小口食物時，就體驗了整個宇宙，這或許也涵蓋了藍綠藻的奧秘。

範例6 諾麗(Noni)

16-6-1.諾麗(Noni)的根源

諾麗(NoNi)是夏威夷當地居民對於「Morinda Citrifolia」古老熱帶植物之暱稱。「Noni」生長於玻里尼西亞、馬來西亞、澳大利亞、印度以及東南亞等島上，屬於常綠灌木。「Noni」樹木有高有低，低的如矮叢林，高的可長到20～30英呎。其果實大小如馬鈴薯，外表有許多凹洞，但其表皮卻很光滑而且呈半透明。果實的顏色很多，由綠色到幾乎接近黑色的都有。當「Noni」果實成熟時，會發出一種特殊的腐臭味。這種多角形的果實，在凹洞處包含著許多棕紅色的種子。這個附著於凹洞的種子有著非常強的生命力，可在水中漂流數個月，由一個島散播到另一個島上。

16-6-2.諾麗的神奇醫療效果

由於「諾麗」不平凡的外表及其特殊的味道，兩千多年以來，當地居民利用「Noni」的葉子、花、樹皮、根部，特別是果實來治療疾病。直到19～20世紀，「諾麗」的醫療用途才被利用至最廣泛的時期。其傳統用法以及神奇療效如下：

- 溫熱的葉子能治療風濕痛及金錢癬。
- 浸軟的葉子能減輕及緩和腫脹。
- 葉子所做的藥膏可以防止感染，治療皮膚之膿瘡及水泡。
- 咀嚼葉子可以治療喉嚨痛。
- 將葉子打成汁漱口後，可治療齒肉炎。
- 葉子熬成的藥汁可以退燒。
- 成熟的果實打成汁後，可當成漱口液，防止及治療牙齦發炎。
- 果實加上蔗糖可以增強免疫力，抵抗肺結核。
- 樹皮粉末可治咳嗽及呼吸器官疾病。
- 樹皮熬汁可以治療胃部疾病。
- 果實及樹根浸泡熱水，可殺死腸內寄生蟲。
- 乾燥的樹皮粉末加水，可治療小兒腹瀉。
- 果實以及樹根的熬煮液可以治療婦女月經不順。

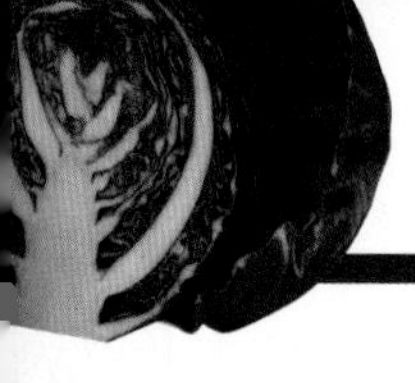

● 果實可以減輕由腫脹、割傷、水泡、或關節發炎等所造成的疼痛。

因為這些神奇的療效使得「Noni」在數百種古代藥草中備受矚目，而且引起了現代醫療人員以及高科技生物技術人員的高度研究興趣。

16-6-3.諾麗的活性成分

「Noni」果中大約有52%是水分。許多的科學家都對於「Noni」果中除了水分以外，48%的成分非常有興趣。直到1993年海倫・辛瑪（Helen Sim）發表了「Noni」果中與健康有關的未知活性成分。因為「Noni」果含有這些活性成分，才能治療疾病，促進身體健康，甚至於預防疾病的侵害。

■生物鹼－賽洛寧(Xeronine)

1.賽洛寧的發現及重要性

賽洛寧是一種無色、複雜且稍有苦味，而且對於維持生命相當重要的生物鹼。賽洛寧是1972年夏威夷大學的生化學家羅夫・海尼克博士(Dr.Ralph Heinicke)於研究菠蘿酶時所發現的。賽洛寧對於保護以及維持人體細胞的正常活動非常有益。海尼克博士在其研究報告中有一段敘述：「賽洛寧是一種[1]__________，是一種身體為了活化酵素，使酵素能夠發揮正常功能而產生的物質。它為身體細胞帶來生氣。賽洛寧一直沒被發現，也不能由身體組織或血液中被測知或分離的原因，是因為它一旦起作用後，就馬上被身體所消耗掉。但是賽洛寧是[2]__________發揮功能的基礎物質，沒有賽洛寧身體將會死去，而賽洛寧的缺乏也將會導致疾病。」

2.賽洛寧的生成及來源

海尼克博士發現，賽洛寧是在大腸由賽洛寧原(Proxeronine)經賽洛寧原轉化酶作用而產生。腸道細胞具有結合賽洛寧的接受體(receptor)，使賽洛寧能夠被吸收而進入體內。由此可知，多攝取賽洛寧原可以提高體內賽洛寧的含量。海尼克博士在確定了賽洛寧的重要性之後，因為賽洛寧在體內之生成量是如此稀少，且不足以應付體內之需求，因此，多年以來，海尼克博士一直在尋找賽洛寧的豐富來源。終於，他發現了生長於夏威夷島上的「NONI」果。雖然「NONI」果中賽洛寧的含量微乎其微，但是卻富含了可以轉變成賽洛寧的賽洛寧原以及賽洛寧原轉化酶，也發現了「NONI」果自二千多年來一直被用於治療各種疾病的原因。

3.賽洛寧的功能

賽洛寧具有以下的生理功能：

- 調節體內蛋白質的構造以及強韌度，使蛋白質發揮正常的功能。
- 可活化酵素或提高酵素活性，使身體內生化反應之運作能夠順利進行。在體內負責各種重要生化反應的酵素，亦是蛋白質所構成。因為許多疾病的發生是源自於酵素功能不良，海尼克博士認為若是補充賽洛寧，使酵素功能恢復正常，自然可以消除疾病。

■帖烯類化合物(Terpenes)

帖烯類化合物是一群含有碳原子和氫原子的化合物。體內的帖烯類化合物的含量高時，可使有機物合成增加，細胞的活力增強，讓身體有返老還童的感覺。

■天然的染料(Morindone, Morindin)

「Noni」果最初是被應用於衣服上的染色上。1849年左右，有關「Noni」果的研究都是利用其根部所含之Morindone和Morindin當成天然的著色劑來使用。Morindone和Morindin具有黃色以及紅色的染色效果，從那時候開始，就已經確認此種染劑具有抗菌效果。

「Noni」果中的Acubin、L.Asperuloside、Alazarin以及Anthraquinones等成分都是已被證實的抗菌劑。這些成分可以對抗一些傳染性細菌，如：變形桿菌、金黃葡萄球菌、枯草桿菌以及大腸桿菌等。另外，對於沙門氏菌以及赤痢菌等病原菌亦有抗菌效果。

這些抗菌成分使得「Noni」果常被用於治療皮膚病、腸胃性傳染症、發燒、感冒以及其他因細菌所造成的健康問題。

■蛋白質、胺基酸、維生素C、已酸、辛酸等營養素

「Noni」果中含有豐富的蛋白質、十九種胺基酸、維生素C以及短鏈脂肪酸，如已酸和辛酸，這兩種脂肪酸使得「Noni」果具有刺激性的味道。玻里尼西亞群島的居民常將「Noni」果當成主食，而且也以「Noni」果度過了飢荒時期。第二次世界大戰時的士兵以及軍官們也學習當地居民吃「Noni」果，以保持身體健康，由此可知，「Noni」果是一種非常營養的食物。

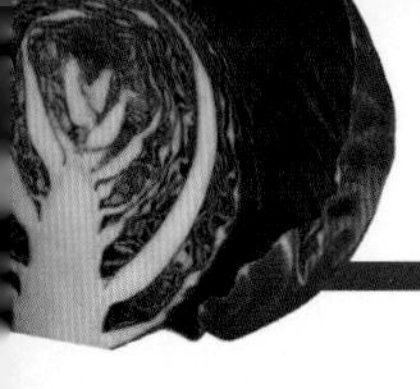

■降低血壓的健康物質－Scopoletin

「Noni」果中可以分離出一種植物成分，稱為Scopoletin。Scopoletin具有以下的功能：

- 可以快速地鬆弛血管，達到降血壓的效果。
- 是一種殺菌劑，具有抗發炎的效果。
- 有抗組織胺的功能，可治療過敏症。
- 具增強血清素(serotonin)活性的作用。血清素是一種神經傳導物質，在許多身體活動中扮演重要的角色，如：睡眠、體溫調節、飢餓以及性行為等。血清素缺乏會造成許多症狀，包括：偏頭痛、憂鬱症等，甚至於會罹患阿茲海默症(Alzheimers disease)。

■抗癌物質－Damnacanthal

研究報告指出，「Noni」果萃取物中含有Damnacanthal，此化合物可以提高巨噬細胞以及[3]__________的活性，增強免疫能力，以對抗癌細胞對身體之侵蝕。

16-6-4.諾麗在現代醫療上的應用

「Noni」果含有上述各種活性成分，使得「Noni」備受矚目，而且在現代醫療上廣泛地被應用於預防以及治療各種疾病。

■當成營養性補充劑，促進各種營養素之吸收

「Noni」果本身富含各種營養素，可當成日常生活中的一種營養性補充劑，除了增強體力以及免疫力以外，「NONI」果中的賽洛寧原在腸道中轉變成賽洛寧後，腸道中賽洛寧含量增加，可提高腸道對其他營養素之吸收，特別是[4]__________。

■增強抗氧化能力，延緩老化以及各種自由基傷害疾病

「Noni」果中的抗氧化成分，可抵抗因自由基所引起的各種疾病，例如：呼吸系統疾病、腎衰竭、動脈硬化、心血管疾病、糖尿病、關節炎、白內障、癌症、老化等。「NONI」果中的許多成分均可對抗自由基：

- 維生素[5]__________可以捕捉自由基。
- 賽洛寧可保護細胞免於自由基之攻擊，亦可減少自由基的產生。
- 「Noni」果所含之[6]__________以及其他植物性營養素，均是對抗自由基的有效抗氧化劑。

■治療高血壓

「Noni」果中的Scopoletin可以快速地鬆弛血管，達到降低血壓的效果。除此之外，最近的研究亦發現，高血壓也與體內的抗氧化能力降低有關，因此，「Noni」果中的抗氧化成分亦可治療及預防高血壓。

■預防及對抗癌症

1.實驗證據

1994年四位日本科學家研究指出，將「Noni」果萃取液注入細胞培養液後，成功地抑制了惡性腫瘤細胞的前驅細胞(K-ras-NRK cells)的增殖。另一個實驗是由夏威夷大學生化學家所做的抗癌實驗。他們將「NONI」果汁注射於患有肺癌的小白鼠體內，結果發現「Noni」果之注射可以延長小白鼠的壽命。

2.作用機轉

根據研究可知，「Noni」果利用下列機轉來對抗癌細胞：

「Noni」果中的抗癌物質Damnacanthal可以提高巨噬細胞以及淋巴球的活性，加強人體的免疫力，使得癌細胞根本無法入侵身體。

一般而言，癌細胞之形成會經過兩個階段，也就是起始期(initiation)與促進期(promotion)。賽洛寧可使癌細胞正常化，抑制癌細胞進入[7]__________期。因此，癌細胞無法在體內增殖與轉移，癌組織也就無法擴散。

3.治療關節炎，減輕疼痛

關節炎通常是[8]____________無法完全或適當地分解或消化而產生結晶狀，沉積於關節而引起的。「Noni」果可以利用以下的生理機轉，減輕關節炎所引起的疼痛，甚至於治好關節炎：

- 一般加強蛋白質之消化以及分解，透過提高分解酵素的活性來排除結晶。
- 抗發炎效果。
- 根據研究，關節炎是因為體內[9]____________侵害關節組織所造成的。「Noni」果中含有各種天然的抗氧化劑，可以捕捉體內自由基，降低自由基的產生，以減少自由基對關節的傷害。

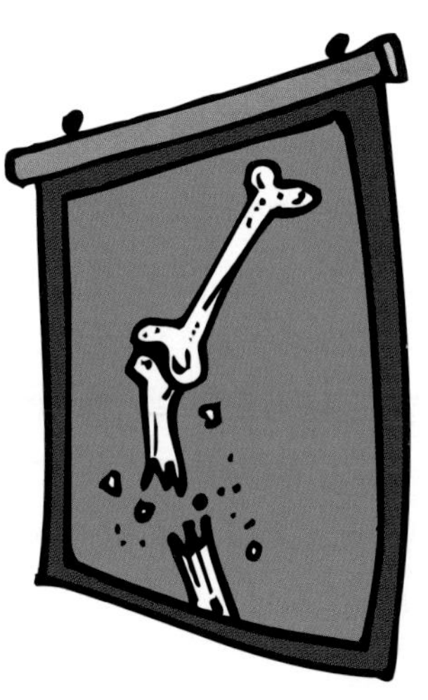

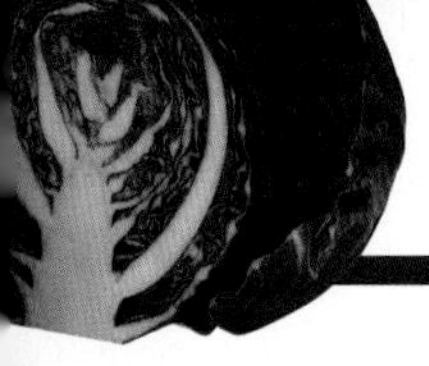

4.預防以及治療流行性感冒

「Noni」果除了可以加強個人的免疫力，免於流行性感冒的傳染之外，其抗菌效果亦可保護身體，避免感冒病菌的侵襲，「Noni」果也能減輕因感冒所引起的症狀，如：喉嚨痛、頭痛等。

5.解除藥癮

大量的賽洛寧可以保護腦部，使腦部接受器正常化，並可以協助對抗化學藥物，減少腦部對藥物的依賴性。另外，「Noni」果亦可提高[10]__________的作用，具有鎮靜性的效果，可以治療以及預防心理上的[11]__________以及憂鬱。

6.治療皮膚病

皮膚組織中有特定的細胞具有賽洛寧接受器，可以吸附賽洛寧，使賽洛寧進入細胞內。進入皮膚細胞的賽洛寧可以活化酵素，幫助皮膚組織修復、再生以及增生。因次，「Noni」果可以治療各種皮膚疾病，甚至用於治療燒傷患者，幫助燒傷病人的皮膚組織快速痊癒。

7.治療未嘗疾病

「Noni」果的抗發炎以及抗菌的功用，使得「Noni」果常被用於治療各種消化器官的疾病，如：胃潰瘍、消化不良、腸胃炎、痢疾、性菌性腹瀉等。

8.治療以及預防過敏症

「Noni」果之抗組織胺效果可以治療皮膚疹、皮膚炎、氣喘等過敏症狀。

16-6-5.諾麗果汁的上市

在1993年，食物科學家約翰．威茲渥(John Wadsworth)及史帝芬．史多瑞(Stephen Story)，經由一位由夏威夷回國的朋友了解「Noni」果的好處後，非常希望能將此神奇果實介紹給大衆。從此，苦心研究其收成、加工製造的方法。在研究過程中，他們發現「Noni」果汁從來沒有在世界上任何市場出現，而且其最大的挑戰包括如何去除「Noni」果的特殊之異味、如何在適當的成熟期採集，並以正確的方式運送，以保持其果實的品質與完整。經過三年多的研究，終於創出不會使「Noni」果養分流失之收成、加工製造等技術，更將其特殊的刺激味道加以調味，以及使用可以回收之玻璃瓶，以保持其天然的營養成分，這也就是神奇活果汁－「Noni」果汁的上市。

■飲用「Noni」果汁時的建議

為得到更完整的營養素以及良好的治療與保健效果，在飲用「Noni」果汁時，有一些必須注意的事項：

- 於[12]＿＿＿＿＿＿飲用「Noni」果汁可使效果更佳，最好是飯前半小時或飯後兩小時以後飲用。
- 不能與咖啡、尼古丁或酒精一起服用。這些物質將會降低其效果。
- 原則上，任何人均可飲用「NONI」果汁，老少咸宜。只有懷孕期或正於哺乳期的婦女必須先與醫師商量之後，才能決定能否服用。

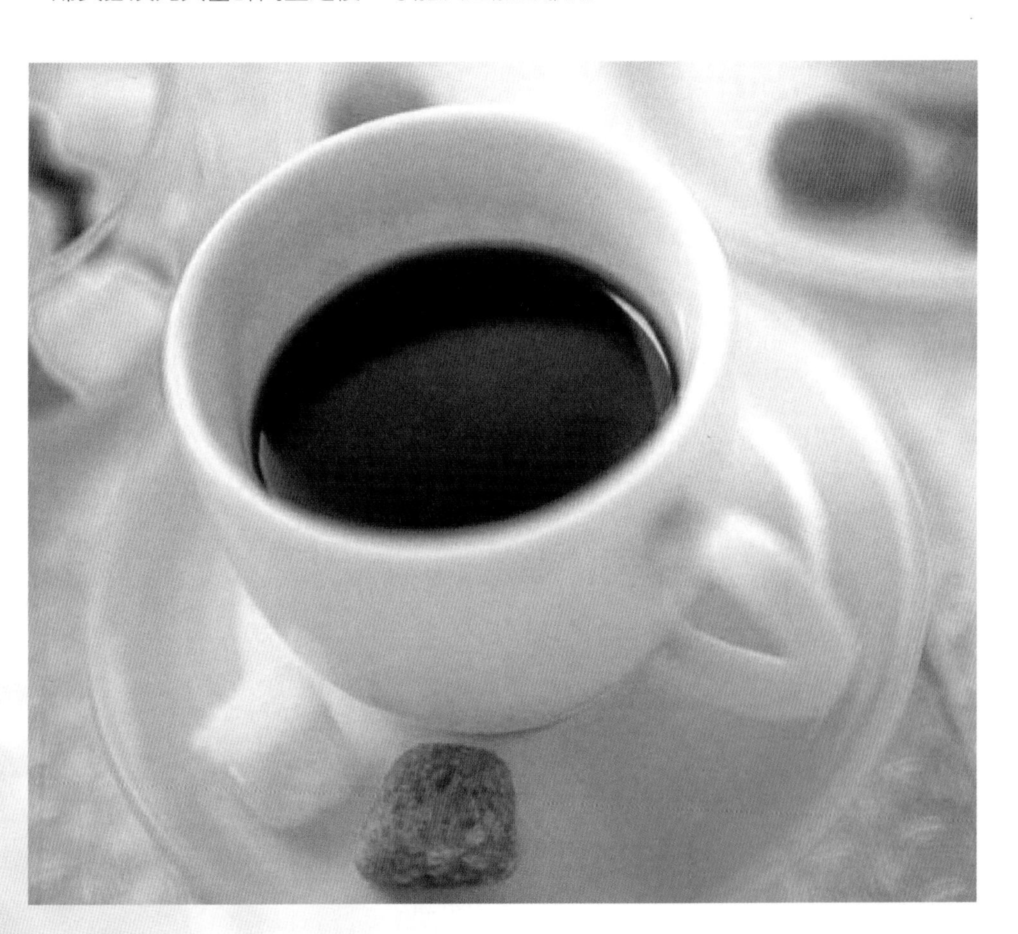

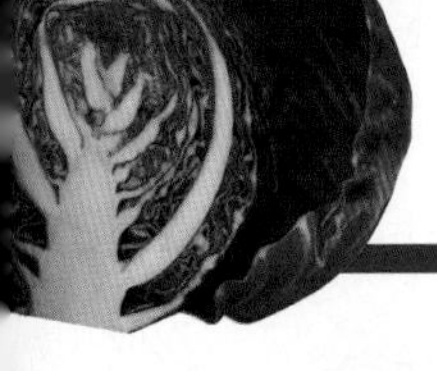

範例 7　幾丁質和幾丁聚醣

16-7-1.奇妙、神奇的構造

■幾丁質(chitin)

■幾丁聚醣(chitosan)

■纖維素(cellulose)

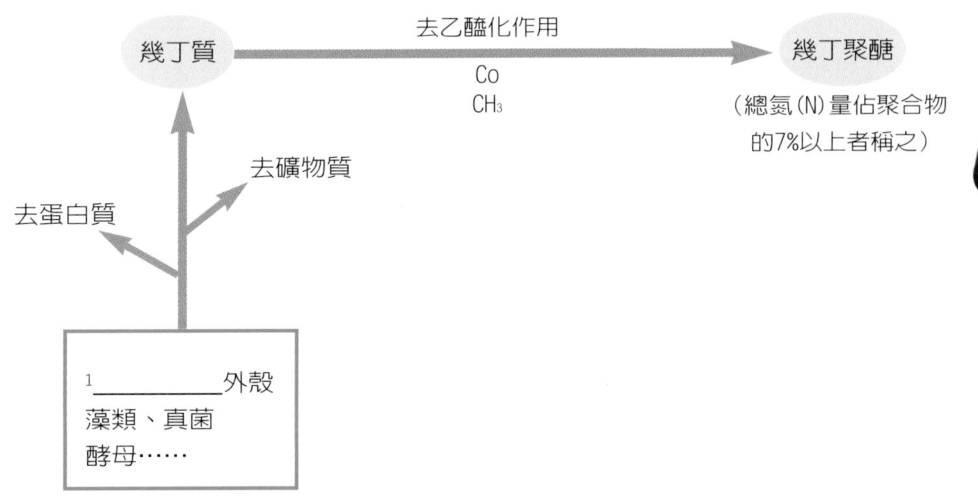

16-7-2.幾丁質和幾丁聚醣的保健功能

神奇的功能衍自其獨特的性質：

1.天然有機物：由生物有機體而得的天然[2]__________聚合物。

2.相當安全，無毒性。

3.具有高度生物活性。

4.具有吸附體內重金屬作用。

5.具有膳食纖維質之特性。……

16-7-3.幾丁質和幾丁聚醣的生理保健功能

1.降低血膽固醇

● 幾丁質與幾丁聚醣可與[3]__________、[4]__________結合，增加糞便中膽酸和膽鹽的排泄量，促進肝臟中[5]__________在代謝為膽酸，以彌補流失之膽酸以及膽鹽。

● 減少膳食中[6]__________的消化吸收。

由以上二種作用之下，可降低血膽固醇，進而抑制或減少動脈粥狀硬化症及心血管性疾病之罹患率。

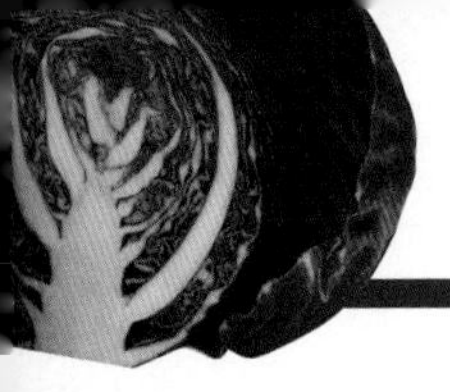

2.血壓調節作用

幾丁質和幾丁聚醣可和食鹽中的[7]＿＿＿＿＿＿離子結合，由糞便排出，減少由氯離子所引致之血壓[8]＿＿＿＿＿＿物質的生成，因而降低血壓的上昇。

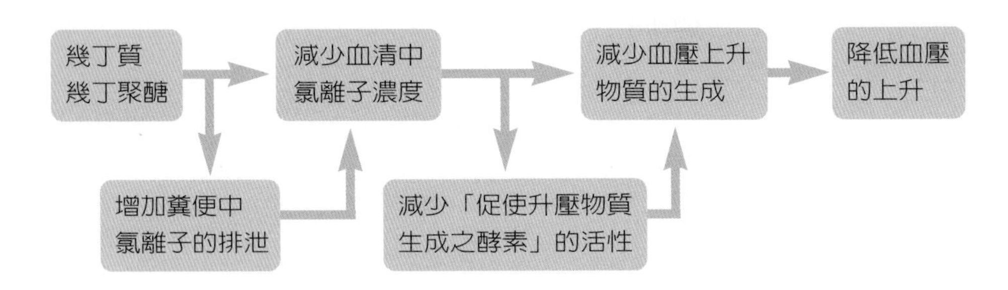

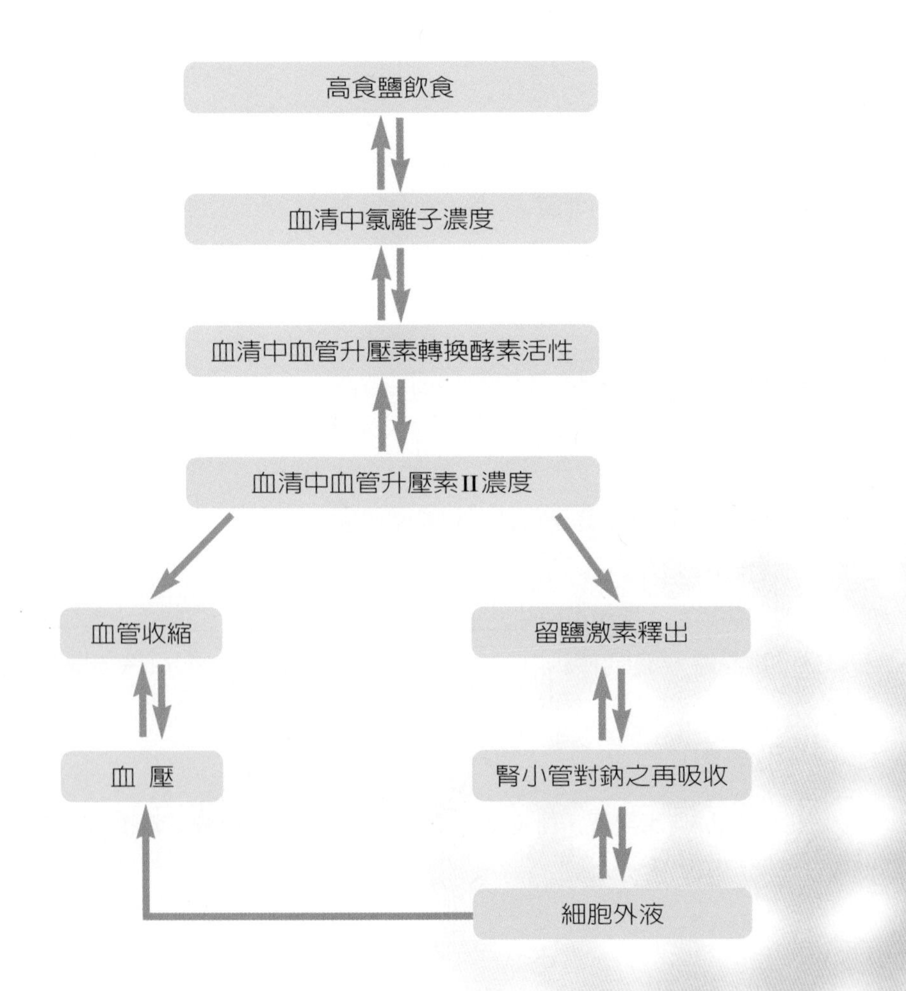

Health Life

3.改善腸內環境

● 減少有害細菌Lecithinasenegative clostridia的孳生，因而減少由其細菌所分泌之β-醛醣酸酶(β-glucuronidase)之活性，可減少腸道中[9]__________物質的生成，降低腸道的病變。

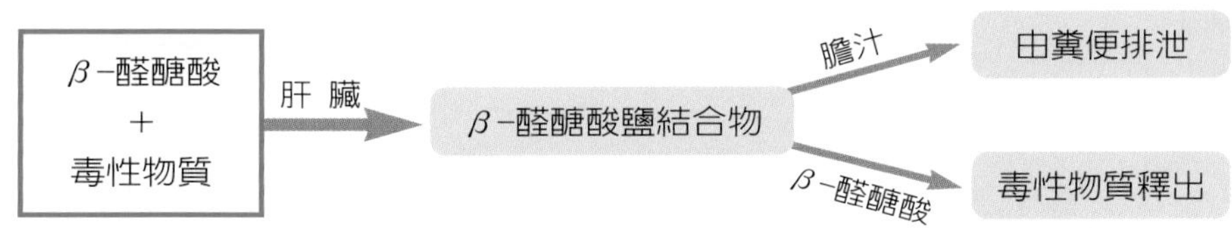

β-醛醣酸
+
毒性物質
肝 臟
β-醛醣酸鹽結合物
膽汁
由糞便排泄
β-醛醣酸
毒性物質釋出

● 減少腸內有害細菌所產生之腐變物質，如氨、酚、吲哚等，因而可減少肝癌、膀胱癌與皮膚癌等之罹患率。

● 促進腸內有益乳酸菌，如：雙歧桿菌(Bifidus bacteria)的增殖，使腸內維持好的代謝環境。

● 抑阻腸內大腸菌的繁殖滋生。

4.增加重金屬的排泄

● 重金屬在人體內蓄積會造成神經性病變、器官功能等傷害。幾丁質與幾丁聚醣可吸附重金屬(如：鎘、鉛、汞…)，由糞便排出，減少其吸收。

5.糖尿病飲食療養之應用

飲食補充適量幾丁質和幾丁聚醣時，可延緩飯後血糖急劇上升作用。因幾丁質和幾丁聚醣所致之[10]____________性可改變腸胃道排空時間，延長醣類在胃中之停留時間，可延遲葡萄糖在腸道之消化吸收，提高耐糖能力，促進糖尿病病情的穩定。

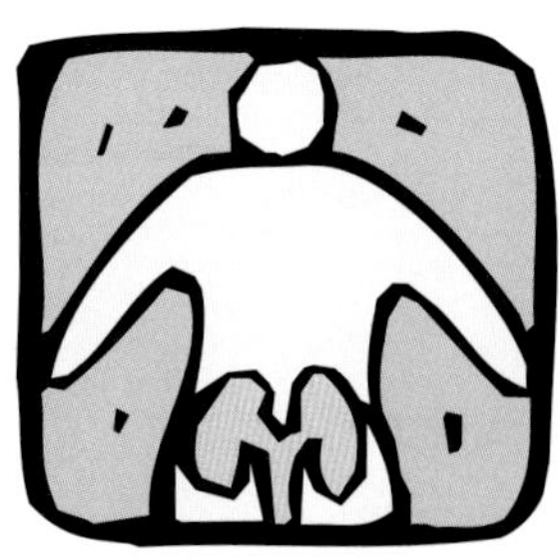

6.增強免疫能力

幾丁質和幾丁聚醣有增強生物免疫力，抑制腫瘤細胞之增殖與轉移的功效。主要原因是能誘導免疫系統產生B細胞、自然殺手細胞、T細胞、T助手細胞、細胞分裂素活性化殺手細胞(LAK cell)等免疫細胞。

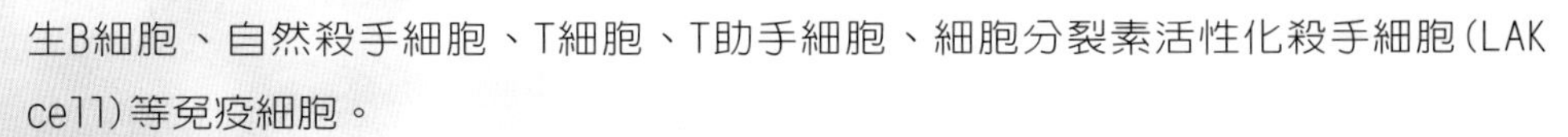

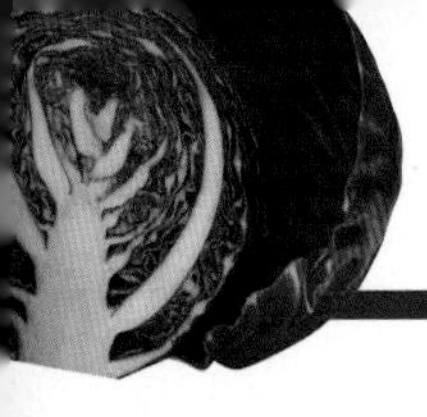

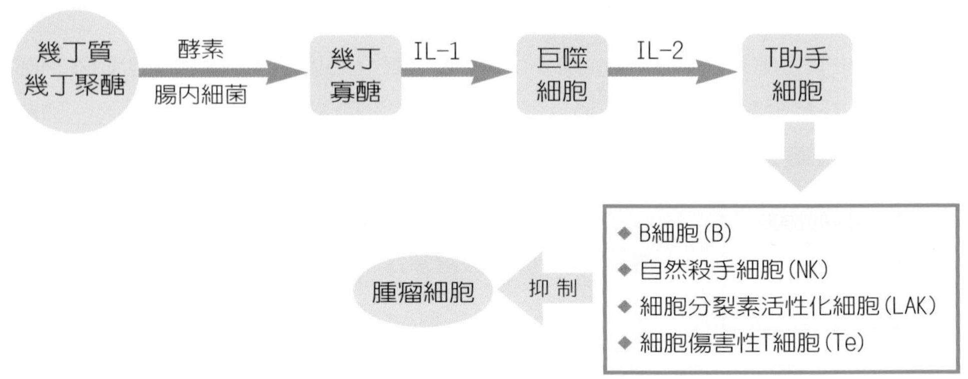

7.抑制微生物繁殖

幾丁質、幾丁聚醣之分解產物幾丁寡醣，可增強生物體之免疫細胞而抑制體內所感染微生物之增殖。除外，幾丁質與幾丁聚醣亦可直接抑制腸內細菌之增殖。

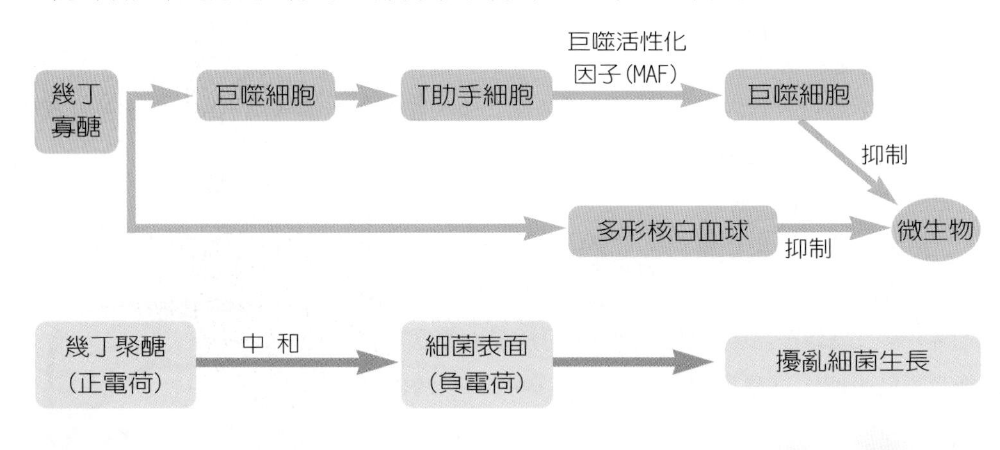

8.創傷治療的效果

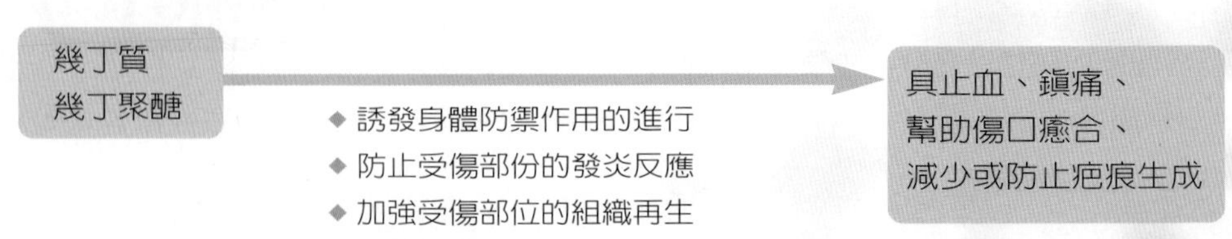

幾丁質
幾丁聚醣

- 降低膽固醇
- 調節血壓
- 改善腸內環境
- 促進重金屬的排泄
- 糖尿病飲食療養之應用
- 增強免疫作用
- 抑制微生物繁殖
- 創傷治癒的效果

健康的食品

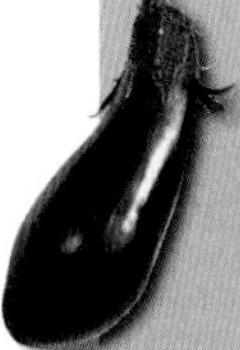

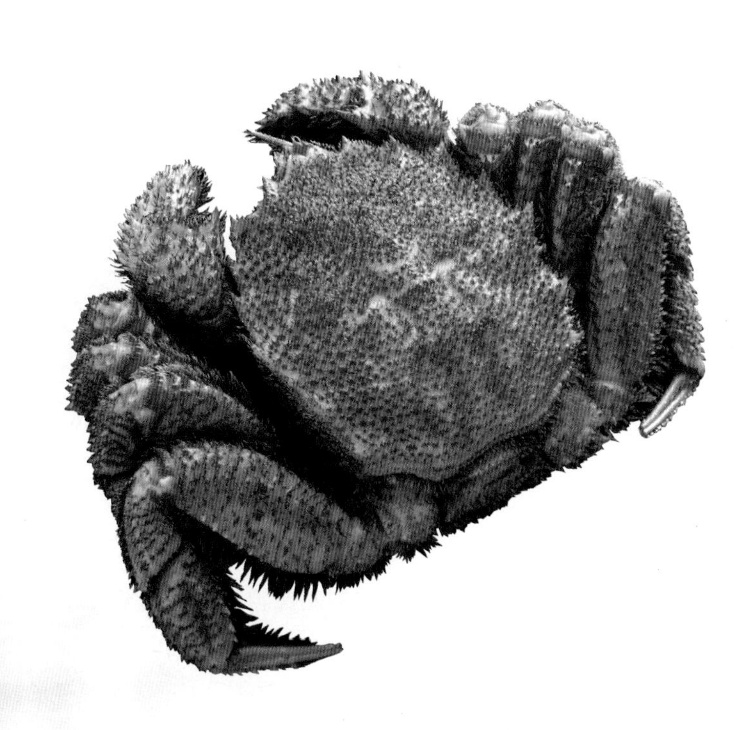

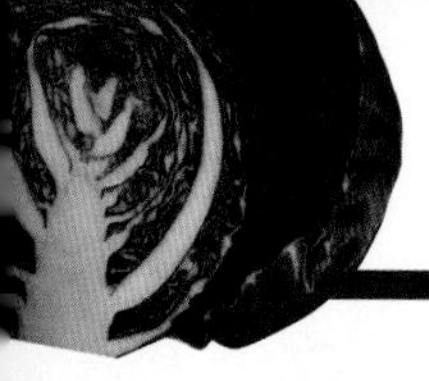

範例 8　蜜蜂與花粉

16-8-1.蜜蜂與花蕊的奇妙世界

日本人有一句引人深省的諺語：「取自於大自然，學習於大自然，用之於大自然。」

這一句諺語用在身體的保健上，更是貼切生動。蜜蜂與花蕊是不同類別的物種，然而在二者互相依存的關係下，產生了有益於人體健康的天然製品。大自然給了我們生存的空間，同時也提供了一切值得我們學習的美好事物。

「取自於大自然，學習於大自然，用之於大自然」是一句日本諺語，其意義旨在告訴身為大自然一分子的人類，要珍惜及尊重大自然所給予我們的一切，而在行事之時，更必須學習如何與大自然相融，因為在大自然界，有許多事物，是值得我們窮盡一生的力量加以學習，在身體保健的方面亦是如此。以蜜蜂與花蕊為例：

- 蜜蜂與花蕊是兩種不同類別的物種，蜜蜂是昆蟲，花蕊是植物，卻因為二者相依的程度，而形成大自然界的生生不息。
- 花蕊因為蜜蜂的勤採集，造就了植物的生生不息，而蜜蜂因為採集到花蕊的營養成分，不但孕育出蜜蜂世界，更因此而產生了許多有益於人體健康的製品，其中有花粉、蜂蜜、蜂皇漿及蜂膠。這些產品不但具有多種的營養素，更具天然的保健功能。

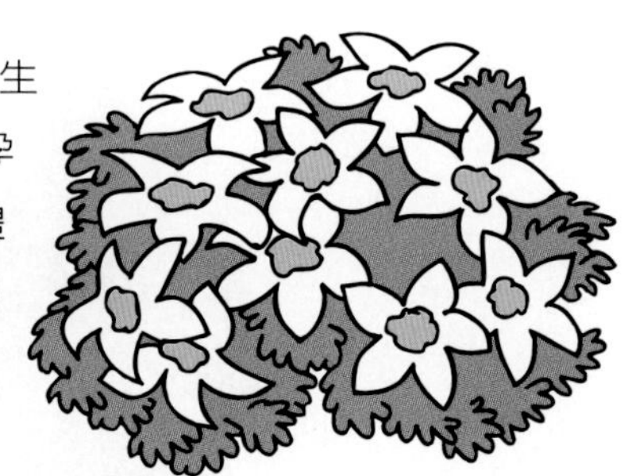

16-8-2.蜜蜂與花蕊創造的天然食品

■花粉

是由二十一日齡的外勤蜂採集得來的蜜蜂製品。蜜蜂先將唾液和花蜜及花粉混合，以增加花粉中額外的營養素和[1]＿＿＿＿＿＿＿＿，再加以粘合在一起成為小球狀，然後再將小球狀的花粉放在後腳的花粉籃中，搬運回來之後，儲存於蜂巢中。

■蜂蜜

外勤蜂將採集到的花蜜吸進蜜囊(胃)中，迅速回到巢中，之後再將花蜜吐出交給內勤蜂。內勤蜂用舔吮的方式，將花蜜攤開呈薄膜狀，再用翅膀大力搧風使水分蒸發，加速乾燥的速度，約需三天的時間，使蜜的糖濃度為80%的標準濃度，成為芳香濃郁的粘性物質，而這就是蜂蜜。

■蜂皇漿

外勤蜂將採集的花粉帶回巢內交給剛孵化的3日工蜂，或12～13日齡的工蜂食用。

花粉經內勤蜂吞入消化吸收後，經血液循環將養分傳送到蜂頭部的唾液腺，使唾液腺迅速發育肥大，分泌出供女王蜂吃的乳白色和乳酪樣粘性物質，這種物質稱為蜂皇漿。

■蜂膠

外勤蜂在採蜜的同時，也會採集到一些有粘性的樹皮及嫩芽內的樹脂狀物質，經過與唾液混合而製成粘稠狀芳香性，暗褐色的膠狀物質，這種物質稱為蜂膠，可以做蜂巢之建材，內壁補強，以及[2]__________，保持蜂巢內部清潔之用。

16-8-3.花粉的營養保健價值

花粉是一種完美的營養食品，具有多種營養價值，其中包括：

- 醣類占50%以上：葡萄糖、果糖、五碳糖、纖維素。
- 蛋白質占20%以上：含十八種胺基酸，其中有八種必須胺基酸。
- 脂質占10%：三酸甘油酯、雙甘油酯、精油等。
- 維生素：含十二種維生素。
- 礦物質：含十六種礦物質。
- 其他：卵磷脂、類黃酮、核酸、酵素群等。

在保健功能上，包含了下列的功能：

1.延緩老化：

養顏美容所含硫離醣酸酶等酵素，對皮膚外層有益，能恢復皮膚光澤，而所含成分有助於身體毒素和[3]__________的排出，可延緩老化現象。

2.可作體重控制輔助劑

－餐前攝取花粉，有控制[4]__________的作用。

－改善身體異常代謝現象，尤其是新陳代謝症候群。

3.增加運動員的體力和耐力

－改善心臟功能。

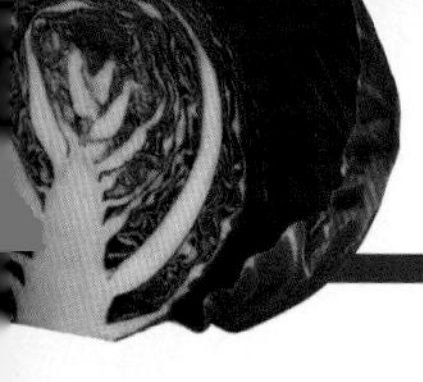

－增進肌肉強度。

－增進[5]____________。

－提供運動員熱能和活力。

－有助於膝、踝部位受傷腫脹的消腫。

4.應用於放射性治療

－可增加治療後身體內維生素C、維生素[6]____________濃度。

－增加紅血球、白血球的濃度。

－增加血液中[7]____________濃度。

－增加血液中β-球蛋白的[8]____________數目。

5.改善過敏症狀

－減少對空氣中花粉過敏症狀及其他過敏原之敏感度。

－增加身體的[9]____________能力。

－花粉中所含的一種生物類黃酮(Quercetin)能抑制[10]____________的釋出。

6.防止自由基氧化傷害

－含β-胡蘿蔔素、維生素C、E，為有效之抗氧化三元素。

－含[11]____________，為麩胱甘肽過氧化酶的構成成分，可提升該酵素之活性。

7.應用於前列腺疾病之治療

前列腺中的鋅含量降低時，易導致疾病發生，而男性精子中亦富含鋅，如果鋅的含量不足時，亦容易發生前列腺的病症，而經常食用花粉，將會維持前列腺的健康：

－花粉中的鋅有助於促進前列腺組織的健康。

－花粉中的激素有助於前列腺對感染之阻抗或改善發炎症狀。

8.在動物應用方面

將花粉應用在動物方面，可以延緩動物疾病的產生，並增加動物的體重及抵抗力，以下是花粉應用在動物的功能。

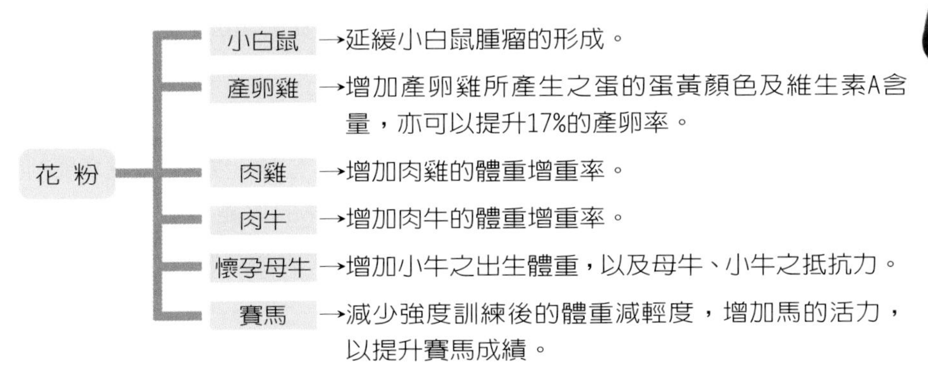

花粉
小白鼠 →延緩小白鼠腫瘤的形成。
產卵雞 →增加產卵雞所產生之蛋的蛋黃顏色及維生素A含量，亦可以提升17%的產卵率。
肉雞 →增加肉雞的體重增重率。
肉牛 →增加肉牛的體重增重率。
懷孕母牛 →增加小牛之出生體重，以及母牛、小牛之抵抗力。
賽馬 →減少強度訓練後的體重減輕度，增加馬的活力，以提升賽馬成績。

16-8-4.蜂蜜是珍貴的食品

蜂蜜不僅是擔任甜味劑的角色而已，沒有任何一種甜味食品的營養保健價值可以和蜂蜜相抗衡。

■蜂蜜具有的營養成分

1.糖(sugar)

為蜂蜜之主要成分，包括葡萄糖、果糖、麥芽糖和蔗糖等，很容易被人體消化且吸收。

2.維生素

有維生素K、維生素C、[12]__________、泛酸、葉酸和維生素B_6、維生素[13]__________、維生素B_2等。

3.礦物質

有鉀、氯、硫、矽、錳、硼、鉻、銅、鋰、鋅、鎳、錫、鋁及碘鹽等多種礦物質。

4.胺基酸

含有十六種胺基酸，包括數種必須胺基酸。蜂蜜除可供熱量外，尚含有多種營養成分，這是蔗糖所不能相比擬的，蔗糖是一種空熱量食品，除供給熱量之外，並無其他的營養素。長久以來，蜂蜜就被視為一種珍貴的食品，具有多種保健功能，其功能如下：

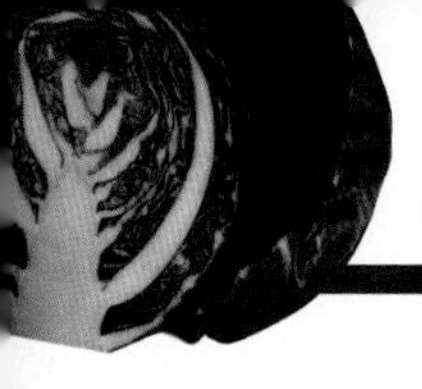

● 維持身體酸鹼平衡

因含礦物質鹽類之鹼性特性，有助於維持身體之[14]＿＿＿＿＿＿的酸鹼度。

● 殺菌活性

蜂蜜中含有一種抑制素(Inhibin)的因子，具有類似過氧化氫之[15]＿＿＿＿＿活性。

● 促進傷口癒合

蜂蜜可供外用，對革蘭式陰性和陽性菌之生長具有抑制性，有促進局部創口(包括褥瘡)之癒合作用，並具有消滅創口散發之異味的效能。對運動選手腳部因[16]＿＿＿＿＿＿所引起的不舒服，蜂蜜亦具有鎮痛和促進癒合作用。

● 臨床上的應用

蜂蜜被應用於酒精中毒、改善貧血、關節炎、傷口、癌症、咳嗽、肝炎、高血壓等病情的治療上。

16-8-5.蜂皇漿是女王蜂的食物

蜂蜜是大家所熟悉，而且鍾愛的一種甜食，可是同樣是由蜜蜂所製造出來的蜂皇漿卻帶有神秘的色彩，而且被視為神秘的產品。究竟蜂皇漿具有何種神秘色彩？

因為蜂皇漿是女王蜂的食物，外觀接近白色，呈現乳狀，具有酸味及特殊芳香。蜜蜂王國是由一隻女王蜂，少數雄蜂及幾萬隻的工蜂組合而成。女王蜂天生不會覓食，必須由年輕的工蜂餵食易於消化的蜂皇漿。由於這是女王蜂的食物，所以營養成分特別高。蜂皇漿具有以下的營養成分：

1.維生素

含有多種維生素，如維生素B_1、維生素B_2、維生素B_6、菸鹼素、生物素、葉酸、泛酸、維生素C、維生素D、維生素E、β-胡蘿蔔素和類似維生素的[17]＿＿＿＿＿。

2.礦物質

包含鈣、銅、鐵、磷、鉀、矽和硫等多種礦物質。

3.胺基酸

蜂皇漿中含有十八種胺基酸，包含八種必須胺基酸。

■蜂皇漿的保健功能為何？

1.延緩老化

蜂皇漿具有高度預防疾病的特性：

● 蜂皇漿中富含腦神經傳導物質[18]＿＿＿＿＿＿＿＿，且蜂皇漿中所含的泛酸亦可促進乙醯膽鹼的合成，可改善及延緩老年癡呆症。

● 蜂皇漿中所含泛酸及其他維生素B群，具紓解壓力的作用，可抑制壓力所引致之疾病侵襲而導致壽命縮短的影響。

2.養顏美容

蜂皇漿因含多種維生素及某些激素，具有滋養皮膚的效用。

3.預防心血管疾病

蜂皇漿因有助於膽固醇和其他脂質的代謝利用，可降低動脈粥狀硬化所導致的心血管系統疾病的罹患率。

4.殺菌作用

蜂皇漿中所含的10-羥基2-10碳烯酸，具有抗細菌和抗[19]＿＿＿＿＿＿＿＿的作用，尤其是鏈球菌、大腸菌和葡萄球菌。

5.其他臨床的應用

臨床上，有將蜂皇漿應用於促進傷口癒合、改善貧血、氣喘、促進兒童發育、增加其抵抗力、促進消化、調節[20]＿＿＿＿＿＿＿＿、調節血糖及預防癌症等方面。

16-8-6.蜂膠具多重保健作用

蜂膠是大自然的傑作，含有高度的營養成分，對身體的保健具有相當大的效用。蜂膠所含有的營養成分如下：

1.維生素

有維生素B_1、維生素B_2、維生素B_6、維生素C、維生素E，菸鹼素和泛酸等多種維生素。

2.礦物質

有銅、錳、鐵、鈣、鋁、釩、鍶、鋅和矽等。

3.其他營養成分

多種胺基酸、脂肪酸和多醣類三十餘種營養素，主要為[21]＿＿＿＿＿＿＿＿類化合物及雙帖、芳香醛、香豆素、香莢素、龍膽酸、安息香酸、山梨酸……。

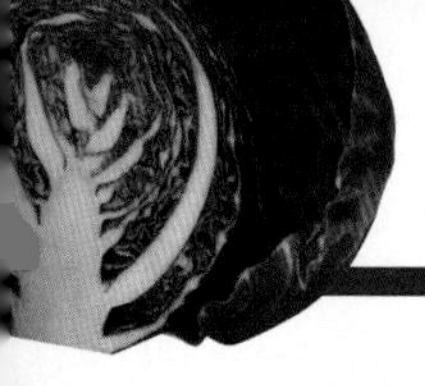

■蜂膠的組成分

成分	比例
樹脂及香脂	50–55%
蜂膠蠟	25–35%
揮發油或精油	10%
花粉	5%
各種有機酸、礦物質及其他	5%

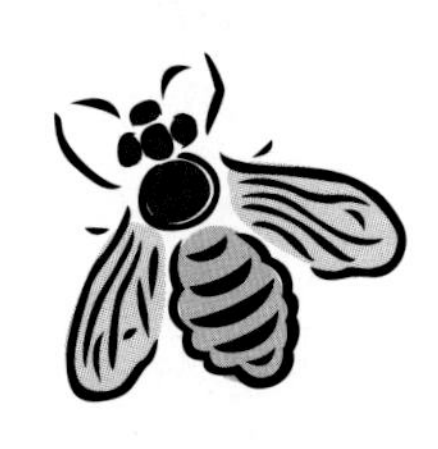

■蜂膠在臨床上的廣泛應用，具有下列作用：

1.抗過敏作用

蜂膠成分中之類黃酮能有效抑制巨大細胞釋放[22]＿＿＿＿＿＿，可預防組織胺所引起的過敏反應。

2.預防癌症發生

蜂膠所含之[23]＿＿＿＿＿＿能抑制前驅致癌原致活之酵素的活性，可有效地防止致癌原的形成。

3.促進傷口癒合

類黃酮可促進膠原蛋白的合成及具有抗炎作用。

4.抗菌作用

類黃銅可促進膠原蛋白的合成、組織的再生，能有效地防止細菌的入侵感染，其中所含之安息香酸、咖啡酸及香豆素酸皆具有制菌作用。

5.抗氧化作用，減少氧化傷害

其中所含的類黃銅、單酚酸及雙酚酸等具有抗氧化作用，可預防過氧化物(自由基)的產生，進而減少老化及癌症、心臟病等慢性病的產生。

6.促進消化作用

因含澱粉酵素、蛋白酵素及脂肪分解酵素有助於澱粉、蛋白質和脂肪的消化。

7.安神、鎮靜作用

其中所含芬多精成分能使心情穩定、情緒放鬆，並有安神作用，減輕焦躁與紓解壓力。

8.殺菌作用

● 具有水楊酸、咖啡酸、pinobanksin、pinocembrin等成分，具殺黴菌(如白色念珠菌、陰道滴蟲)及大腸桿菌與葡萄球菌等效果。

● 活化巨噬細胞，以吞噬侵入體內的各種細菌。

9.止痛消炎效果

● 其所含的龍膽酸，具有止痛消炎效果。

● 其精油具麻痺作用。

● 抑制「引起體內痛、熱、發炎之前列腺素及延緩素生成」之酵素的活性。對含有蜂膠成分之酒精溶液，有用於口腔疾病、牙齒及牙齦疼痛的治療。

10.止血作用

其所含之類黃酮具強化血管作用，包括：

● 使血壓恢復正常，阻止血管壁出血，促進血液循環。

● 可使微血管的滲透壓性及脆性減少，維持血管正常狀況。

● 促進組織再生，使傷口癒合。

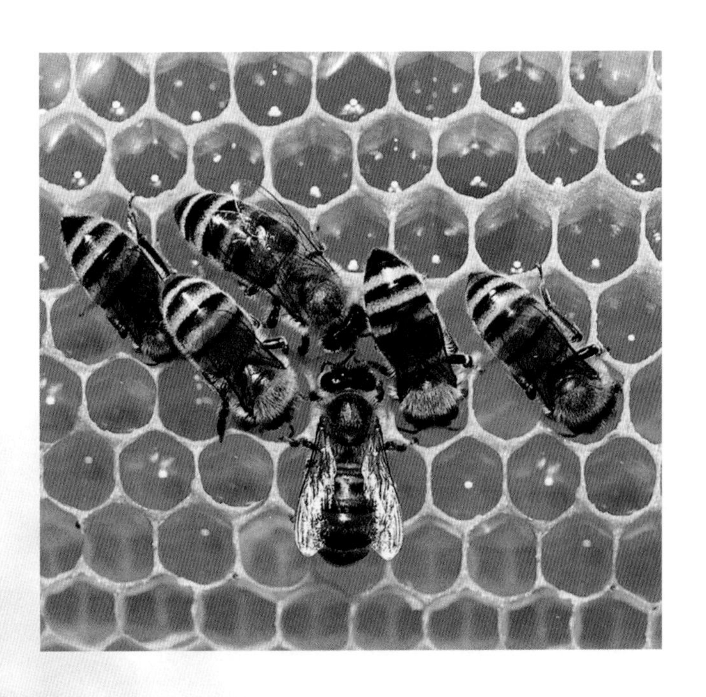

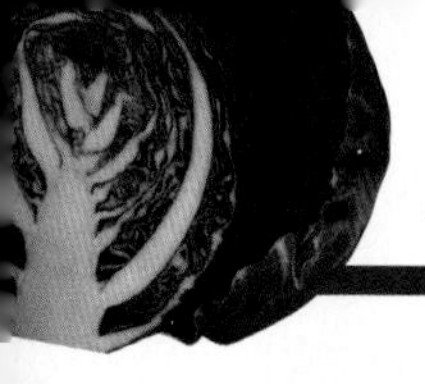

範例 9　核酸 Nucleic acid

16-9-1.核酸等於生命，沒有核酸就沒有生命

■人體有條件的必需營養素(conditional essential nutrients)

核酸可在體內合成，但當體內合成合成核酸的量[1]____________正常生理功能的需要，或內源性核酸[2]____________時，核酸就成為必需營養素。

■核酸的營養與保健

核酸營養的作用機制不是針對某一症狀，而是通過[3]____________而提高生物體各[4]____________和[5]____________，來達到最佳綜合狀態和[6]____________的作用，因此具有廣泛而穩定的營養保健作用。

■身體組織的建造和修補者、生理功能調節者

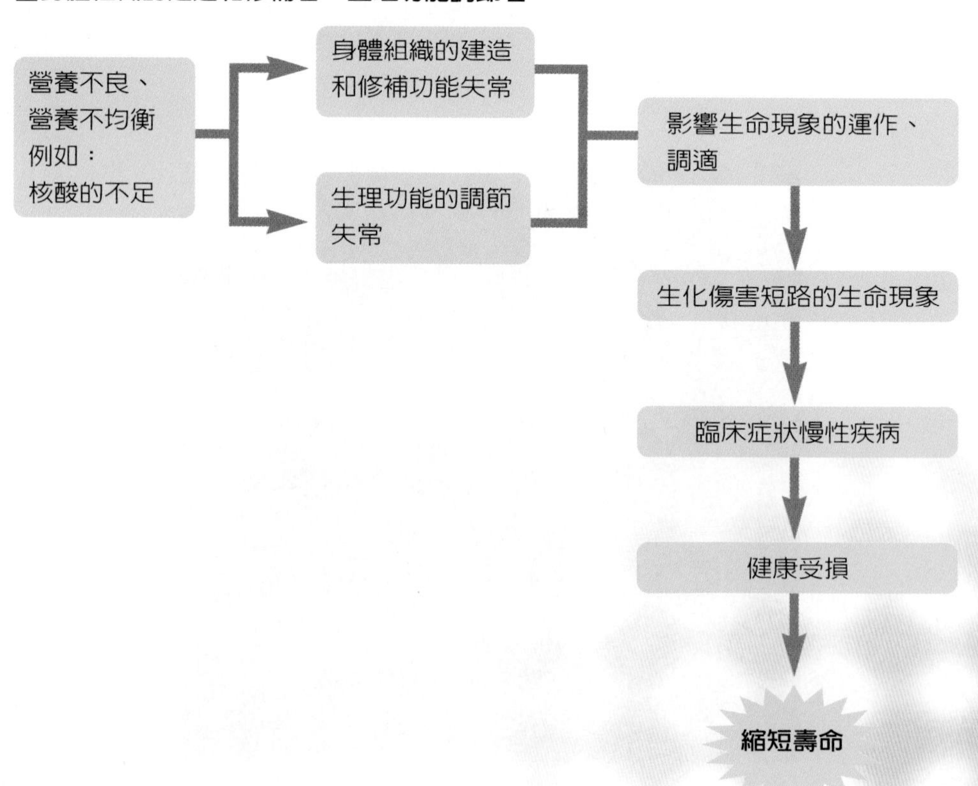

■核酸與免疫

百病肇因免疫力失衡，免疫力降低，自體免疫。

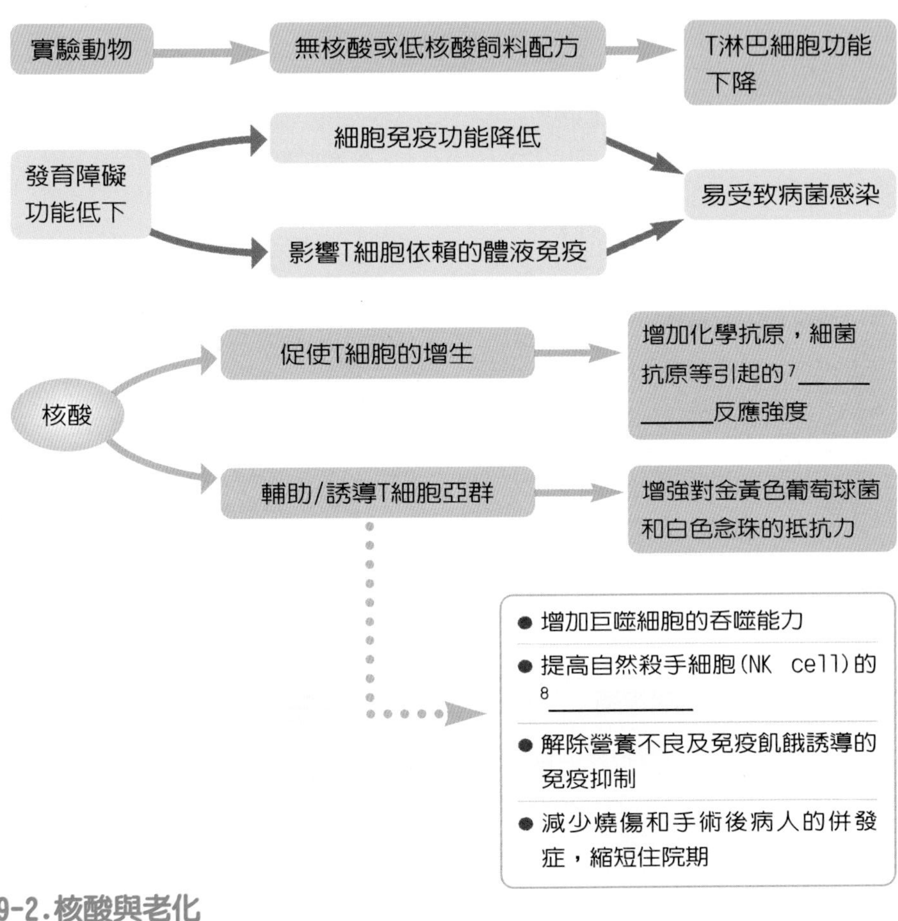

16-9-2.核酸與老化

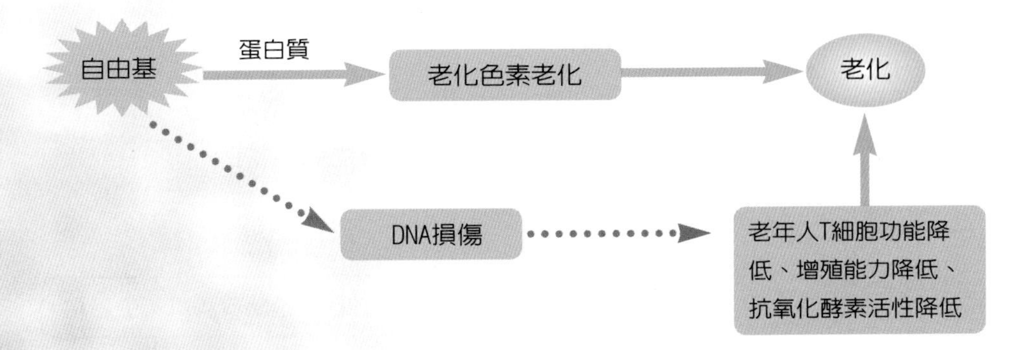

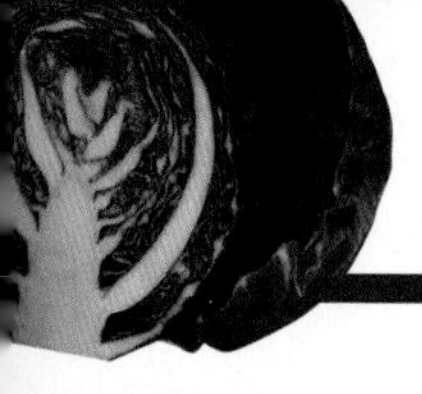

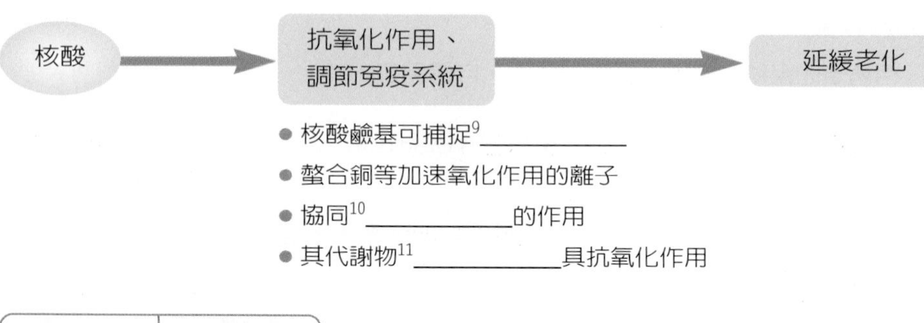

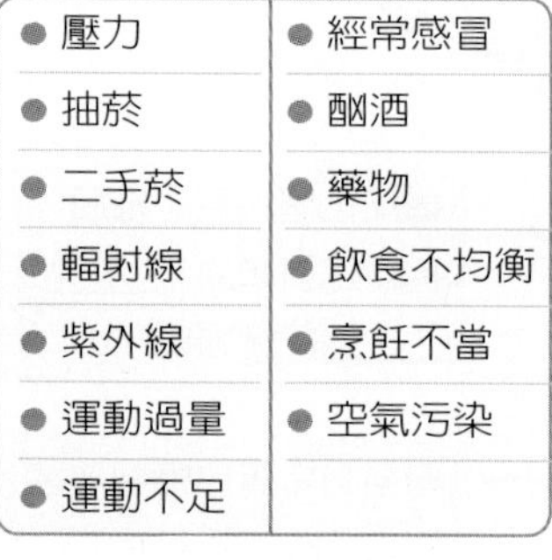

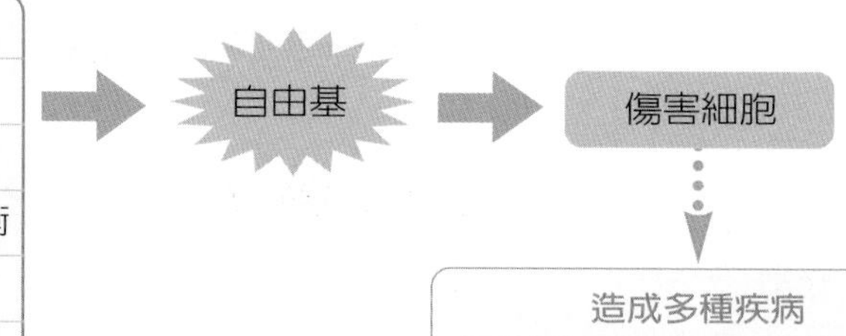

16-9-3.核酸與細胞增殖

核酸是細胞的遺傳物質，有核酸細胞才得以分裂增殖。飲食中補充核酸有助於[12]____________再生和受損傷的小腸恢復功能。

飲食中核酸含量嚴重不足，20歲之後身體最明顯的變化就是皮膚、肌肉的老化。

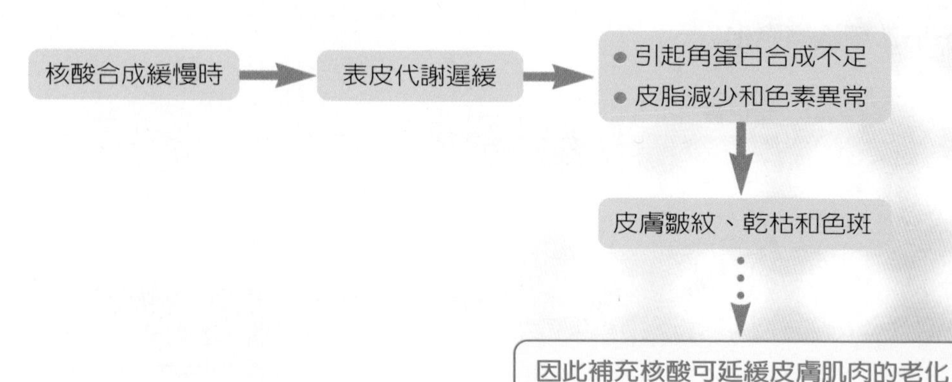

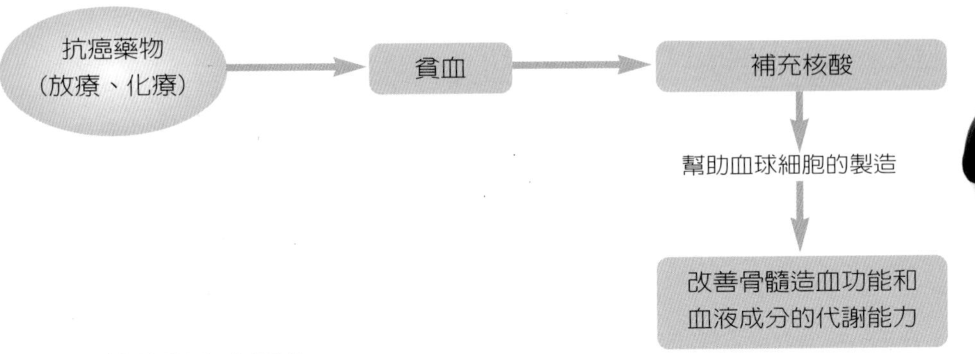

16-9-4.核酸與癌症預防

癌細胞不能利用外源性DNA作為合成原料，而是利用肝臟合成的DNA，因此飲食中補充核酸，就會減少體內核酸的合成，而癌細胞可用的核酸也相對減少，可抑阻癌細胞(腫瘤)的生長、擴展。

補充核酸 → 使抗癌藥物充分發揮效力常被作為癌症的輔助療法

- 不被癌細胞利用
- 對抗癌劑，對放療和化療藥物造成的骨髓功能低下、貧血、脫髮等副作用有明顯的抑制作用。

16-9-5.核酸與痴呆等神經障礙

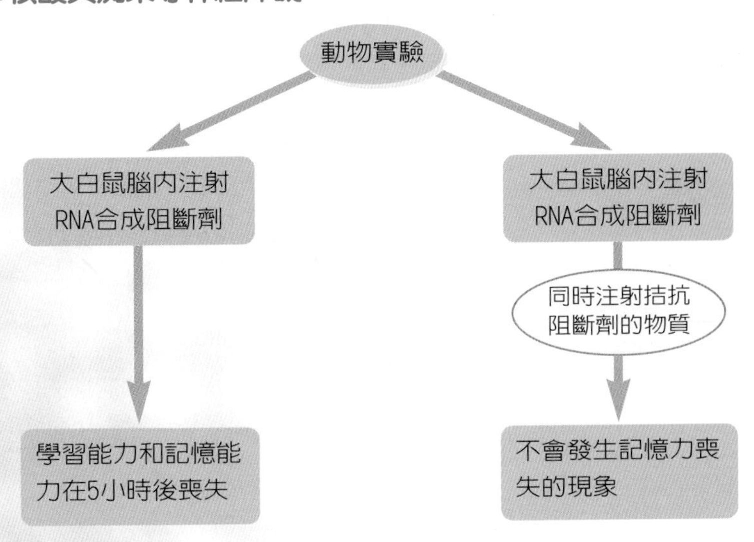

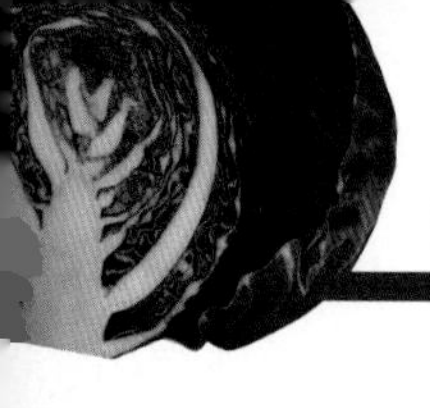

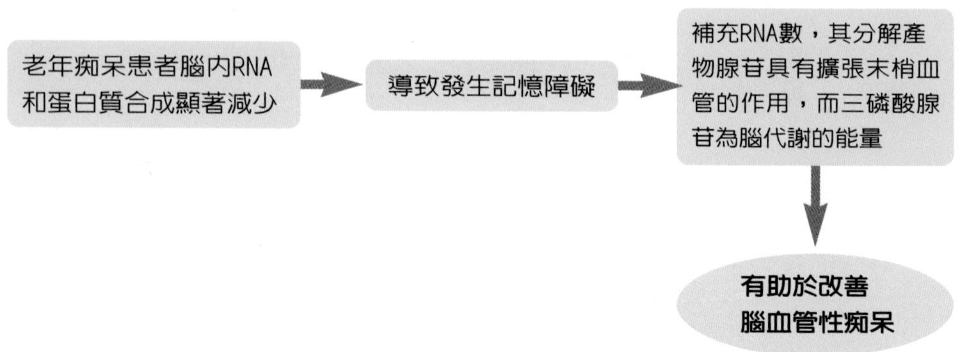
老年痴呆患者腦內RNA和蛋白質合成顯著減少
導致發生記憶障礙
補充RNA數，其分解產物腺苷具有擴張末梢血管的作用，而三磷酸腺苷為腦代謝的能量
有助於改善腦血管性痴呆

16-9-6.核酸與循環系統

核酸

- 其代謝物具有擴張冠狀動脈血管，改善心肌供血作用
- 分解產物胞苷等為動脈血管的重要營養素，有促進血管內膜再生的作用
- 分解產物腺苷具有抑制血小板凝集的作用

具有對腦血栓、心肌梗塞、高血壓和動脈粥樣硬化症有好的營養保健作用

16-9-7.核酸與糖尿病

第II型糖尿病（非胰島素依賴型糖尿病）飲食療法非常重要。臨床實驗發現，在適當的飲食療養中，再增加核酸的攝取，其病情控制效果更佳。

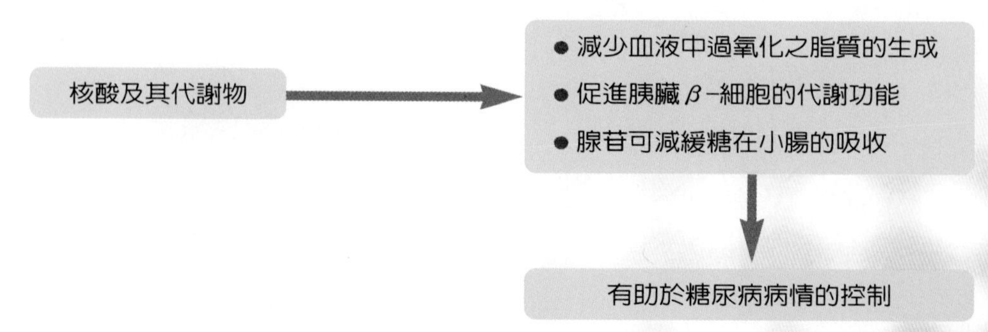
核酸及其代謝物
● 減少血液中過氧化之脂質的生成
● 促進胰臟β-細胞的代謝功能
● 腺苷可減緩糖在小腸的吸收
有助於糖尿病病情的控制

16-9-8.核酸與減肥

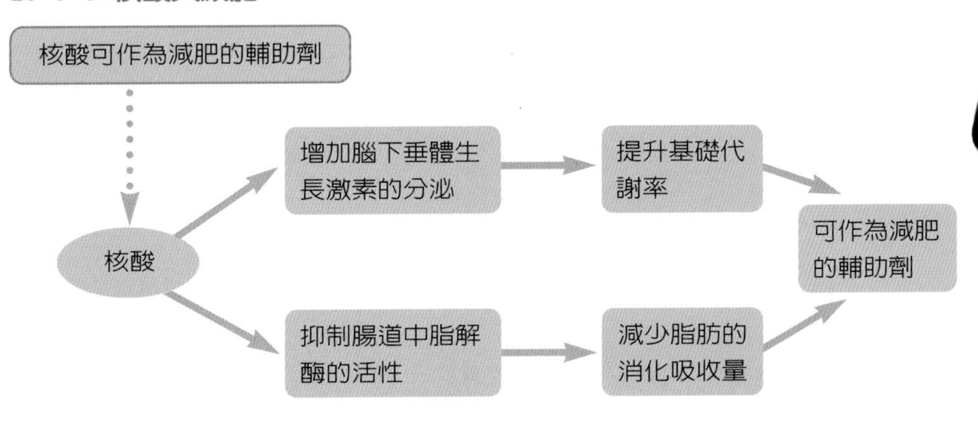

16-9-9.核酸與腸道功能

核酸 → 改善腸道功能

- 促進小腸絨毛的新生及維持正常的構造
- 使絨毛與絨毛之間所產生的空隙較小且較緊密，不易讓病源菌侵入，提升腸道免疫力
- 可促進有益菌增殖，抑制壞菌生長

16-9-10.其他功能

■核酸與嬰兒營養

● 可提高嬰兒的免疫能力，可提升[13]____________和抗體的濃度。

● 可增高鐵的生物利用率，核酸可促進[14]____________在小腸的吸收，提高其在嬰兒體內的[15]____________。

● 用添加核酸的配方乳餵養的嬰兒其糞便中含較多的[16]____________，顯示核酸在腸道中可刺激雙歧桿菌的[17]____________。

● 核酸有助於節省腸道新的胺基之合成，減少對胺基酸的需要，對促進腸道的[18]____________、成熟和修復具有良好的作用。

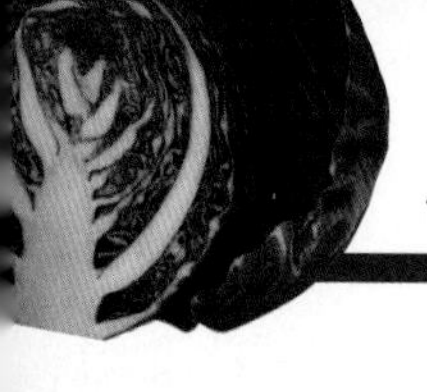

16-9-11.人生四大害怕

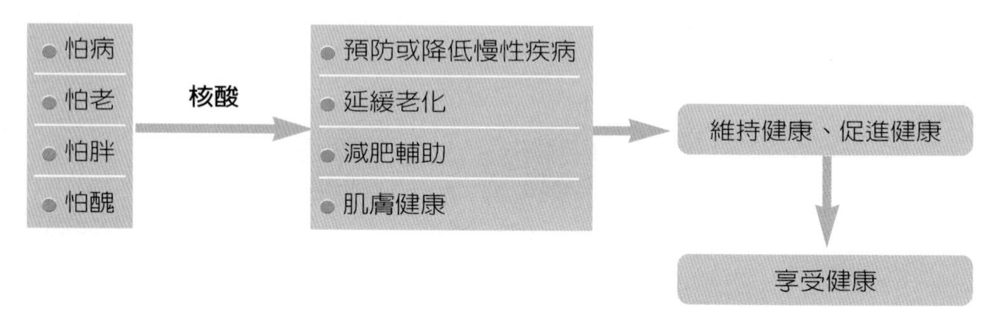

16-9-12.核酸與消化、吸收、體內循環的生理作用

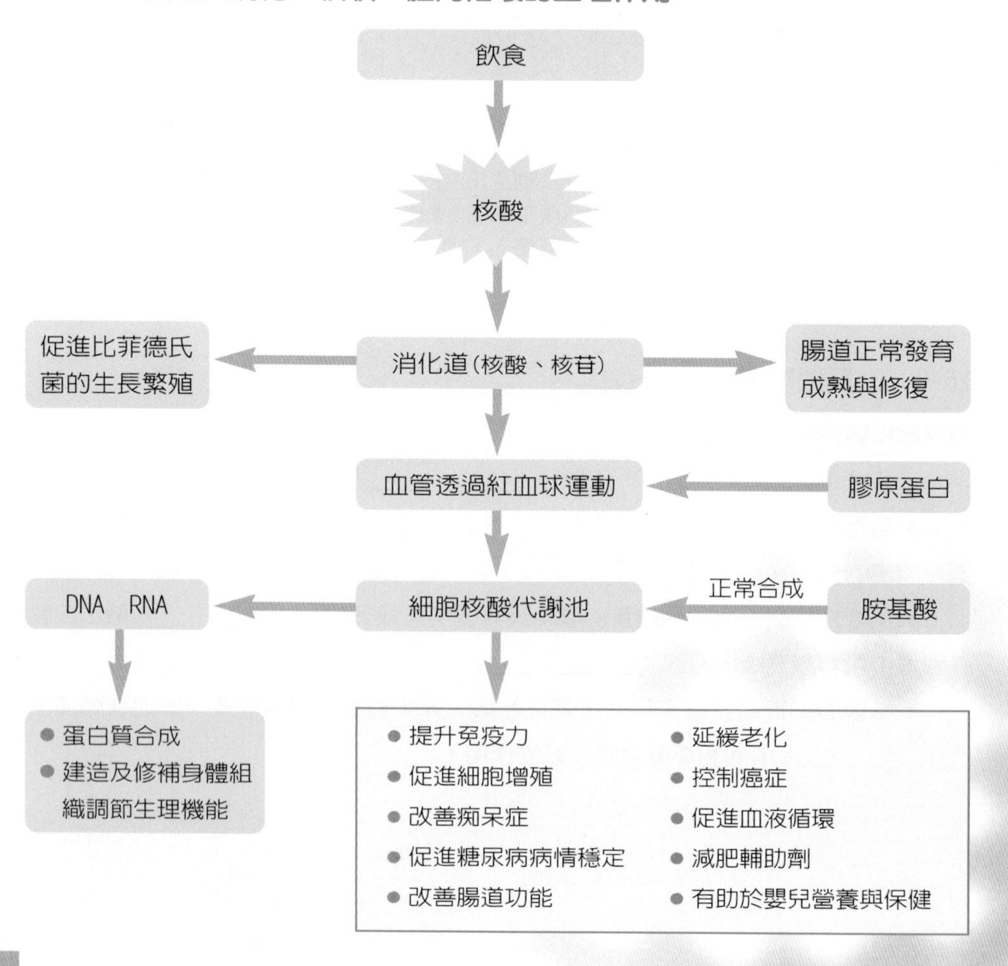

如何攝取核酸？

蛋白質豐富的食物，核酸含量也比較豐富，包括動物內臟、海鮮、豆類以及磨菇等。每日核酸攝取量會因為體格、是否罹患疾病、生活型態、飲食內容及年齡等因素而有差異。體重50kg的成年人每天核酸代謝量約為2g，而每天由食物中大約可以獲得約1g的核酸，為了避免核酸攝取不足，可以食用核酸營養補充劑加以補充。

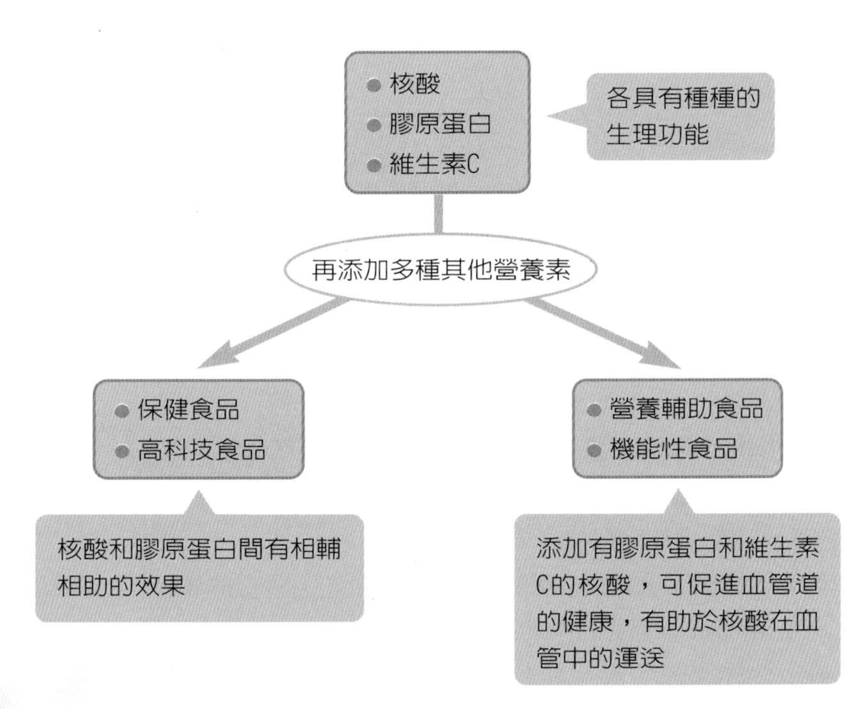

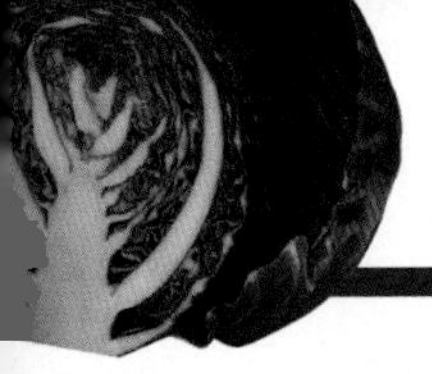

範例10 胜肽

16-10-1.胜肽是蛋白質的前趨物質

胜肽是一種蛋白質的前趨物質，一種新興的保健食品，但與大分子蛋白質不同。

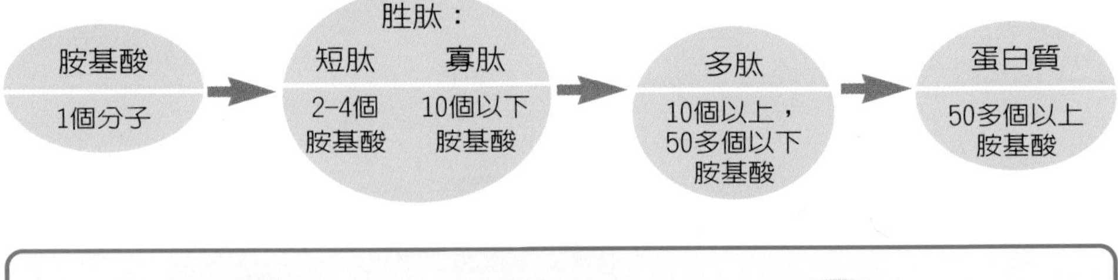

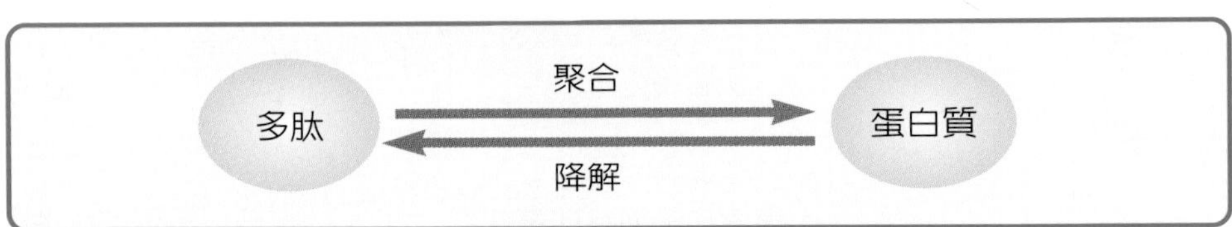

胜肽是涉及人體內各種細胞功能的生物活性物質，幾乎所有的細胞也都受胜肽調節。

- 神經緊張肽能降低血壓，對腸和子宮還具有收縮作用。
- 內啡肽與腦啡肽的衍生物，具有很強的[1]____________。
- 催眠肽可使人體睡得深沈而安穩。
- 促甲狀腺素釋放激素是一種能促進產婦[2]____________的多肽。
- 促性腺激素是一種能刺激女性器官中的黃體分泌，引起[3]____________並促進雌性激素合成的多肽。
- 能改善糖尿病、[4]____________和胰腺炎的多肽為一種環狀的14肽。
- 人體生長激素多肽能治療[5]____________。
- 腎上腺皮質促進素（一種39肽），有助於改善[6]____________，支氣管和[7]____________。
- 白蛋白多肽，胸腺肽等均可以引起免疫[8]____________。

● 胜肽，對人體的生理功能具有重要的調節作用，尤其在消化、神經、內分泌、生殖和生長等方面，可說具有多種且多樣性的功用。

世界衛生組織(WHO)呼籲

「21世紀人類最大的疾病是[9]______________」，胜肽是在改善和調整人們的生活方式方面，將發揮極大的作用。

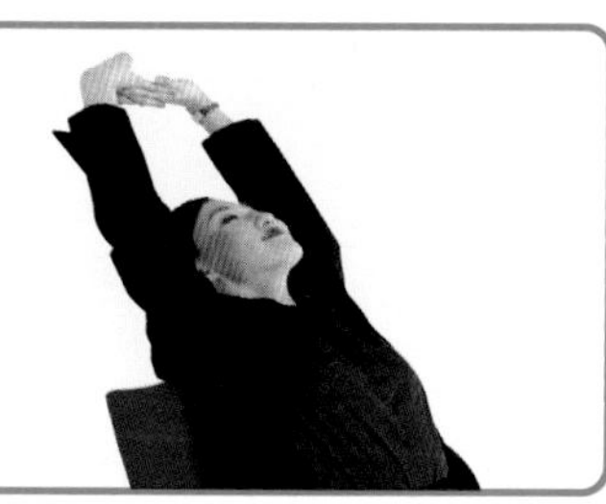

16-10-2.胜肽能夠提升生活品質

早上	● 服用添加維生素的胜肽，為一天的工作提供旺盛的精力。
中午	● 伴著簡單的午餐服用全面營養胜肽，均衡我們的營養。
晚餐	● 面對高脂肪、高蛋白、高熱量的豐盛晚餐，可服用降脂肽、胃腸滿足肽，既解決對美味的渴望，也不會使人不知節制。
入睡前	● 藉著牛奶把睡眠肽服下，好夢連連。
其他生活方面	● 運動後，服下少許輕鬆肽讓妳迅速消除疲勞。 ● 在電腦前工作，暢遊、流連者，口裏可嚼著能抗螢光幕輻射的多肽口含錠。 ● 愛美的女孩，多肽營養霜和面膜可幫助妳留住青春。 ● 秋高氣爽的重陽節，高齡者含著胜肽人片蔘片，登高行遠氣不喘。

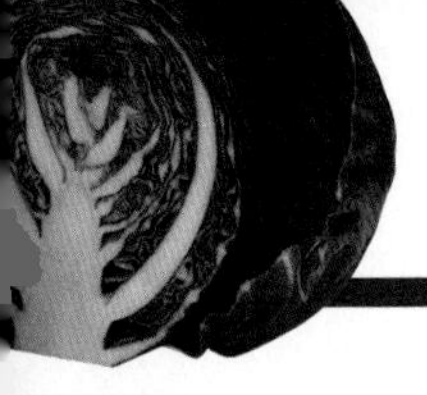

16-10-3.大豆多胜肽

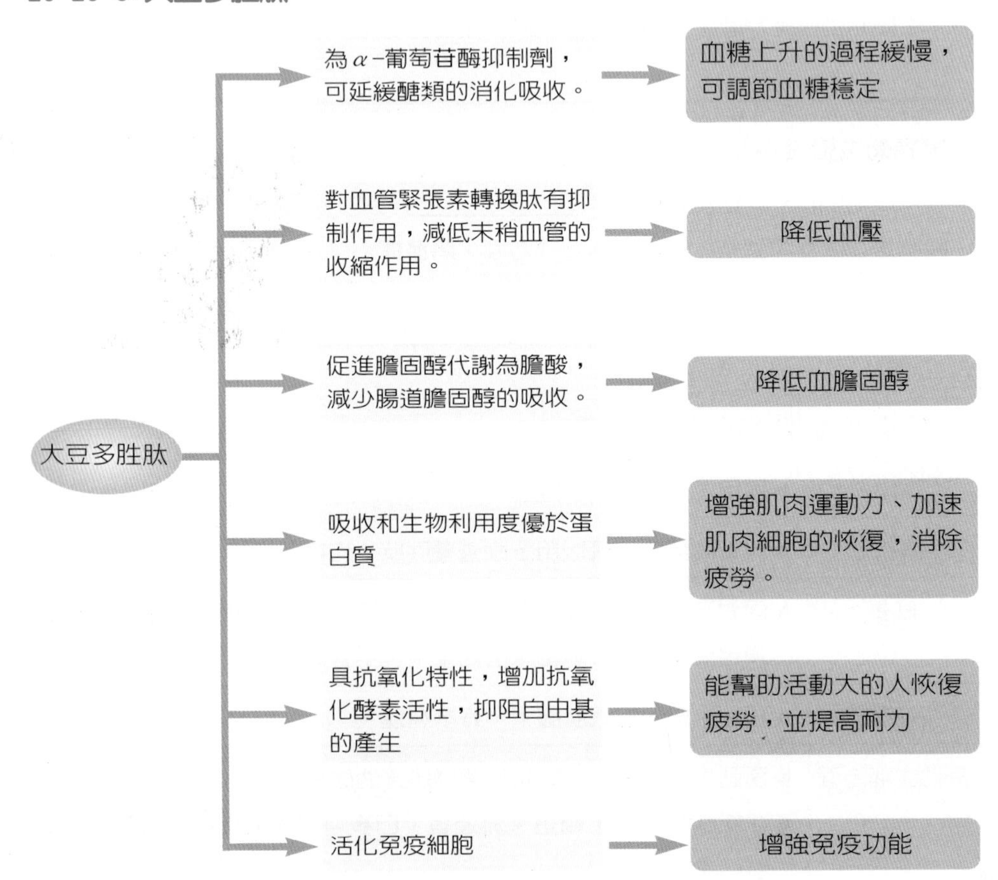

大豆多胜肽
為α-葡萄苷酶抑制劑，可延緩醣類的消化吸收。
血糖上升的過程緩慢，可調節血糖穩定
對血管緊張素轉換肽有抑制作用，減低末稍血管的收縮作用。
降低血壓
促進膽固醇代謝為膽酸，減少腸道膽固醇的吸收。
降低血膽固醇
吸收和生物利用度優於蛋白質
增強肌肉運動力、加速肌肉細胞的恢復，消除疲勞。
具抗氧化特性，增加抗氧化酵素活性，抑阻自由基的產生
能幫助活動大的人恢復疲勞，並提高耐力
活化免疫細胞
增強免疫功能

16-10-4.麩醯胺胜肽

一種生物活性胜肽，一種條件性必需胺基酸，在一般正常情況下人體能自行合成足夠是的麩醯胺，但在某些特殊的情況下，例如：外傷、手術、感染或接受化學治療等情況，身體對麩醯胺的需要量增加，同時體內麩醯胺的分解亦增加，導致身體合成量無法滿足體內對麩醯胺之需求，因而必需仰賴食物或外來的營養補充。

■麩醯胺胜肽的生理作用

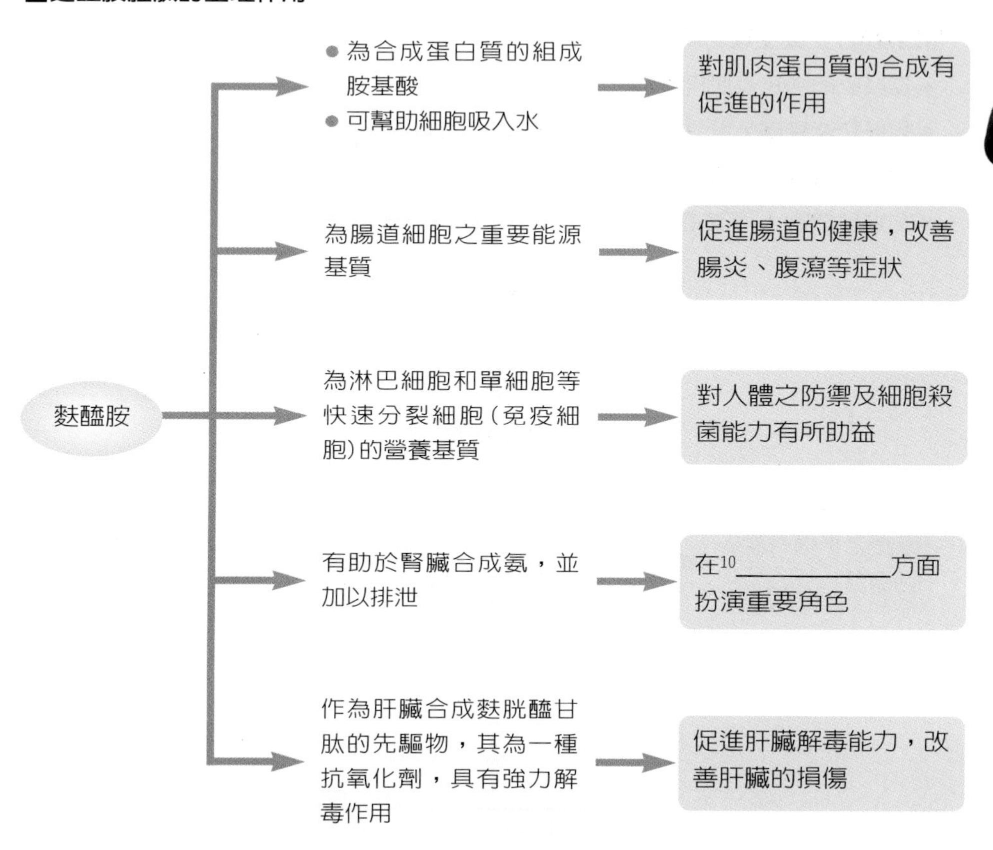

麩醯胺
● 為合成蛋白質的組成胺基酸
● 可幫助細胞吸入水
對肌肉蛋白質的合成有促進的作用
為腸道細胞之重要能源基質
促進腸道的健康，改善腸炎、腹瀉等症狀
為淋巴細胞和單細胞等快速分裂細胞（免疫細胞）的營養基質
對人體之防禦及細胞殺菌能力有所助益
有助於腎臟合成氨，並加以排泄
在[10]____________方面扮演重要角色
作為肝臟合成麩胱醯甘肽的先驅物，其為一種抗氧化劑，具有強力解毒作用
促進肝臟解毒能力，改善肝臟的損傷

■麩醯胺胜肽作用

- 對癌症病人可藉由原免疫系統的刺激作用而減緩腫瘤之生長
- 提升免疫力增加身體抵抗力
- 維持腸道細胞之正常功能
- 應用於外傷或手術時之傷口癒合
- 應用於燒傷病症，可提升其免疫力、抵抗力
- 對重症病人，有助於減少因感染而死亡的危險
- 應用敗血症時，可增強中性白血球的吞噬能力及殺死細菌的能力

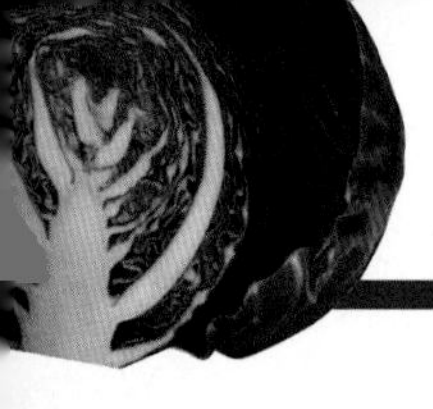

■**支鏈胺基酸(Branched-chain Amino Acids BCAAs-白胺酸、異白胺酸和纈胺酸三種胺基酸)主要生理功用**

- 提高肌肉能量及肌肉耐力
- 對肝功能衰竭或肝性腦病變之治療有幫助作用
- 對外傷或敗血症病人，促進肝臟及肌肉中蛋白質合成能力
- 對癌症的病人可改善其免疫功能，縮短住院天數，提高對抗癌治療之耐受性

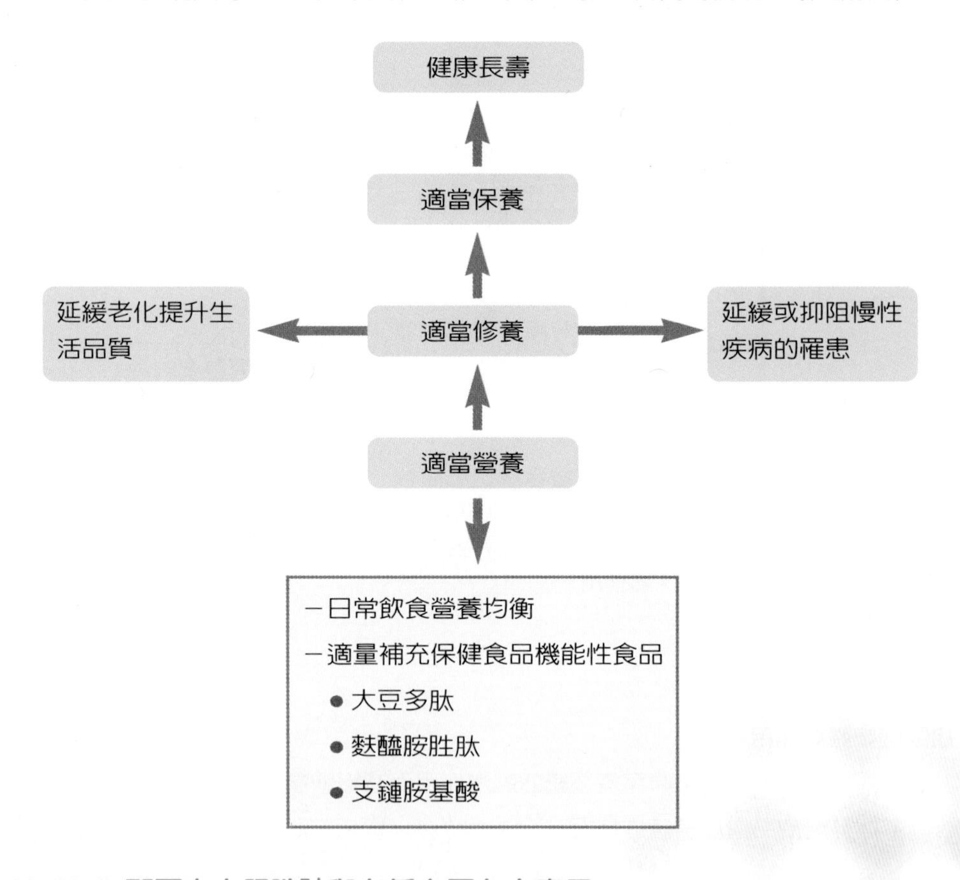

16-10-5.酪蛋白水解胜肽與在低血壓上之應用

由酪蛋白(Casein)以蛋白質水解酵素(Aspergillus oryzae protease)水解所生成。主要包括纈胺酸-脯胺酸-脯胺酸Valine-Proline-Proline Val-Pro-Pro (VPP)、異白胺酸-脯胺酸-脯胺酸 Isoleucine-Proline-Proline Ile-Pro-Pro

(IPP)。對血壓的作用方式如下：

VPP和IPP可抑制血管收縮素轉換酵素（Angiotensin I-converting enzyme ,ACE）之活性，此酵素為催化合成血管收縮素II（Angiotensin II），其可抑制血管舒張物質舒緩激肽(bradykinin)之生成，促進血管收縮及促進留鹽激素的釋出，增進腎小管對鈉的再吸收而增加細胞外液以提升血壓。在其他臨床實驗報告，VPP+IPP可經由改善血管內皮之功能而改善高血壓症狀，長期攝取VPP和IPP有助於降低高血壓者的心血管疾病罹患率。

■血壓與血壓數值

血壓是診斷心臟和血管健康狀況的指標，血壓的測量值包括收縮壓和舒張壓二個數值，前者是心臟擠壓出血流時，血管壁所形成的壓力，後者則是週邊組織血管對抗血流所產生的阻力。換言之，血壓是心臟搏出力量及週邊組織血管對血流的阻力兩個因素所形成。血管管徑的大小影響血流是否順暢，因而當血管管徑受到粥狀動脈硬化的影響而縮小後，血流阻力勢必增強，血壓也因而增加；在服用血管擴張的藥物之後，血管管徑加大，血流阻力減弱，血壓也就自然下降。

血壓數值

名稱	血 壓 數 值
正常血壓	收縮壓140mmHg以下；舒張壓90mmHg以下。
臨界血壓	收縮壓在140-160mmHg之間；舒張壓在90-95mmHg之間。
輕度高血壓	舒張壓在90-104mmHg之間。
中度高血壓	舒張壓在105-114mmHg之間。
重度高血壓	舒張壓在115mmHg以上者。

■人體維持血壓之恆定機制

自主神經系統及腎臟是主要的血壓調節者，自主神經系統是短時間的控制，腎臟是長時間的控制。當一個人血壓急遽下降時，自主神經系統會立即促進分泌血管收縮物質—正腎上腺素（Norepinephrine），作用於周邊組織的小動脈，增加周邊血管的阻抗力，使血壓上升。

■高血壓的主要原因

大多數高血壓的患者都有與[11]____________的現象相關，會促使心臟的左心室代

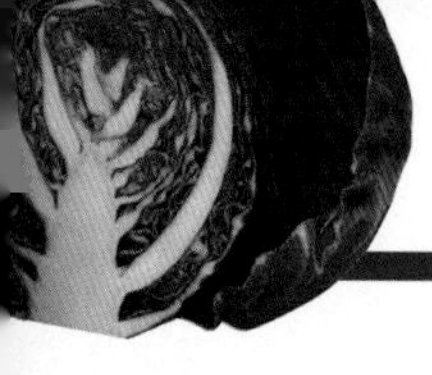

償性的增加力量將血流打出；隨著時間長久，左心室逐漸肥大，終至鬱血性的衰竭。

腎臟則是以控制細胞外液量及分泌腎活素（renin），活化腎活素—血管收縮素系統來調節血壓。當這些調節機轉出現問題時，血壓就會失控。高血壓產生的可能原因如下：

1. 生物化學因素

   攝入過量酒精和咖啡因、男性或停經期女性、攝入過量鹽、吸菸、家庭病史

2. 人體結構因素

   種族、年齡、缺乏運動、環境因素，如過份推擠

3. 社會心理因素

   敵對性和攻擊性、工作或社會壓力、焦慮

■容易發展為高血壓的高危險族群

1. 高於正常的血壓值
2. 高血壓的家族史
3. 體重過重
4. 高鹽飲食
5. 靜態生活
6. 喝酒

■控制高血壓的飲食及生活型態

1. 如果體重過重，應決心減輕體重
2. 少一點鹽
3. 飲食中有足夠的鉀、鈣及鎂
4. 減少飲食中總脂肪，尤其是飽和脂肪酸和膽固醇量
5. 如果飲酒，要適可而止
6. 每天都從事30-45分鐘有氧的體能活動
7. 戒煙
8. 控制情緒、調適壓力
9. 適當補充調節血壓的[12]＿＿＿＿＿＿

範例11 葡萄糖胺

16-11-1.葡萄糖胺定義

為帶有1 [1]____________之葡萄糖分子

16-11-2.食物來源

甲殼類動物殼中的[2]____________幾丁質

葡萄糖胺是以黏多醣的成分廣泛分布在自然界之中，尤其是甲殼類動物殼中的幾丁質更是含量豐富，但是甲殼質並不容易被人體所吸收，因此通常會從蝦或蟹的甲殼中抽取出甲殼質後，再加以分解製成更容易被人體吸收的葡萄糖胺。

16-11-3.生理功能

構成[3]____________幾和[4]____________的成分。葡萄糖胺是組成軟骨間質之[5]____________的主要成分。藉由葡萄糖胺的補充，可以促進醣蛋白的製造，建造健康之[6]____________及[7]____________。人類與動物都可以在體內自行合成葡萄糖胺，只是隨著年齡的增加，合成的速度趕不上分解的速度，於是發生體內及關節[8]____________的現象，進而影響關節內細胞的新陳代謝。

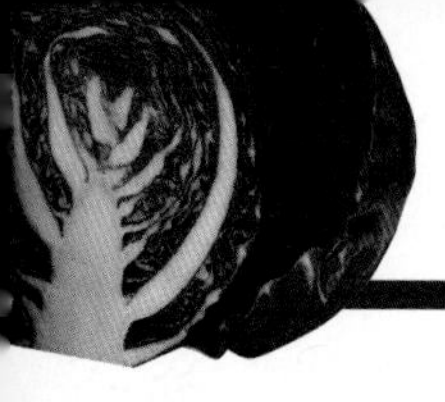

16-11-4.臨床應用

1.減低[9]____________的運動傷害

葡萄糖胺可以減低[10]____________的運動傷害，並加速受傷的軟骨和韌帶的復原。

2.減輕[11]____________

退化性關節炎又稱[12]____________，用以區分[13]____________，好發於膝蓋、髖關節及脊椎等處。退化性關節炎乃是[14]____________異常所引起。

隨著年齡增加，除了[15]____________的數目逐年減少以外，又加上建造[16]____________的醣蛋白之流失，使得關節軟骨組織的新陳代謝遲緩，[17]____________的速度追不上體內[18]____________破壞的速度，導致軟骨組織愈來愈薄，表面發生不平滑、粗糙、糜爛的現象，而導致腫脹、發熱及疼痛的感覺。

造成[19]____________的原因除了年齡的因素以外，[20]____________、[21]____________和[22]____________傷害等，也會使[23]____________提早發生。目前並無有效治療退化性關節炎之藥物，但是有許多臨床實驗均已證實，補充[24]____________之營養補充劑可以減輕疼痛，並可有效修復膝關節軟骨[25]____________。

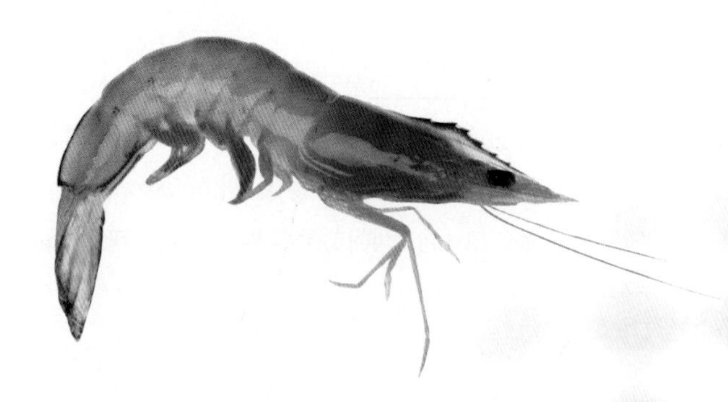

第十六章 保健食品範例探討 解答

範例1　魚油		
1.膽固醇	16.酮體	31.EPA
2.膽固醇	17.極低密度脂蛋白(VLDL)	32.誘發
3.流動性	18.Apo-B	33.抑制
4.酵素	19.極低密度脂蛋白(VLDL)	34.不具
5.酮體	20.彈性蛋白	35.具
6.低密度脂蛋白(LDL)	21.昇壓素	36.A_3
7.脂肪酸	22.麩胱甘肽過氧化	37.I_3
8.解脂酵素	23.自由基	38.A_2
9.Apo-B	24.細胞膜	39.I_2
10.膽固醇	25.柔軟	40.突觸
11.脂肪酸	26.變形力	41.細胞激素
12.脂蛋白	27.血栓素A_2(TXA2)	42.巨噬
13.膽固醇	28.血小板	43.IgG
14.脂肪酸	29.亞麻油酸	44.蛋白尿
15.解脂酵素	30.酵素	

範例2　蘆薈		
1.消化	7.殺菌	13.C
2.血栓素	8.殺菌	14.蛋白質
3.表面張力	9.消腫	15.細菌
4.脫水	10.癒合	16.黏多醣
5.病毒	11.滲透	
6.角化	12.胺基酸	

範例3　乳酸菌、寡醣、乳酸鈣		
1.維生素	8.食物	15.高血壓
2.老化	9.乳酸	16.酸性
3.疾病	10.酸鹼度	17.鈣
4.疾病	11.長粉刺	18.纖維質
5.營養	12.治癒便秘	19.腸內環境非常好
6.下痢	13.乳癌	20.下痢
7.老化	14.肝臟疾病	21.活化

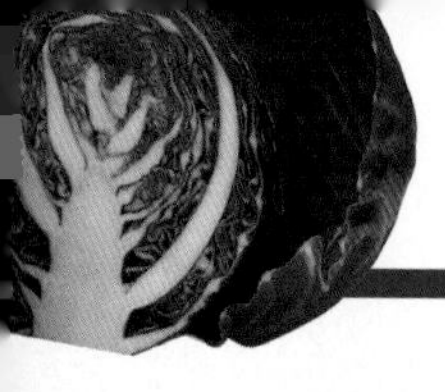

範例4　大蒜		
1.不均衡	6.胃	11.自由基
2.活性	7.解毒	12.血栓素A_2
3.膽酸	8.免疫	13.白血球
4.膽酸	9.亞硝胺	14.DNA
5.氧化	10.氧化	15.LDL

範例5　藍綠藻		
1.鈣	9.前列腺素	17.鈉
2.B_2	10.γ-亞麻油酸	18.葉綠素
3,B_{12}	11.膽固醇	19.T
4.鎂	12.脂蛋白	20.B
5.鐵	13.多醣類	21.藍藻蛋白
6.β-胡蘿蔔素	14.胰島素	22.鋅
7.自由基	15.B_1	23.B群
8.γ-亞麻油酸	16.Mesafirine	24.核酸

範例6　諾麗（Noni）		
1.生物鹼	5.C	9.自由基
2.蛋白質	6.硒	10.血清素
3.淋巴球	7.促進	11.沮喪
4.胺基酸	8.蛋白質	12.飯前

範例7　幾丁質和幾丁聚醣		
1.螃蟹	5.膽固醇	9.有毒
2.鹼性	6.膽固醇	10.黏稠
3.膽酸	7.氯	
4.膽鹽	8.上昇	

範例8　蜜蜂與花粉		
1.酵素	9.免疫	17.肌醇
2.殺菌	10.組織胺	18.乙醯膽鹼
3.廢物	11.硒	19.病毒
4.食慾	12.β-胡蘿蔔素	20.血壓
5.耐力	13.B_1	21.類黃酮
6.E	14.微鹼性	22.組織胺
7.白蛋白	15.殺菌	23.類黃酮
8.抗體	16.黴菌	

範例9　核酸		
1.不能滿足	7.遲發性過敏	13.免疫細胞數量
2.合成能力下降	8.活性	14.鐵
3.改善每一細胞的活力	9.自由基	15.生物利用率
4.系統自身功能	10.維生素C	16.雙歧桿菌群(比菲德氏菌)
5.自我調節能力	11.尿酸	17.生長
6.生理平衡	12.肝臟	18.正常發育

範例10　胜肽		
1.鎮痛作用	5.侏儒症	9.生活方式的疾病
2.乳汁分泌	6.風濕性關節炎，支氣管和	10.人體酸鹼平衡
3.排卵	7.腎病	11.周邊血管阻抗力增加
4.胃潰瘍	8.T細胞的活化	12.保健食品

範例11　葡萄糖胺		
1.胺基(-NH2 group)	10.關節	19.退化性骨關節炎
2.軟骨	11.退化性膝關節炎	20.肥胖
3.軟骨	12.骨關節炎	21.營養失調
4.結締組織	13.風濕性關節炎	22.長期的運動
5.醣蛋白(proteoglycans)	14.關節軟骨組織	23.退化性關節炎
6.軟骨組織	15.軟骨細胞	24.葡萄糖胺
7.結締組織	16.軟骨	25.組織
8.缺乏葡萄糖胺	17.新生合成	
9.關節	18.分解	

國家圖書館出版品預行編目資料

保健營養學 / 謝明哲著. --新訂版初版. --臺北市：
臺北醫學大學營養學院，2007.11
面；　　公分. --(營養叢書：1)
參考書目：面
ISBN 978-957-29228-4-2 (平裝)
1. 營養　2. 健康食品
411.3　　　　96021231

營養叢書 1

保健營養學

著　　作／謝明哲
主　　編／梁雲芳
校　　訂／梁雲芳、陳淑娥、王鈺惠
美術編輯／鴻柏印刷事業股份有限公司
印　　刷／鴻柏印刷事業股份有限公司

出 版 所／臺北醫學大學公共衛生暨營養學院
總 經 銷／五南圖書出版股份有限公司
地　　址／106 台北市大安區和平東路二段 339 號 4 樓
電話／(02)2705-5066　傳真／(02)2706-6100
網　　址／http://www.wunan.com.tw
劃撥帳號／01068953
戶名：五南圖書出版股份有限公司

新訂版發行／2008年3月5日新訂版初版
定　　價／NT$580元